図解入門 メディカルサイエンスシリーズ

よくわかる
解剖学
の基本としくみ

順天堂大学 医学部 教授
坂井建雄 著

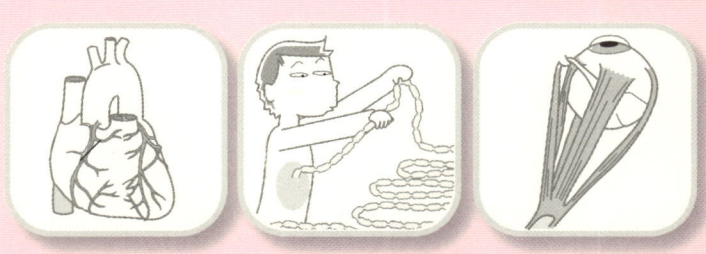

秀和システム

●注意
(1) 本書は著者が独自に調査した結果を出版したものです。
(2) 本書は内容について万全を期して作成いたしましたが、万一、ご不審な点や誤り、記載漏れなどお気付きの点がありましたら、出版元まで書面にてご連絡ください。
(3) 本書の内容に関して運用した結果の影響については、上記(2)項にかかわらず責任を負いかねます。あらかじめご了承ください。
(4) 本書の全部または一部について、出版元から文書による承諾を得ずに複製することは禁じられています。
(5) 商標
　　本書に記載されている会社名、商品名などは一般に各社の商標または登録商標です。

はじめに

　人間の身体は、誰にとっても大切な、かけがえのないものです。それでいて誰もが持っていて、どこにでもあるものです。

　この本は、自分の身体についてよく知りたい、あるいは人間の身体のしくみに関心のある、あらゆる人に読んでもらいたいと思って書いたものです。一般の社会人の方、医療系の大学・専門学校への進学を考えている高校生、大学で一般教育過程の学生、そんな人たちに、人体のいろいろなパーツをよく知って好きになってもらおう──。それが、この本のコンセプトです。

　解剖学は、名前ばかりを暗記する科目だという伝説がはびこっています。人間の身体の中のありとあらゆる構造が、その役わりを果たしていくしくみは、ワクワクするほどに面白いものです。解剖学の名称は、その構造と機能のしくみをよりよく理解するための、単なる道具です。道具がいっぱいあるからといって、それにふりまわされないで、むしろその道具を使いこなして、人体という不思議な世界を存分に楽しんでいただきたいと思います。

　これまで、解剖学の教科書や、人体のしくみを詳解する一般向けの書物が数多くあります。私もそのような本をいくつか書いてきました。その多くは、共通の役わりを果たす器官系ごとに紹介しています。いわゆる「系統解剖学」のスタイルです。本書では、思い切って、人体のさまざまなパーツを場所ごとにまとめて紹介してみました。いわゆる「局所解剖学」のスタイルです。人体のあらゆるパーツを扱うといっても、場所で整理するのと機能で整理するのとでは、見え方がすっかり変わってきます。医療系の学校で、解剖学や生理学を学んでいる人たちにも、人体を場所ごとにまとめたこの本は、新鮮な驚きを与えてくれるかも知れません。

　本書が生まれるに当たって、強いお勧めとご助力をいただいた秀和システム第一出版編集部に、感謝いたします。

平成18年5月、八王子の寓居にて　　　　　　　　　　　　　　　　坂井建雄

目次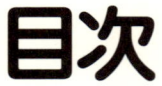

よくわかる **解剖学** の基本としくみ

Medical Science Series

はじめに …………………………………………………………… 3

chapter 0 　解剖学から始まる！
0-1　解剖学を学ぶ人のために …………………………………… 8

chapter 1 　腕と手
　　　　　　──道具を使うためにつくられた芸術品
1-1　手の指はどのような動きをするか？ ……………………… 12
1-2　手首は何種類の動きをするか？ …………………………… 24
1-3　肘鉄砲と力こぶ ……………………………………………… 29
1-4　肩関節と五十肩 ……………………………………………… 34
1-5　肩こりと肩甲骨 ……………………………………………… 39

chapter 2 　脚と足
　　　　　　──身体を支えて運ぶ
2-1　おしりのふくらみはヒトであることの証 ………………… 44
2-2　太ももの筋肉の働き ………………………………………… 54
2-3　体重を支えて運ぶ膝の関節 ………………………………… 63
2-4　足先で蹴るためのふくらはぎとアキレス腱 ……………… 73

	2-5	足を地につけるために …………………………… 75

chapter 3　頭と顔
──人体の特別な場所

3-1	ヒトの頭の特徴 ………………………………………… 80
3-2	眼：外界の映像を写し撮る …………………………… 91
3-3	耳：音を聞く、頭の動きを感じる …………………… 102
3-4	口と顎 …………………………………………………… 110
3-5	鼻 ………………………………………………………… 120

chapter 4　ノドと胸
──生命を支える息と鼓動

4-1	息と食物の通り道 ……………………………………… 124
4-2	喉頭と口で声をつくる ………………………………… 128
4-3	肺で呼吸をする ………………………………………… 133
4-4	血液を送り出し続ける心臓 …………………………… 142

chapter 5　腹も身のうち
──身体を養う胃腸、肝臓、腎臓

5-1	胃は少しばかりデリケート …………………………… 154
5-2	小腸はとぐろを巻いている …………………………… 160
5-3	膵臓 ……………………………………………………… 168
5-4	消化の後始末をする大腸 ……………………………… 171
5-5	肝臓は内臓の陰の主役 ………………………………… 173
5-6	腎臓は責任感の強い、人体の水の管理人 …………… 182
5-7	謎の臓器、脾臓 ………………………………………… 194

chapter 6 おしり
──隠しておきたい場所

6-1　本当のおしりはどこ？ …………………………………198
6-2　ウンコの出口、肛門 ……………………………………203
6-3　オシッコをためる膀胱、オシッコの出口の尿道…………207
6-4　精子と精液をつくる男性の生殖器 ………………………211
6-5　胎児を育む女性の生殖器 …………………………………217

おわりに　解剖学の歴史を知る ……………………………225

索引 ……………………………………………………………226

Medical Science Series

chapter 0

解剖学から始まる!

解剖学は、あらゆる意味で医学の基礎です。医師になる学生も、医療職に就くコメディカルの学生も、まず解剖学で人体の構造を学び、生理学で人体の機能を学び、生化学で人体の物質を学びます。そして、それを応用して、さまざまな病気の成り立ちや、それを治す技術を学んでいくことになります。

0-1　解剖学を学ぶ人のために

解剖学を本格的に学ぶための人体解剖は、医学の教育の場でのみ許されている特別なことです。まずは、自分の身体を動かしながら理解しましょう。さらに、人体の解剖をもっと知りたくなったら、解剖学を学ぶためにいろいろな方法があります。

■■ 人体から始まる ■■

医学の歴史をさかのぼっても、科学としての医学は、解剖学から出発しています。1543年に**『ファブリカ』**という解剖学の大著を著した**ヴェサリウス**が、医学の祖といわれるのもそのためです。権威の言葉や書物を盲信するのではなく、人体の中に真実を探し求めていくのが、ヴェサリウスの精神です。それはまさに、過去から現代へ、現代から未来へと、医学を進歩させている精神でもあります。

■■ 人体を解剖すること ■■

人体をよく知るには、何はともあれ、人体を解剖してみるのが一番の近道です。とはいえ、これは誰にでも許されているものではありません。わが国では、人体解剖について定めた「死体解剖保存法」があります。そこでは、人体解剖を行うに当たって4つの要件が求められています。

❶ 適切な場所で …………医学部・歯学部の解剖実習室で
❷ 適切な指導者の下に ……解剖学の教授・助教授の指導のもと
❸ 適切な目的のために ……医学の教育のために
❹ 適切な倫理をもって ……献体者・遺族に対する礼節を失わず

よく考えてみれば、あたりまえのことばかりです。さらに人体解剖実習に用いるご遺体は、献体によって頂戴していますが、そのことを定めた「献体法」には、「献体者の意志は尊重されなければならない」と規定されています。

現在の医療は、医師だけではなく、看護師やそのほかの医療職の人たちが協力をして行うチーム医療です。特に、理学療法士や作業療法士は、身体に直接手を触れて仕事を行うので、医師以上に人体の構造に精通している必要があります。医師以外の医

療職のことを、コメディカルといいますが、そういった人たちも、人体解剖の見学をして、さらにはメスやピンセットを使って人体解剖実習を行って、解剖学を学ぶようになってきました。

とはいえ、人体解剖から学ぶに当たっては、それを可能にしてくれた献体者や遺族のことを忘れてはいけません。解剖台の上に横たわっているご遺体を、ちょうど自分たちの祖父や祖母に置き換えて考えてみてもらいたいのです。ちょっと重たいことかもしれませんが、人体を解剖すること、さらには人の生命や健康についての責任を担うことには、そのような重さがあります。

人体をどのように学ぶか

人体を解剖することができなくても、人体について学ぶための方法はいろいろあります。まず何よりも、自分の身体を動かしながら、自分の身体にさわりながら、学ぶことを勧めます。人前でなければ、自分の身体を教材にして解剖学を学ぶのに、何の不つごうもありません。ただ一つ、自分の身体で学ぶことができないところは、異性の生殖器くらいです。

人体の構造を描いた解剖アトラスにも、いろいろな種類があります。簡単な線画によるもの、彩色された手書きのもの、コンピューター・グラフィクスによるもの、人体解剖の写真によるもの。さらに最近では、人体の連続スライスをもとに、コンピューターで再構成をして、リアルな立体解剖図が得られるようになってきました。代表的な解剖アトラスを挙げておきます。

- 坂井建雄 訳『ヴォルフ＝ハイデッガー人体解剖カラーアトラス』MEDSi
- 山下廣 他訳『グラント解剖学図譜 第4版』医学書院
- 相磯定和 訳『ネッター解剖学アトラス』南江堂
- 高橋長雄 監修『からだの地図帳』講談社
- Rohen、横地千仞 他著『解剖学カラーアトラス 第5版』医学書院

またプラスチックで加工した人体解剖標本が開発され、多くの人の目に触れるようになってきました。ただ、人体解剖標本については、倫理的に解決すべき問題があり、営利的な展示会にはなじまないので、気をつける必要があります。

0-1 解剖学を学ぶ人のために

■■■ 人体の構造と機能を学ぶ ■■■

　人体の形を見て、名前を覚えるだけでは、解剖学はつまらないものになってしまいます。形として見える構造は、人体の生命を支える機能と密接に結びついています。

　ヒトの身体には、大きく二つの働きがあります。生命を維持する**植物機能**と、生命を活用する**動物機能**です。植物機能と動物機能のそれぞれを、いくつかの機能システムが支えています。

❶ 植物機能のシステム　……消化器系、呼吸器系、泌尿器系、生殖器系、循環系、
　　　　　　　　　　　　　　内分泌系、免疫系
❷ 動物機能のシステム　……骨格系、筋系、神経系、感覚器系

　人体を機能システムに分けて学んでいく解剖学の方法を、**系統解剖学**といいます。さらに構造と機能をまとめて、**解剖生理学**とすることがあります。コメディカルの教科書にこのスタイルのものが多くあります。一般の人にも使えそうな系統解剖学と解剖生理学の教科書を挙げておきます。

● 坂井建雄・岡田隆夫訳『ヒューマン バイオロジー』医学書院
● 藤田恒夫『入門人体解剖学』南江堂
●『トートラ人体解剖生理学』丸善
● マリーブ『人体の構造と機能』医学書院

医学は解剖学から始まる

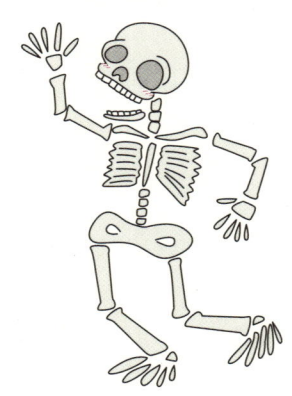

chapter

1

腕と手
——道具を使うために つくられた芸術品

　私たちは毎日、いろいろな道具を使って生活をしています。携帯電話を使って会話やメールをしたり、鉛筆やボールペンで字を書いたり、ありとあらゆる道具を手でつかんで操ります。手でハシやスプーンを持つことができないと、食べ物を口元にもってくることもできません。人が文化的に生きるために、手はどうしても必要なものです。物をつかんで操ることのできる手のしくみは、骨をつなぐ関節と、それを動かす筋と腱とが巧みに組み立てられていて、芸術品ともいえるほどの精密さです。

1-1 手の指はどのような動きをするか？

手には5本の指があって、自由自在に動きます。特に大切な働きをするのは親指です。親指とそれ以外の4本の指が、物をつかむときにどんな動きをするのか、自分の手を見ながら考えてみましょう。

■■ 指のそれぞれの役わり ■■

右手を出して手のひらを見ると、右端に親指があります。少し短くて、やや横に突き出しているように見えます。残りの4本の指は、親指に近い側から、人差し指、中指、薬指、小指です。

親指は、物をつかむときに必ずといってよいほど使う、大切な指です。太くて不器用そうに見えるけれども、意外と器用に動き、携帯電話のボタンを押すのはほとんど親指の仕事です。物をつかむときには、親指を手のひらに近づけるように回して、ほかの指との間ではさみます。小さな物をつかむときには、親指にいちばん近い人差し指との間にはさみます。大きな物になってくると、ほかの指もあわせて使って、力強くつかみます。医学では**母指**、英語ではthumbといいます。

人差し指は、親指以外の4本の指のうちで、最も精確に器用によく動く指です。「机やカベの上の一点を軽く押さえて指し示す」というのは、人差し指が得意にしている動作です。どこか遠くを指さすのも、たいてい人差し指で行います。医学では**示指**、英語ではindex fingerといいます。「指し示すのに使う指」という意味です。

中指は、動きの器用さや精確さでは人差し指に劣りますが、力強さでは勝ります。指で物を押さえつけるのに力が必要なときは、人差し指に代わって中指をよく使います。それから、人差し指よりも少し長いので、ビンの深いところに指を入れるためにも使ったりします。医学でも**中指**といい、英語ではmiddle fingerです。

薬指は、最も不器用で、力強さもありません。動かそうとすると、となりの指もいっしょに動きそうになるのでちょっと不便です。使うことが少ないので、薬を溶かすときに使ったり、口唇に紅をさすのに使ったりして、多少汚れていてもジャマになりません。医学では**環指**、英語ではring fingerといいます。「指輪をはめる指」という意味です。

小指は、いちばん小さい指で、薬指よりも器用です。小指だけを伸ばして、軽く物に触れるといった動作ができます。医学でも**小指**といい、英語ではlittle fingerといいます。

1-1 手の指はどのような動きをするか？

　親指を使わないで物をつかむのは、ちょっと難しいことです。ほかの4本の指だけを使って物をつかもうとしても、指の腹が互いに向かい合わないので、指の側面を使ってはさむことになります。これでは物をはさむための力がじゅうぶんに出せないし、何よりも滑りやすくて困ります。

図1-1　手のひらと指

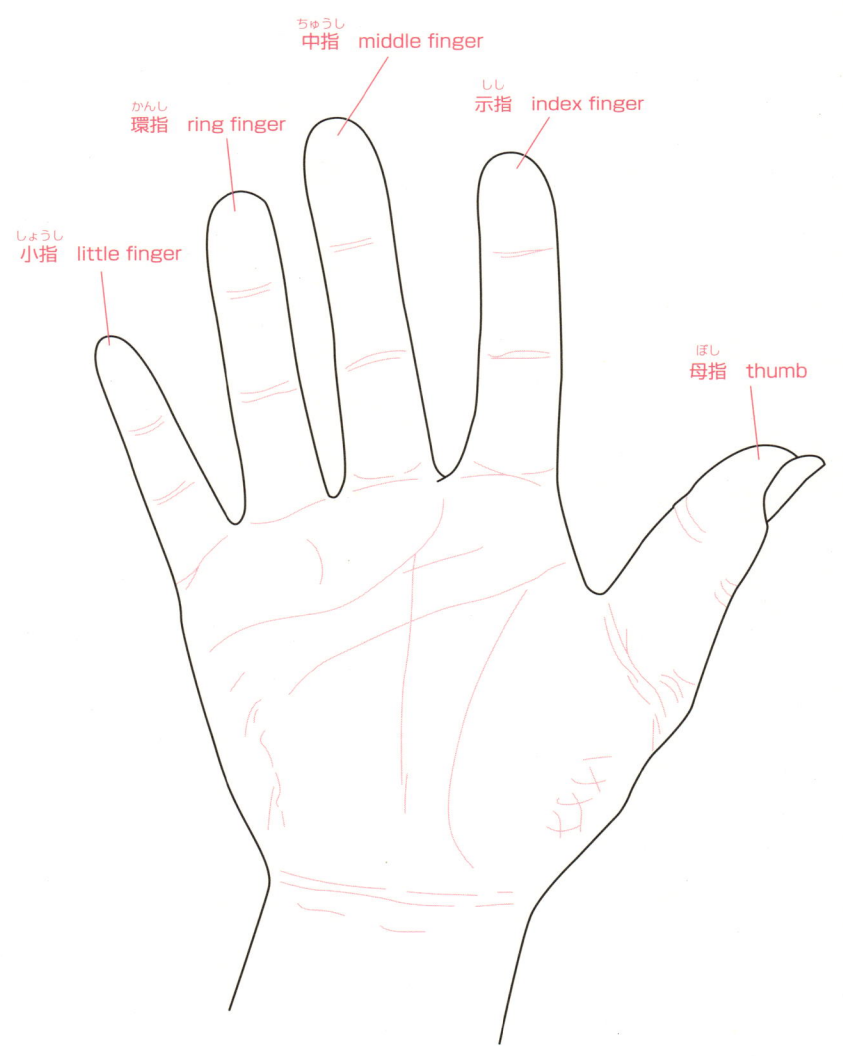

1-1 手の指はどのような動きをするか？

■■ 物をつかむための指の感覚 ■■

　手で物をつかむためには、指が動くだけではいけません。指先にも、物をしっかりとつかむためのいろいろなしかけが備わっています。たとえば、手にゴム手袋をはめるとか、指先にバンソウコウを貼っておくとかすると、本のページをめくったり、包丁で野菜を切ったりといった作業がとてもやりにくくなりますね。

　その理由の一つは、ゴム手袋やバンソウコウのために、指先の感覚が当てにならなくなってしまうからです。指先の皮膚の感覚というのは、全身の皮膚の中でも特に優れているのです。しかも、ただ敏感にすればよいというものではありません。必要な感覚は鋭敏に、ジャマな感覚は鈍感になっていて、物をつかむための最適な条件を備えています。

図1-2　全身の皮膚の二点識別閾のグラフ

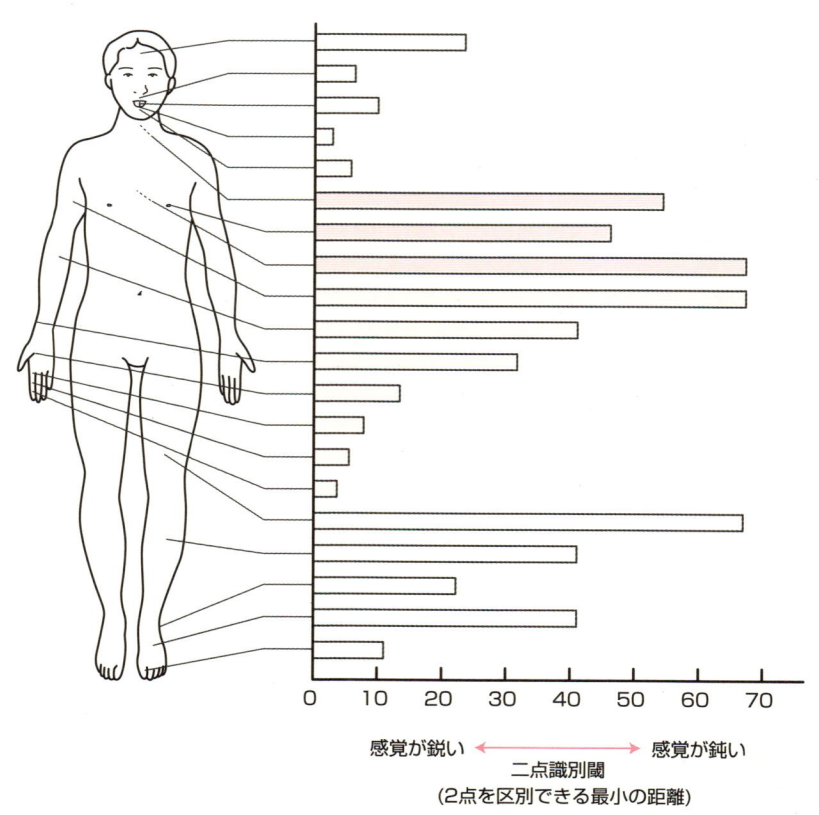

触覚というのは、「触れた」とか「圧された」といった、軽い機械的な刺激です。触覚の敏感さを測る尺度に、「離れた場所に加えられた刺激を、２つの異なる点として感じる能力」があります。この「刺激を区別できる最小の距離」のことを**二点識別閾**といいます。手の指先では２〜３㎜ほどで、全身の皮膚の中で最も小さいのです。顔の皮膚では５㎜以上、足の皮膚では10㎜以上、胸や背中の皮膚では30㎜以上でないと、２点の区別ができません。指先で点字を読み取ることができるのは、指先の皮膚の二点識別閾がきわめて小さいからなのです。

　ところが、指の触覚があらゆる意味で敏感かというと、そうでもないのです。触覚の敏感さを測るもう一つの尺度に、「感じとることのできる力の大きさ」があります。この「感じとることのできる最も小さな刺激の大きさ」を**閾値**といいます。全身のうちで閾値が最も小さいのは、口唇の皮膚や舌の粘膜で、５㎎ほどです。指の触覚は、胸や腕の皮膚とほぼ同じで、100㎎ほどの力でないと感じ取ることができません。

　また、指先は、温度と痛みの感覚についても敏感ではありません。全身の皮膚に、温かさをよく感じる**温点**、冷たさをよく感じる**冷点**、痛みをよく感じる**痛点**が分布していますが、指先の皮膚は、冷点、痛点の数がかなり少ないのです。冷点が多く分布するのは、鼻の粘膜や胸の皮膚で、冷たくなっては困る場所です。痛点の分布が多いのは、前腕や大腿の皮膚など、普段は衣服によって保護されている場所です。指先は、冷気や傷にさらされやすいところなので、冷たさと痛さの感覚は鈍くなっています。一方、指先の温点はかなり多く、顔の皮膚と同じくらいの数です。指先は、熱さに対してはある程度敏感です。

図1-3　必要な感覚は鋭敏に、ジャマな感覚は鈍感に

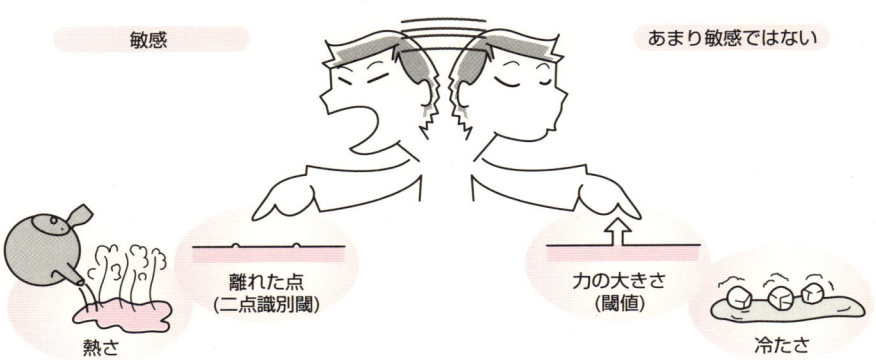

1-1 手の指はどのような動きをするか？

■■ 指の皮膚で滑り止め ■■

　ゴム手袋や指先のバンソウコウで物がつかみにくくなるのには、もう一つ別の理由もあります。指先が滑りやすくなるのです。
　指の皮膚には、細かな溝と隆起がさまざまな形をつくっています。そのもようを**指紋**といいますが、指紋は一人一人が違っていて、また年齢によって変化もしないので、個人識別に用いられます。指紋は、指の腹の皮膚だけにあり、指の背の皮膚にはありません。この皮膚のもようは、手の指だけでなく、手のひらにも広がっていて、**掌紋**と呼ばれます。さらに足指と足の裏にも同じようなもようがあり、こちらは**足紋**と呼ばれます。

図1-4　指紋と掌紋

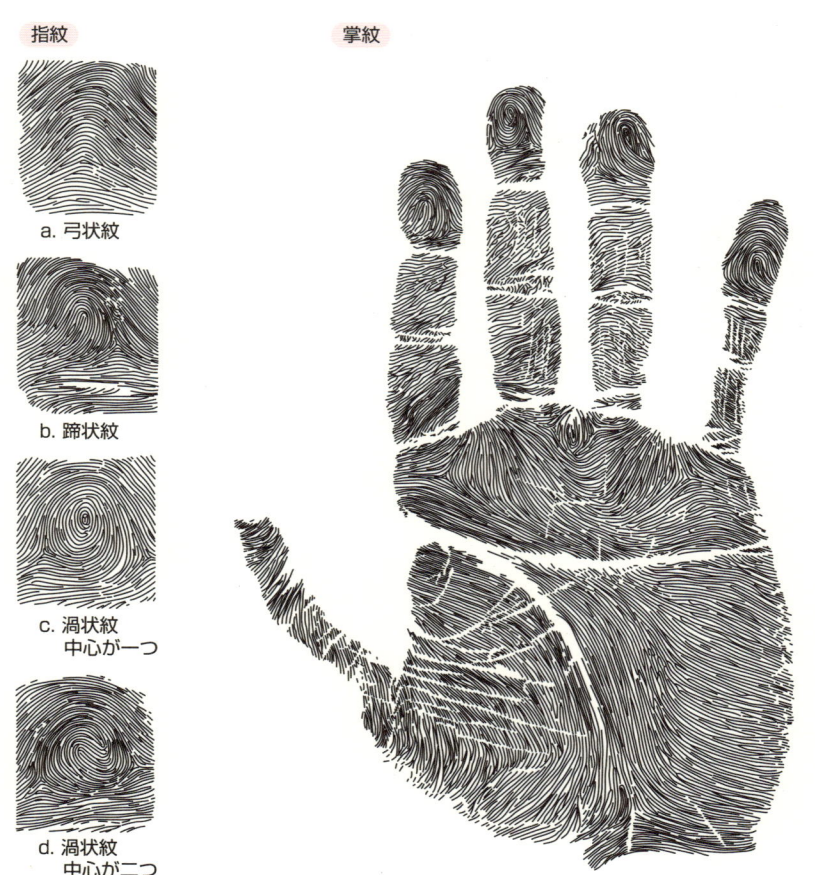

指紋
a. 弓状紋
b. 蹄状紋
c. 渦状紋　中心が一つ
d. 渦状紋　中心が二つ

掌紋

1-1 手の指はどのような動きをするか？

　指紋は何のためにあるのでしょうか？ 指紋をつくる溝と隆起を顕微鏡で拡大してみると、隆起の頂上に細かな孔が並んでいるのが見えます。これは**汗腺**の出口で、ここから汗がにじみ出てくるのです。出てきた汗は、摩擦を大きくして滑り止めの働きをします。指の皮膚が乾ききってしまうと、指の皮膚が滑りやすくなります。たとえば、紙をそろえて何十枚、何百枚と数えていくと、指の皮膚のうるおいがなくなって、紙が扱いにくくなってきます。

　手のひらや足の裏にもようがあり、滑り止めのための汗腺が備わっているのは、ヒトとサルだけの特徴です。サルの仲間は、樹上で生活をするように進化しました。木の枝に手と足でつかまって生活するので、しっかりと握るために摩擦を増やすしかけです。ヒトに指紋があるのも、もともとは樹上での生活に適応するためのものです。サルからヒトになってからは、道具をつかむ滑り止めに役立てているわけです。

　指の背中側にはえている**爪**も、実は皮膚が変化してできたものです。やや固くて弾力があるので、昔は軟骨の仲間だと誤解されていたこともあります。しかし、指の骨とのつながりはまったくありません。爪をつくる主な成分は、**ケラチン**というタンパク質で、皮膚の細胞がつくるタンパク質と同じです。爪は、指の背中側を補強して、指先に力を伝えて、指先で物をつかむのを助ける働きをします。

図1-5　爪の構造

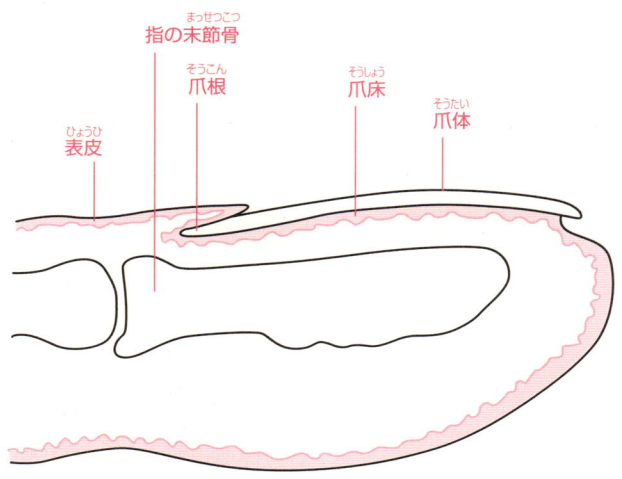

1-1 手の指はどのような動きをするか？

■■ 手の骨と関節 ■■

　手の指は、小さな**骨**と**関節**によってつくり上げられ、いくつもの**筋**によって動かされています。

　手の骨格の図を見てください（図1-6）。自分の手と比べてみると、指がとても長く見えて、ちょっとびっくりするでしょう。この図で、指として見えている骨は、指の骨だけでなく、手の甲をつくる骨も入っているのです。

　手の5本の指には、あわせて14個の骨があります。親指に2個、残りの4本の指に3個ずつです。指の骨を**指骨**（英語ではphalanx、頭文字はP）といい、手のひらに近いものを**基節骨**、中間にあるものを**中節骨**、指先のものを**末節骨**といいます。

図1-6　手の骨と関節

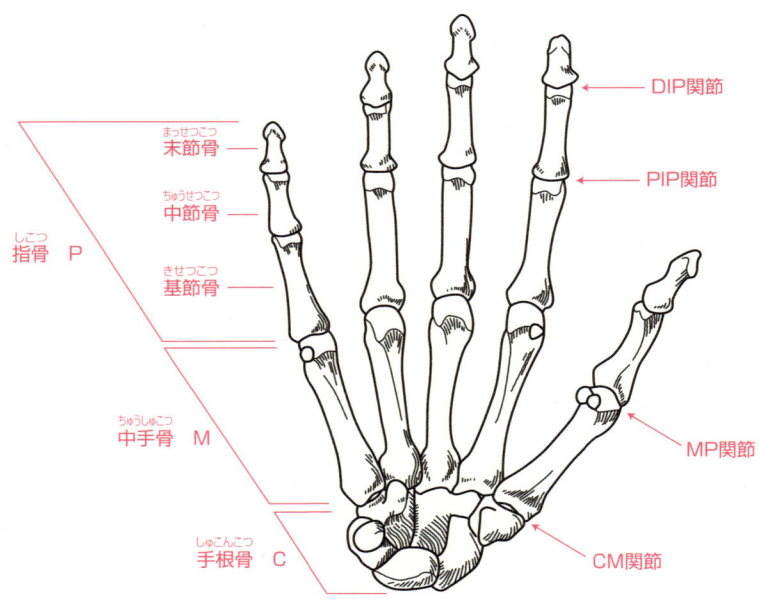

CM関節
手根骨（C）と中手骨（M）の間にあります。

MP関節
中手骨（M）と指骨（P）の間にあります。

IP関節
指骨（P）の間（I＝inter-の略、「間」の意味）にあります。親指では1つだけ、4本の指では各指に2つずつあります。手のひらに近い関節をPIP関節（P＝proximalの略、「近い側」の意味）、指先に近い関節をDIP関節（D＝distalの略、「遠い側」の意味）といいます。

1-1 手の指はどのような動きをするか？

　また、手の甲をつくる骨を**中手骨**（英語ではmetacarpus、頭文字はM）といい、それぞれの指に対応して5本あります。手の骨格では、指の一部のように見えますが、実際には手の中にあります。

　手首には、サイコロのような小さな骨が8個集まっています。**手根骨**（英語ではcarpus、頭文字はC）といいます。

　このように、手の中の骨はあわせて27個あり、そのうち手根骨（C）が8個、中手骨（M）が5個、指骨（P）が14個です。この骨が関節によってつながって、自由自在に動く手の骨組みをつくり上げているのです。

　指を曲げ伸ばしして、どの関節がよく動くか見てみてください。4本の指では、指のつけねの関節と、指の中の2つの関節がよく動きます。親指では、これ以外に、手首の近くの関節もよく動きます。それぞれの関節にも、名前がついています（図1-6）。

図1-7　母指の運動

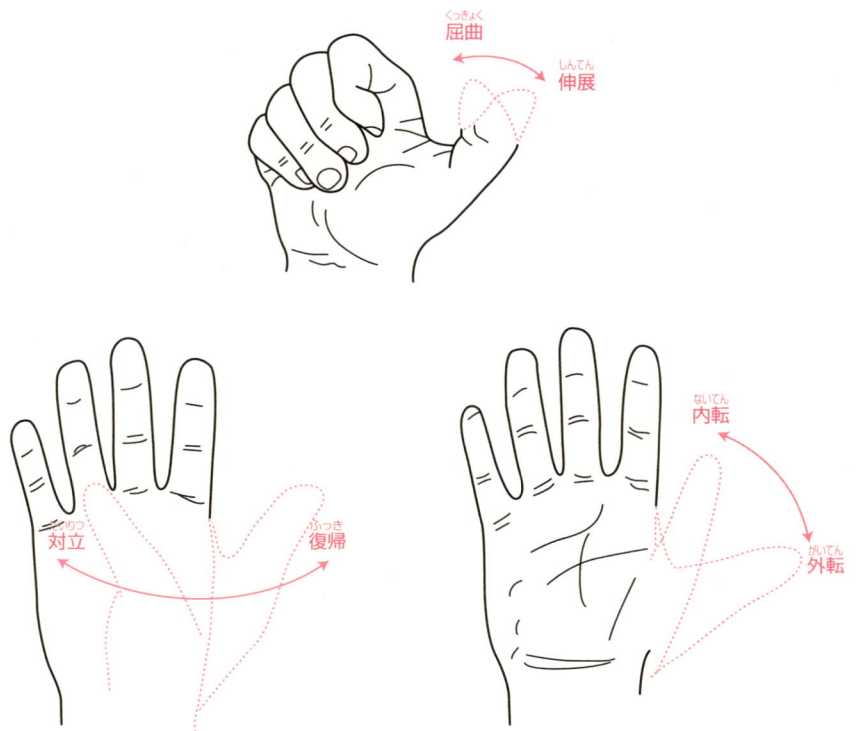

1-1 手の指はどのような動きをするか？

　4本の指の関節は、主に曲げたり伸ばしたりの動きをします（**屈曲・伸展**）。しかし、実はもう少し複雑な動きをしています。ジャンケンのグー・チョキ・パーの動きをしてみるとよくわかりますが、曲げ伸ばしのほかに、指のマタを開いたり閉じたりの動きがあります（**外転・内転**）。この指のマタの開いたり閉じたりは、指のつけねの**MP関節**で行っています。指の中の**IP関節**は、曲げ伸ばしの動きをするだけです。

　親指の動きは、物をつかむためにとても大切です。親指全体を手のひらに向かってグルリと回し、4本の指と向い合わせにします。この動きを**対立**といい、手首の近くの**CM関節**でやっています。CM関節の形を見ると、両側の骨の関節面が、ちょうど馬の鞍のような形をしていて、2つの方向に動かせるようになっています。1つは、4本の指に向い合わせてもとに戻す運動（**対立・復帰**）、もう1つは、人差し指との間を開いたり閉じたりの運動です（**外転・内転**）。

　親指の外転・内転はほかの動物でもできますが、対立・復帰はヒトの手だけができる動きです。最近は、ヒト以外の動物も道具を扱う事例が、いろいろと報告されています。しかし、親指とほかの指とを向い合わせると、道具を楽に使えるようになりますが、これはヒトだけができることなのです。親指の手首の近くにある関節は、ヒトらしさを生み出したとても大切な関節です。

図1-8　対立・復帰はヒトの手だけ

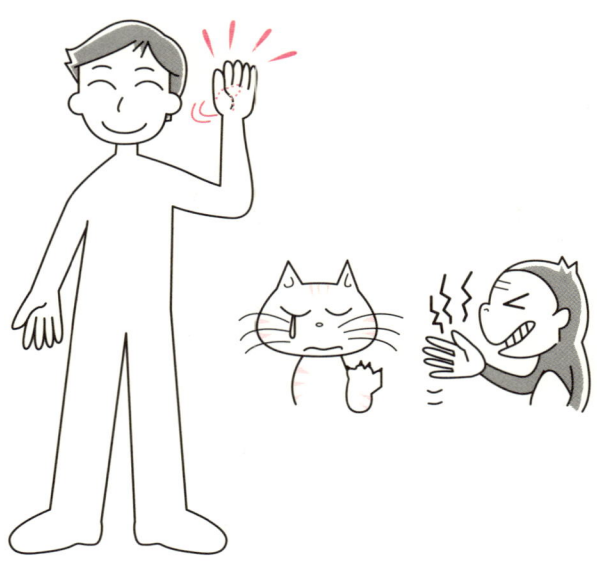

1-1 手の指はどのような動きをするか？

■■ 4本の指を動かす筋 ■■

　手の指を動かす**筋**はどこにあるのでしょうか？　指を力いっぱい曲げて、指をさわってみてください。指のどこにも力こぶはできません。実は、指を曲げたり伸ばしたりする筋は、2ヶ所に分かれてあります。1つは手のひらです。もう1つは、手首と肘との間の**前腕**にあります。指をしっかり曲げて握りこぶしをつくると、前腕の筋が固くなるのがわかります。

　前腕にある筋肉は、指から遠く離れています。前腕の筋肉は、この遠く離れた指を動かすために、指の骨まで届く長い**腱**を送り出して、指の曲げ伸ばしをしています。前腕の前面には、4本の指を曲げる筋が、浅いの（**浅指屈筋**）と、深いの（**深指屈筋**）と、2層に分かれてあります。

図1-9　前腕の浅指屈筋と深指屈筋

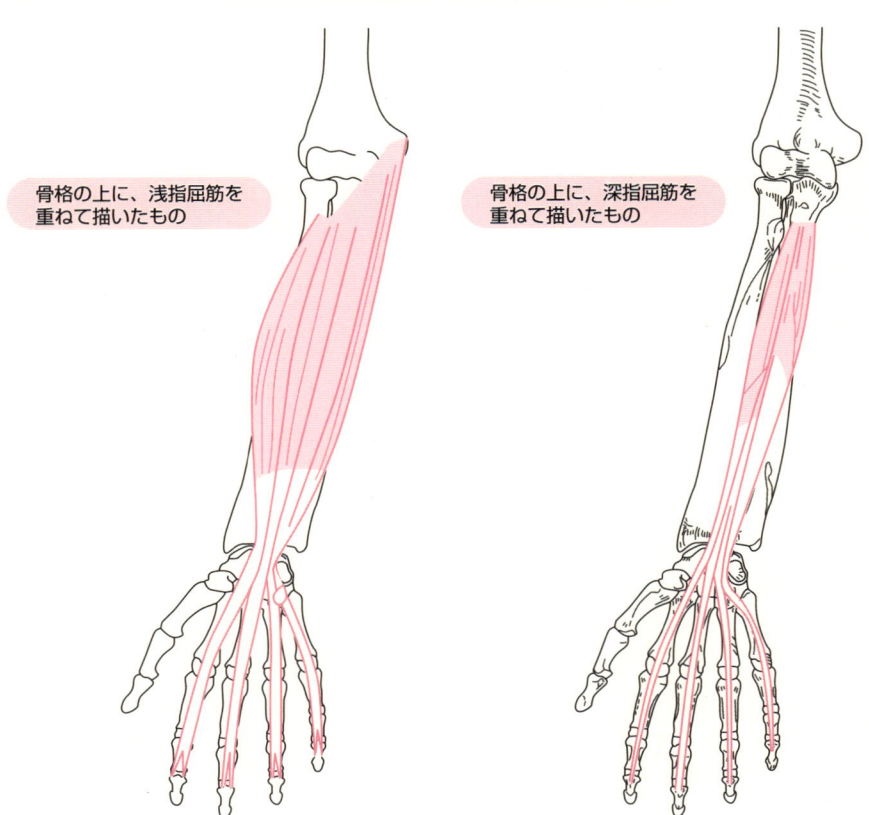

骨格の上に、浅指屈筋を重ねて描いたもの

骨格の上に、深指屈筋を重ねて描いたもの

1-1 手の指はどのような動きをするか？

　どちらからも４本の腱が出ており、手首の分厚い靱帯の下を通って、指の中にまで入っていきます。浅いほうからの腱は指骨（P）の中節骨につながり、深いほうからの腱は末節骨につながっていて、どちらも指の中のIP関節を曲げます。前腕から指先までつながるこの長い腱は、手首の靱帯の下と手のひらの中を通っていきます。ちょうど、ワイヤーケーブルで遠隔操縦をしているような感じです。そして、指を動かす腱が滑らかに動くように、液の入った薄い袋が腱を包み込んで滑りをよくしています。ところが、手にケガをしたときや、指で叩くような仕事を続けていると、この腱を包む袋が炎症を起こして、痛くて指を動かせないようになります。これが**腱鞘炎**です。腱を包む袋を**腱鞘**といいます。

　前腕だけでなく、手の中にも、指を曲げる筋があります。４本の指を動かす手の中の筋は、中手骨の間にはさまっていて**骨間筋**といい、指の基節骨につながっています。

　このほかにも、４本の指を動かす筋はたくさんあります。その数は、手の中に14個、前腕に５個で、あわせて19もの数になります。

図1-10　手の骨間筋

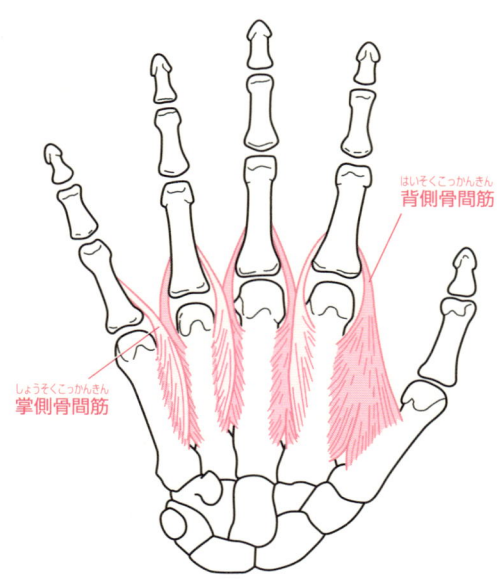

背側骨間筋
掌側骨間筋

骨格と背側骨間筋の前面に掌側骨間筋が見える

骨間筋（こっかんきん）
この筋は、指のつけねのMP関節を曲げる働きをします。さらに手のひら側と手の背側の２層に分かれていて、一方は指のマタを開く働き、他方は指のマタを閉じる働きをしています。指を伸ばすほうの筋は、すべて前腕の後面にあります。手の甲には筋がありません。

■■ 親指を動かす筋 ■■

親指は特によく動かす指ですから、筋も親指だけのために特別に用意されています。手のひらで親指のつけねの近くは、少しふくらんでいます。この場所を**母指球**といって、親指を動かす筋が集まっています。ここに4つの筋があります。

前腕の前面には、親指を曲げる筋が1つあります。後面には、親指を伸ばす筋が3つあります。この3つの筋の腱は、手首のところで見ることができます。手を開いて、指のマタをうんと広げてみてください。そうすると、手首の背中側で親指のつけねあたりに、親指に向かう2本の腱が浮き上がって、その間に小さなくぼみが見えます。このくぼみは、嗅ぎたばこを入れる道具に似ているので、「解剖学的嗅ぎたばこ入れ」という変わった名前がついています。**タバチエール**とも呼ばれますが、これはフランス語で「嗅ぎたばこ入れ」という意味です。

親指を動かすためだけに使われる筋は、手の中に4個、前腕に4個、あわせて8個あります。物をつかむためにほかの指と向い合うという親指の特別の動きは、手首の近くの特殊な形の関節と、親指だけのためにある多くの筋の働きによって行われているのです。

図1-11　タバチエール

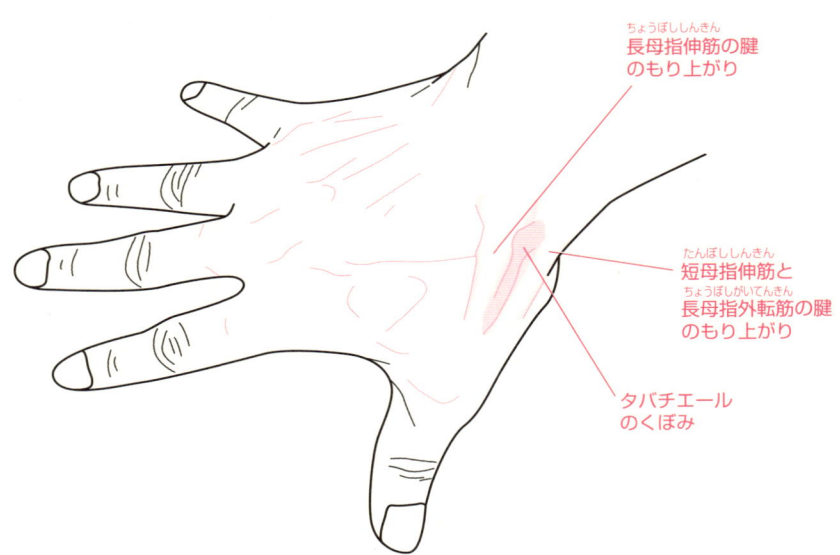

1-2 手首は何種類の動きをするか？

お茶を飲むために、口につけたコップを少しずつ傾けていくのには、手首をねじる運動です。曲げたり、回したりして、手の向きをさまざまに変える手首の運動は、どうやって行われるのでしょうか？

■■ 手首の役わり ■■

手首のあたりを骨折すると、手首から前腕（ぜんわん）にかけて、しっかりとギプスで固めることがあります。そんな状態で手首のところがしっかり固定されていると、手で物をつかんでもほとんど役に立たないことがわかります。

手首をゆっくりと動かしてみましょう。何種類の動きができるでしょうか？　まず手のひらに向かって曲げるのと、その反対に手の甲に向かって伸ばす**屈曲（くっきょく）・伸展（しんてん）**。それから、親指の側に傾けるのと、反対に小指の側に傾ける**外転（がいてん）・内転（ないてん）**。それから手のひらを上に向けるのと、反対に下に向ける**回外（かいがい）・回内（かいない）**。この3種類の動きができることを確かめてください。

図1-12　外から見た見かけ上の手首の動き

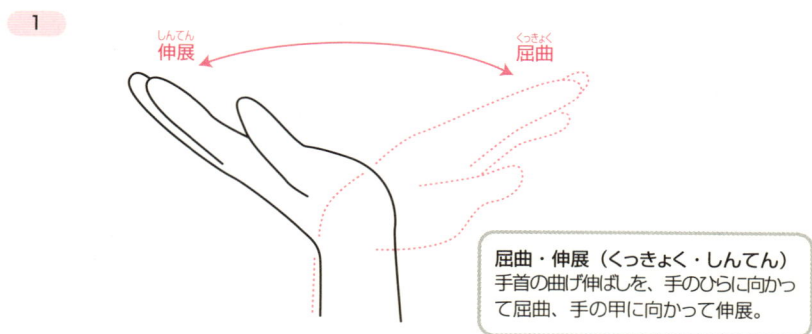

1

伸展（しんてん）　　屈曲（くっきょく）

屈曲・伸展（くっきょく・しんてん）
手首の曲げ伸ばしを、手のひらに向かって屈曲、手の甲に向かって伸展。

1-2 手首は何種類の動きをするか？

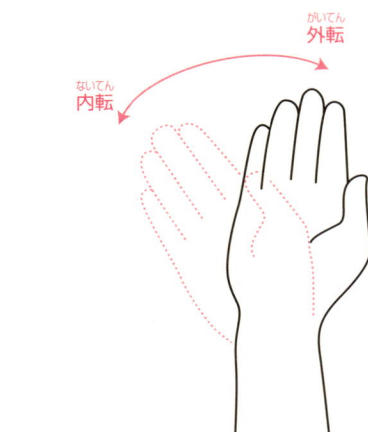

外転・内転（がいてん・ないてん）
手首を傾けるのを、親指に向かって外転、小指に向かって内転。

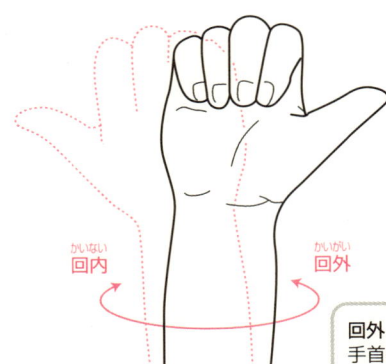

回外・回内（かいがい・かいない）
手首を回すのを、手のひらを上向きに回外、手のひらを下向きに回内。

　ボールを投げるときには、手首の「屈曲」を行って、ボールにいきおいを与えます。カナヅチで釘を打ちつけるときには、手首をいきおいよく「内転」させています。ビンのフタを回して閉めるときには、「回外」の運動を行っています。手首の３種類の運動を、それぞれくり返して、しっかりと区別できるようになってください。

　こうして手首では、３種類の運動ができるように見えます。しかし、これらの運動は、手首の関節でやっているとは限らないのです。３つのうちの２つは確かに手首の関節での運動ですが、残りの１つは手首の関節ではなく、別の関節で行われる運動なのです。

1-2 手首は何種類の動きをするか？

■■ 手首の関節の運動 ■■

　手首の関節は、手首の手根骨（しゅこんこつ）と、前腕（ぜんわん）の骨との間にあります。前腕には２本の骨があります。**橈骨**（とうこつ）と**尺骨**（しゃっこつ）という名前です。

　この２本のうち、手根骨との間で関節をつくるのは、下のほうで太い橈骨だけです。尺骨は下で細くなっていて、少し短くて、手首の関節に届いていないのです。手首の骨との間には、軟骨の薄い板が一枚はさまっています。

図1-13　橈骨手根関節

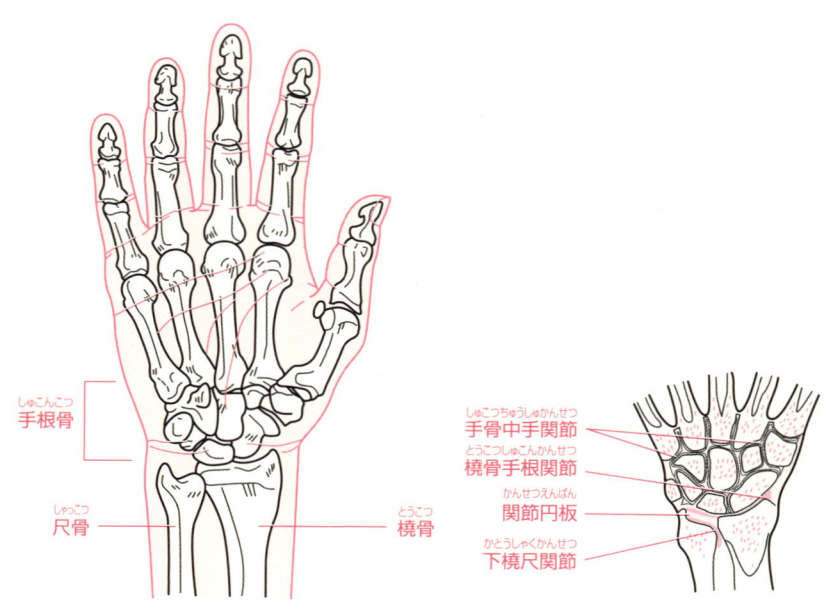

橈骨（とうこつ）
前腕の２本の骨のうち、親指側にある。上で細く、下で太い。

尺骨（しゃっこつ）
前腕の２本の骨のうち、小指側にある。上で太く、下で細い。

1-2 手首は何種類の動きをするか？

　手首の関節は、医学では**橈骨手根関節**(とうこつしゅこんかんせつ)といいます。橈骨と手根骨との間の関節で、尺骨が参加していないため、こう呼ばれます。手根骨が集まって、楕円形にふくれた関節面をつくっていて、橈骨の下端にあるだ円形のくぼみにはまっています。ちょうどラグビーボールとその受け皿のような関係です。手首の関節は、こんな形をしているので、動きの方向は２つに限られます。１つは、手首を曲げたり伸ばしたりする**屈曲**(くっきょく)・**伸展**(しんてん)の動きです。もう１つは、横に傾ける動き、つまり**外転**(がいてん)・**内転**(ないてん)の動きです。曲げ伸ばしのほうが、より大きく動かすことができます。

　外から見える３種類の手首の運動のうち、残りの１つは、手首を回す**回外**(かいがい)・**回内**(かいない)の動きです。ラグビーボールのような形をした手首の関節では、どうしてもこの動きを行うことができません。では、手首を回す運動は、どこの関節で行っているのでしょうか？

■■ 前腕の２本の骨の運動 ■■

　手首を回す運動を行う関節を調べるためには、まず手首より少し下で、前腕(ぜんわん)の２本の骨をしっかりとつかんでください。その状態で手のひらを表に向けたり裏返したりするように試してください。手首を回して手のひらの向きを変えることはできません。こんどは、前腕をつかんだ手をゆるめて、手首を回してみてください。手のひらの向きを変えると、前腕の２本の骨が動くことがわかります。

図1-14　回内と回外

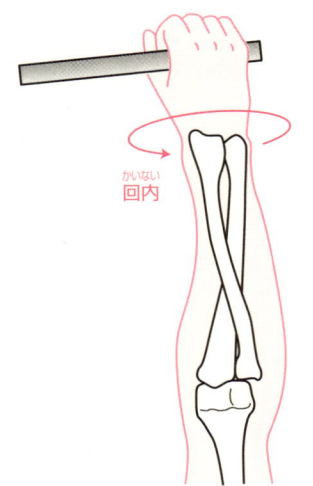
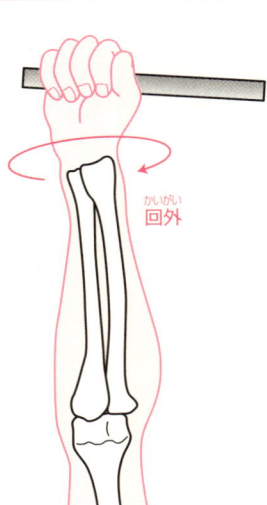

1-2 手首は何種類の動きをするか？

　前腕の**橈骨**(とうこつ)と**尺骨**(しゃっこつ)は、ほぼ平行に並んでいて、上の端と下の端の２カ所で関節をつくっています。どちらの関節も、円筒とその受け皿という形をしています。上の関節では、橈骨の上端の円筒が、尺骨のへこみにはまっています。下の関節では、尺骨の下端が円筒になっていて、橈骨のくぼみにはまっています。尺骨の上端は、上腕骨との間にしっかりとした肘(ひじ)の関節でつながっていて、前腕の軸(じく)になっています。橈骨は、尺骨のまわりにねじれて回る運動をします。

　手のひらを上や下に向けたりする**回外**(かいがい)・**回内**(かいない)の運動では、手首の関節はいっさい動きません。橈骨と尺骨の間で動いているのです。手のひらが回転するように見えるのは、橈骨が手をぶら下げたまま、尺骨のまわりにねじれて回る運動をしているのです。手首の下で前腕の２本の骨を握って、この回外・回内の運動を確かめてみてください。

Column ▶ 汗にはいろいろな種類がある

　私たちはいろいろなときに汗をかきます。交感神経が皮膚の汗腺を刺激して、汗をつくらせています。

　汗をかく原因には、大きく２つのものがあります。１つは、気温が高いときに出る汗で、「温熱性の発汗」と呼ばれます。身体が熱くなりすぎるのを防ぐために出す汗です。でも、人間のエックリン汗腺は、必要以上に汗をつくってしまいます。炎天下で運動をしたときなどには、全身から流れるように汗が出てきて、その大部分は、身体を冷やすいとまもなく流れ落ちたり、必要以上に衣服を濡らしたりしてしまいます。

　人間は、ほかの哺乳類に比べて、全身のエックリン汗腺がよく発達しています。人間の祖先が猿人から進化して全身の毛を失ったときに、発達させたのでしょう。その後、人間の知的能力が進化して衣服を着るようになり、汗をたくさんかく意味がなくなりました。それでもエックリン汗腺はそのまま残っていて、身体の進化が追いついていないのです。

　私たちがかくもう１種類の汗は、緊張したときに出るもので、「精神性の発汗」と呼ばれます。試験のときに緊張して手のひらが湿ってきたとか、大勢の観客の前で舞台に立って冷や汗が出てきたとか、そんなときに出る汗です。精神性の発汗では、汗の出る場所は、かなり限られていて、手のひら、足の裏、わきの下あたりによく汗が出ます。

　それから温熱性でも精神性でもない、別の理由で汗をかくこともあります。うんと辛いキムチやうんと酸っぱいミカンを食べたときなどに出てくるものです。この「味覚性の発汗」には、よく出る人と、そうでもない人がいて、個人差が非常に大きいのが特徴です。

1-3 肘鉄砲と力こぶ

肘を曲げているのと、伸ばしているのとでは、腕の長さがまったく違います。身体の姿勢まで違ってきます。手首の動きも、肘の曲げ伸ばしで違ってきます。

■■ 肘を曲げる筋肉 ■■

ヒトの身体で基準となる姿勢は、「気をつけ」の姿勢です。両足をそろえて立ち、背筋を伸ばし、顔は前を向いて、肘を伸ばして両腕を身体の横に置きます。医学では、さらに手のひらを前に向けた姿勢が基準になります。これを**解剖学的姿勢**といいます。前腕の橈骨と尺骨が平行な位置にあって、わかりやすくなります。でも、なんとなく無防備な姿勢です。何か作業をしているときには、必ずといってよいほど肘が曲がっています。手が身体の近くにあって、手で仕事がしやすくなるからです。

図1-15 解剖学的姿勢

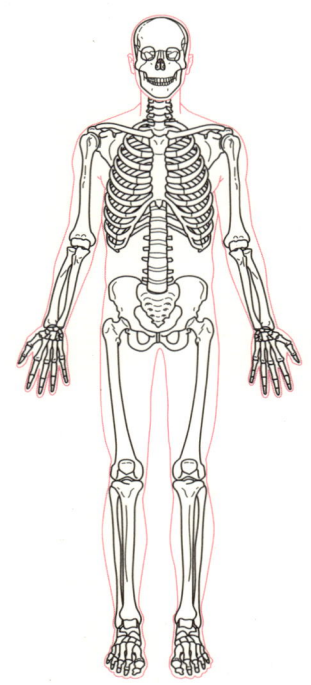

1-3 肘鉄砲と力こぶ

　肘は、曲げたり伸ばしたりすることが、主な役目です。曲げるといっても、肘の曲げ方にはいろいろな種類があって、使う筋肉が違います。
　肘を曲げる運動で、いちばんわかりやすいのは、力こぶをつくる動きです。力こぶをつくるのは、**上腕二頭筋**という筋肉です。

図1-16　上腕二頭筋のつくる力こぶ

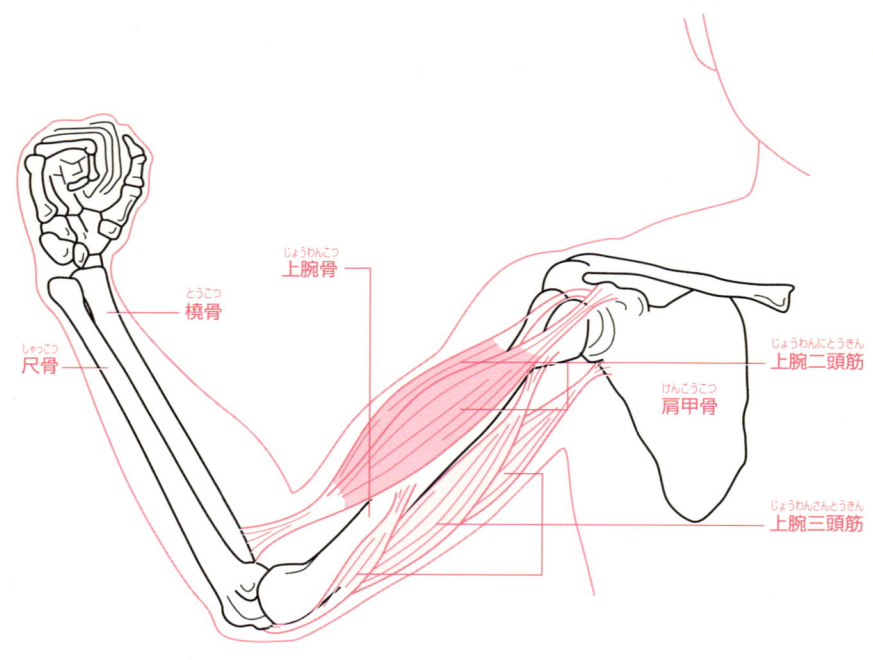

上腕二頭筋（じょうわんにとうきん）
上腕の前面にある筋で、肩甲骨の2カ所から起こって、上腕と肘の前面を下り、橈骨の上部につながる。肘を曲げるとともに、前腕を外転する。

　力こぶをつくるときに、誰もが無意識に行っている一つのクセがあります。手のひらを必ず手前に向けているのです。試しに、手の甲を手前に向けたままで、力こぶをつくってみてください。なんとなくうまく力が入りません。力こぶをさわってみると、固さが不足してフニャフニャしているのがわかるでしょう。肘を曲げたまま手のひらを手前に向けると、力こぶが固くなって、力もじゅうぶんに出てきます。

■■ ネジのピッチを決める上腕二頭筋 ■■

　ちょっと不思議なことですが、**上腕二頭筋**の働きは、肘を曲げることだけではないのです。上腕二頭筋は橈骨を引っぱって肘を曲げますが、それと同時に橈骨を回して前腕を**回外**させるのです。前腕が回内している（手の甲を手前に向けている）ときには、上腕二頭筋が引き伸ばされて、じゅうぶんな力が出ないのです。

　前腕を回外する（手のひらを手前に向ける）のと、回内する（手の甲を手前に向ける）のと、どちらのほうが力を出しやすいですか？　右手を回外させると、時計方向に動く右回しです。右手の回内では、反時計方向の左回しです。時計方向、つまり回外させるときのほうが、力を出しやすいことがわかると思います。

図1-17　上腕二頭筋は、前腕を回外させる

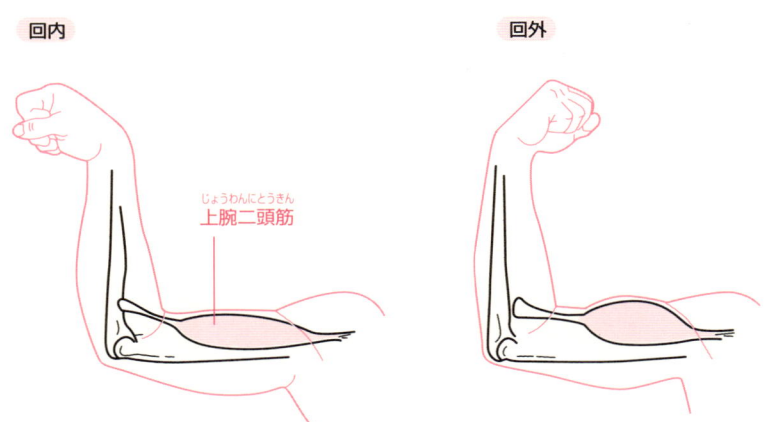

　前腕を回内させたり回外させたりする筋肉は、前腕にいくつかあります。それに加えて、上腕二頭筋は特に強力に前腕を回外させます。そのせいで、ヒトの手は、回外させる力のほうがずっと強いのです。

　私たちの身のまわりの道具には、回外の力の強さが関係しているものがあります。ネジやビンのフタなどは、どちら向きに回すと締まりますか？　時計方向、つまり右回しに回すと締まるはずです。ヒトの手は、右回しのほうが力を出しやすいのです。これは右利きの人が、力の強い右手で、力を出しやすい回外の動きをして、ネジやビンのフタを締めつけるようにしてあるのです。ネジのピッチの方向は、上腕二頭筋の働きによって決められているのです。

1-3 肘鉄砲と力こぶ

■■ ビールジョッキを持ち上げる筋肉 ■■

　肘を曲げる力が必要なときに、いつでも手のひらが手前に向いているとは限りません。たとえば、重いビールジョッキを持って運ぶときには、手の親指が手前に向いています。こんなときには、上腕二頭筋とは別の筋肉が力を発揮します。そんな筋に、**上腕筋**と**腕橈骨筋**があります。

　ビールジョッキを持ち上げるときには、握りこぶしをつくって親指を上に向けています。このとき、前腕の上のほうで筋肉が固くなっているのがわかります。これが腕橈骨筋です。橈骨の側面につながっているので、前腕を回外と回内の中間の位置にしたときに、力をいちばん出せます。腕橈骨筋は、いわばビールジョッキを持ち上げる筋肉です。

　もう一つの上腕筋のほうは、尺骨に着いているので、前腕のねじりとは関係なく、いつでも肘を曲げることができます。

図1-18　ビールジョッキを持ち上げる腕橈骨筋

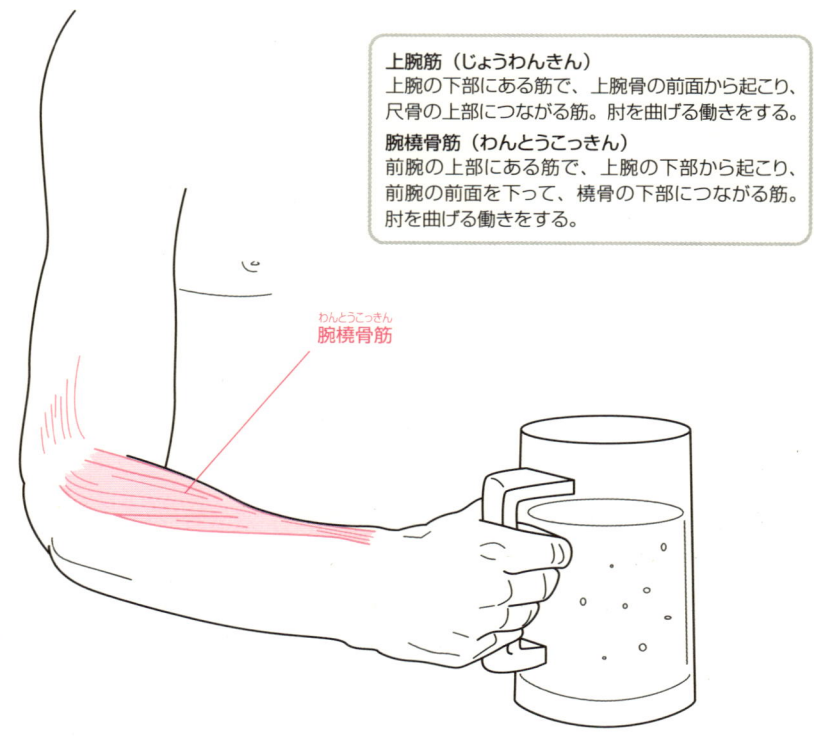

上腕筋（じょうわんきん）
上腕の下部にある筋で、上腕骨の前面から起こり、尺骨の上部につながる筋。肘を曲げる働きをする。

腕橈骨筋（わんとうこっきん）
前腕の上部にある筋で、上腕の下部から起こり、前腕の前面を下って、橈骨の下部につながる筋。肘を曲げる働きをする。

■■ 腕立伏せのための上腕三頭筋 ■■

　肘を伸ばす運動といえば、腕立伏せでしょう。この働きをするのは、上腕の後面にある筋肉です。**上腕三頭筋**といいます。

　三頭筋というのは、頭が3つある筋という意味です。筋肉には必ず両端がありますが、頭というのは、筋肉が起こる場所に近いほうの端です。上腕三頭筋には、3つの頭があり、その1つは肩甲骨から起こり、あとの2つは上腕骨の後面から起こっています。

　肘の後ろ側には、**肘頭**という骨のでっぱりがあります。いわゆる「ひじがしら」で、**尺骨**の上の端が後ろに突き出したものです。この肘頭が突き出ているのは、相手をドンと突いて肘鉄砲をくらわすためではありません。肘頭には、上腕三頭筋が着いていて、肘を曲げていても伸ばしていても、肘を伸ばす力がじゅうぶんに発揮できるようにしているのです。もし肘頭が突き出ていないと、肘を曲げたときに上腕三頭筋の腱がうんと伸ばされて、肘のところで大回りをすることになってしまいます。肘頭が役立つのは、腕立伏せのような肘を伸ばす運動のためなのです。

図1-19　腕立伏せで働く上腕三頭筋

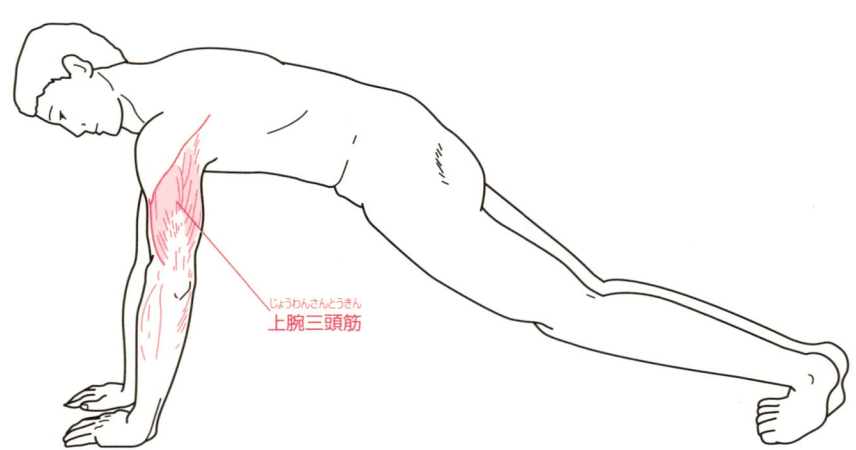

上腕三頭筋（じょうわんさんとうきん）
上腕の後面にある筋で、肩甲骨と上腕の後面から起こり、肘頭につながる。肘を伸ばす働きをする。

1-4 肩関節と五十肩

肩の関節は、前後・内外・上下と、あらゆる方向に動きます。あまり強い力で引っぱると、はずれることもあります。歳を取ると、痛い五十肩も起こります。肩は意外にデリケートです。

■■ 腕を横に上げる三角筋 ■■

上腕の上のあたりに筋肉のふくらみがあります。**三角筋**という分厚い筋肉です。上腕を横に振り上げる運動というのは、ダンベルを持って横に持ち上げる運動です。この運動を、**肩関節**の**外転**といいます。外転というのは、身体の軸から遠ざける運動のことです。それとは逆に、身体の軸に近づける運動は、**内転**といいます。三角筋は、肩関節で上腕を外転させる力を最もよく出す筋肉です。

図1-20　腕を横に振り上げる三角筋

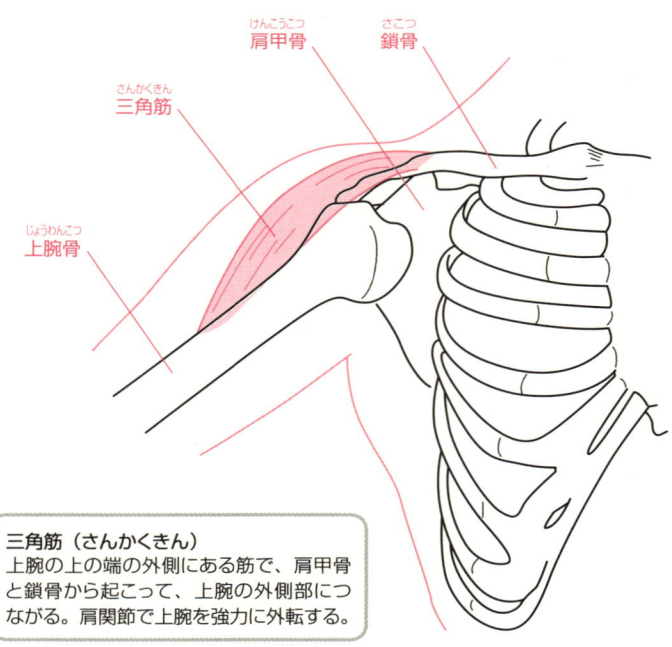

三角筋（さんかくきん）
上腕の上の端の外側にある筋で、肩甲骨と鎖骨から起こって、上腕の外側部につながる。肩関節で上腕を強力に外転する。

1-4 肩関節と五十肩

　肩甲骨は、肩の背中側にあって、三角形のような形をしています。背中側には山脈のような突起が横向きに走っていて、背中側から触れることができます。**肩甲棘**といいます。この山脈を外側にたどっていって、もっとも高くなったところが**肩峰**です。**鎖骨**は、細長い骨で、首と胸のさかい目あたりを横に走っています。三角筋は、肩甲棘と鎖骨から起こって、上腕骨の外側に着いています。肩関節は、分厚い三角筋の下に隠れていて、その奥に触れることができます。

■■ 脇を閉じる大胸筋 ■■

　腕を横に上げる外転に対して、上腕骨を身体に引きつけて腕を閉じる動きは**内転**です。この運動を最も強力に行うのは、胸のふくらみをつくる**大胸筋**です。ボディービルダーが胸の筋肉を収縮させてみせる構えをしますが、このときに目立って見えるのが大胸筋です。

図1-21　たくましい胸をつくる大胸筋

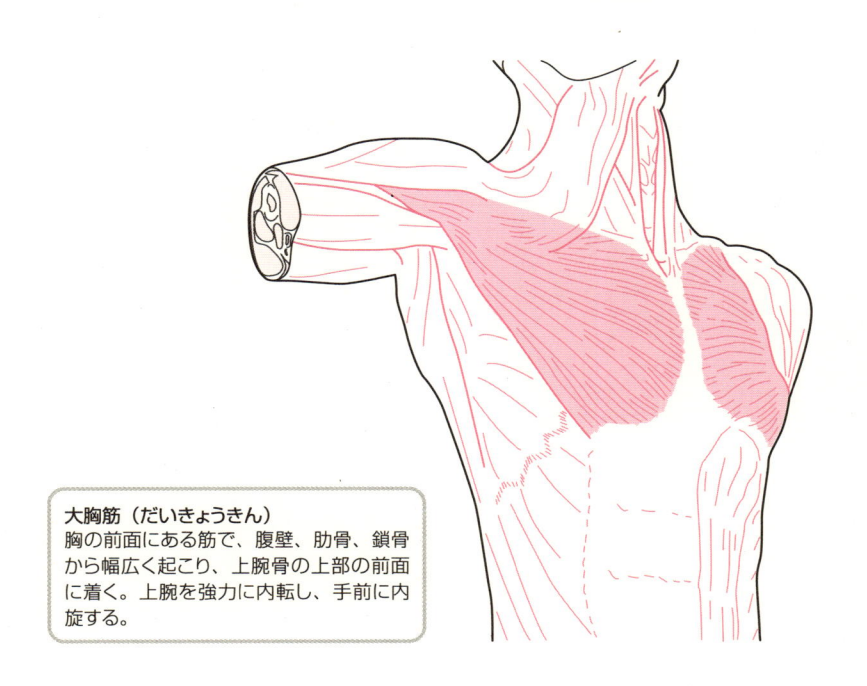

大胸筋（だいきょうきん）
胸の前面にある筋で、腹壁、肋骨、鎖骨から幅広く起こり、上腕骨の上部の前面に着く。上腕を強力に内転し、手前に内旋する。

35

1-4 肩関節と五十肩

　大胸筋はきわめて強力な筋で、肩関節(けんかんせつ)を動かして、上腕を手前に引きつけます。内転の運動です。本を身体の横に置いて、上腕との間にはさんでみてください。大胸筋が収縮して固くなります。上腕を引きつける運動は、生活のいろいろな場面できわめてよく行います。イスのヒジ掛を押して上体を持ち上げるときにも、またボートのオールを手前に引き寄せる運動でも、大胸筋を収縮させて上腕を身体に引き寄せています。それから、腕相撲(うですもう)のように、腕を手前に向けて回転させる運動でも、大胸筋は固くなります。これは、上腕を手前に回す**内旋**(ないせん)の運動です。

図1-22　大胸筋は、上腕を引きつける筋

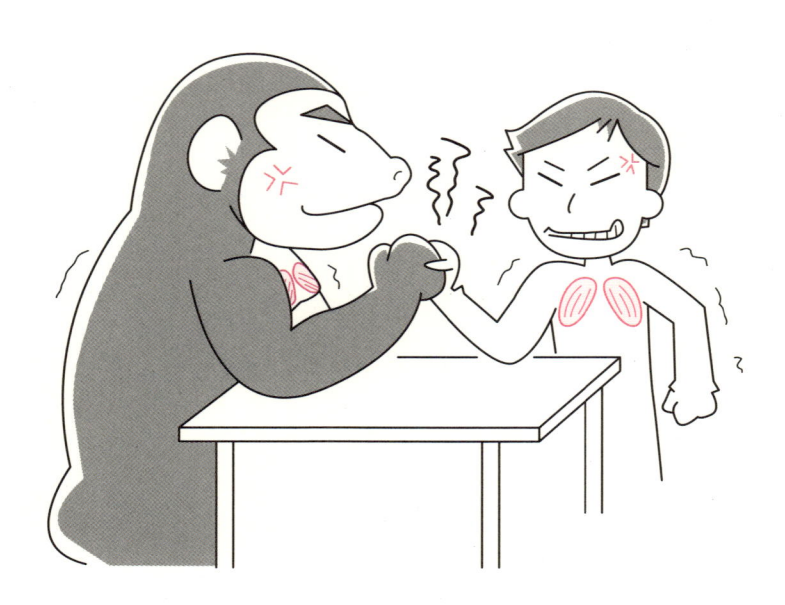

　　　■■ 肩関節が脱臼しないために ■■

　肩関節は、肩甲骨の外側にある**関節窩**という浅いくぼみと、上腕骨の上端にある丸い**上腕骨頭**との間の関節です。球状の関節なので、あらゆる方向に動かすことができます。

　関節の動きが自由であるということは、弱くてこわれやすいということにつながります。関節がはずれることを**脱臼**といいますが、実際、肩関節はよく脱臼します。

　肩関節が少しでもはずれにくくなるように、いろいろな工夫がされています。まず、肩甲骨の関節窩は浅くて小さいのですが、上腕骨頭と接触する面積を増すために、関節窩のまわりに軟骨が唇のように張り出しています。**関節唇**といって、骨が接触する面積を広げるためのしかけです。

　さらに、肩甲骨の前面と後面から起こるいくつかの筋が、肩関節がはずれないように、上腕骨をしっかりと抱きしめています。肩甲骨の前面の**肩甲下筋**、後面の**棘上筋**、**棘下筋**、**小円筋**の４つです。これらの筋から出た腱は、上腕骨の上部を前面と後面から取りまいて、上腕骨の上部に着いています。この腱が上腕骨を取りまくようすが、ちょうどワイシャツの袖口が腕を取りまいているところに似ているので、英語で**ローテーターカフ**（rotator cuff）と呼ばれています。**回旋筋腱板**と訳していますが、「回旋筋の袖口」といった意味になります。カフス（cuff）というのは、ワイシャツなどの袖口のことです。

図1-23　肩関節を固定する筋肉と腱

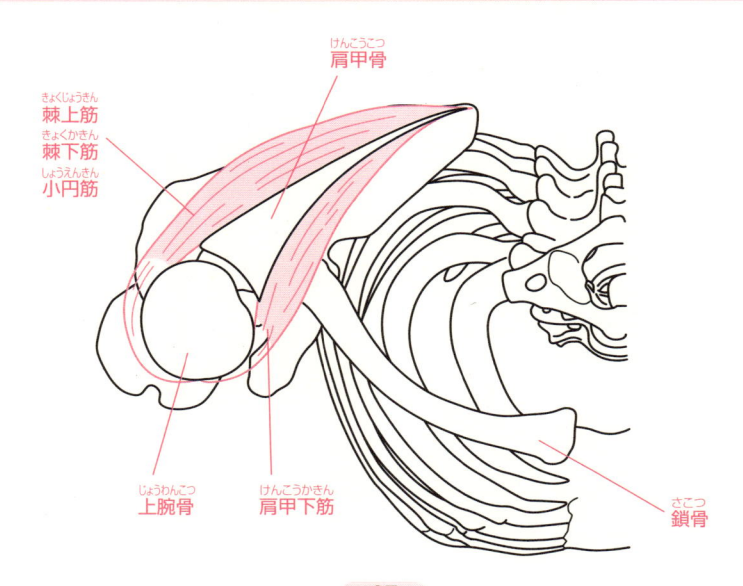

五十肩はなぜ痛い

　40歳代から50歳代にかけて、多くの人が肩関節に痛みを訴えます。**五十肩**といいます。五十肩では、肩を動かすと痛くなるので、動かさないでいるほうが楽です。五十肩の正式な病名は**肩関節周囲炎**です。肩関節の周囲では、ちょっとしたことで炎症が起こりやすく、また軽い炎症でも痛みが起こるのです。

　肩関節を補強する**ローテーターカフ**は、肩関節をしっかり支えながら、絶えず動いています。肩関節に思わぬ力が加わると、傷つくことがよくあります。肩関節は、周囲を肩甲骨と鎖骨をつなぐ靭帯で囲まれ、せまい場所に押し込まれた形になっています。そのため炎症が起こると、肩関節の周囲が腫れて圧迫されます。そのため少し動かしただけでも刺激されて、痛みが起こります。肩関節は、「よく動かなければいけないし、頑丈でなければいけない」という、本来矛盾することを両立させているので、どうしてもムリが出てきてしまうのです。

　五十肩の治療は、まず整形外科で診察してもらうのが基本です。湿布や薬で痛みをやわらげてくれます。痛みがある程度治まるまでは安静にしますが、それからリハビリを行うことが大切です。肩関節を動かさないで放置しておくと、関節が硬くなり、筋力も低下して、肩が使えなくなってしまいます。五十肩のリハビリには、**アイロン体操**というのをよく勧められます。アイロン程度の軽い物を持って、腕を軽く振るようにして動かす運動です。痛いのを少しガマンして運動を続けていると、関節の動きがよくなってきます。

図1-24　アイロン体操

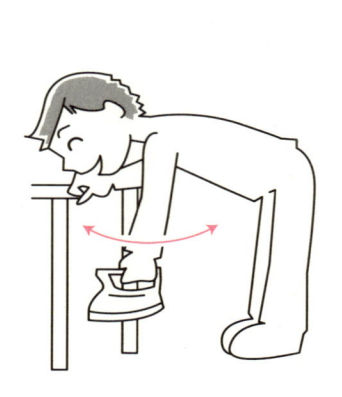

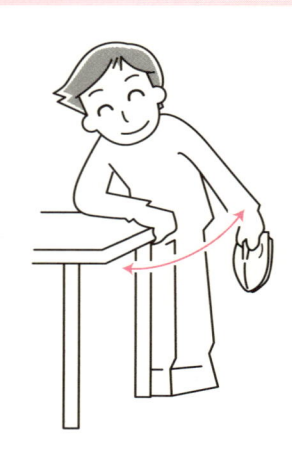

1-5 肩こりと肩甲骨

腕を上げる運動では、肩関節が運動するだけでなく、肩甲骨そのものも運動しています。肩甲骨は、背中の筋肉によって、しっかりとぶら下げられています。この筋肉がくたびれるのが肩こりです。

■■■ よく動く肩甲骨 ■■■

肩甲骨は、かなりよく動く骨です。腕を上に高く上げると、肩甲骨も上に回転して、肩関節のところが持ち上がっています。ボクシングのように腕を前に突き出すと、肩甲骨も前に回転して、肩関節が少し前に動いています。肩甲骨がよく動くのは、胸の骨格とのつながりが弱いからです。

胸の骨格を**胸郭**といいます。胸郭と肩甲骨をつないでいるのは、**鎖骨**ただ1本です。鎖骨の内側の端は、胸郭の前面との間に関節をつくっています。鎖骨の外側の端は、肩甲骨の肩峰あたりと靱帯でつながれています。これだけが、胸郭と肩甲骨の間のつながりです。鎖骨の内側の端を中心にして、肩甲骨は上下・前後にかなり自由に動くことができます。

図1-25　肩甲骨の動き

上下に動く

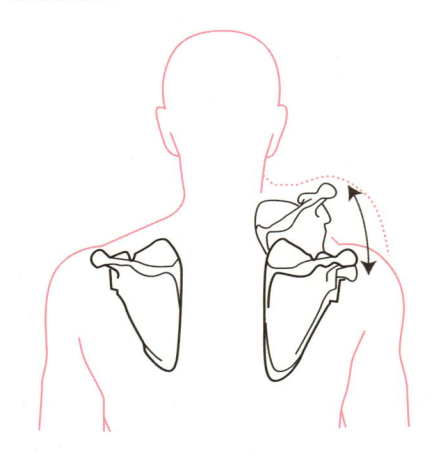

1-5 肩こりと肩甲骨

図1-26　肩甲骨の動き

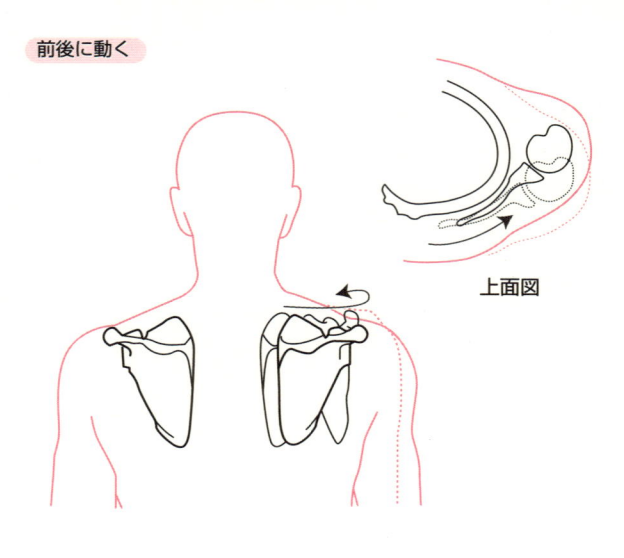

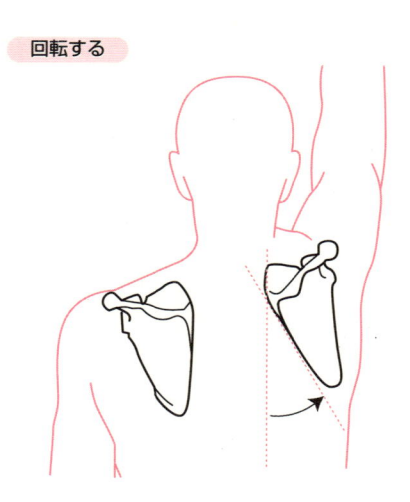

前後に動く

上面図

回転する

　肩甲骨をまったく動かないようにすると、上腕（じょうわん）の動きはかなりせまいものになってしまいます。たとえば、上腕を横に上げようとすると、水平よりも少し下あたりまでしか上がりません。それ以上に動かそうとすると、どうしても肩甲骨の動きが加わってしまいます。肩のところを、反対の手で押さえながら動かしてみるとよくわかります。

1-5 肩こりと肩甲骨

■■ 肩甲骨を支える筋肉たち ■■

肩甲骨(けんこうこつ)は、骨格による支えは少ないのですが、その代わり、背中の筋肉によって何重にも支えられています。その最も重要なものが、首と肩の間から、背中の上部にかけて広がっている**僧帽筋**(そうぼうきん)です。

僧帽というのは、カトリックの修道士のかぶる頭巾(ずきん)のことです。後頭部と脊柱(せきちゅう)から両側に広がっていて、全体の形はひし形に似ています。上部から起こる部分は、特に分厚く強力で、肩甲骨を通して上肢(じょうし)全体を引き上げる働きをしています。両腕で重いものを引き上げる仕事をする人たちは、この僧帽筋の上部がよく発達して、首から肩にかけて筋肉が盛り上がっているのがわかります。相撲(すもう)取りや、プロレスラーによく見かけます。

図1-27　肩甲骨を支える背部の筋

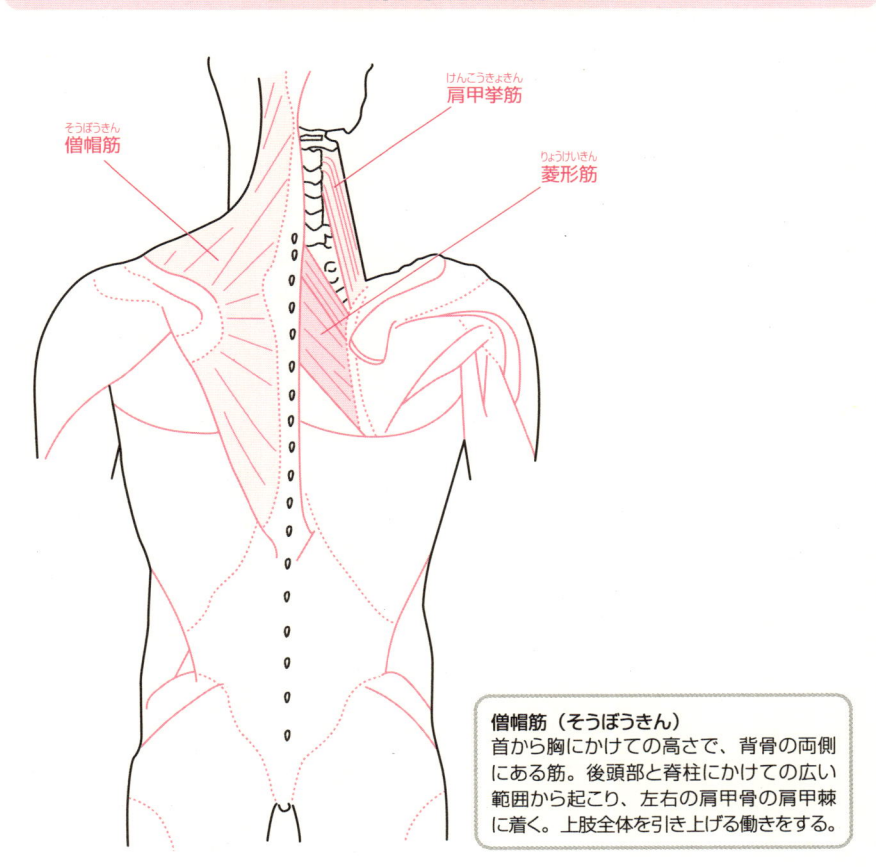

僧帽筋（そうぼうきん）
首から胸にかけての高さで、背骨の両側にある筋。後頭部と脊柱にかけての広い範囲から起こり、左右の肩甲骨の肩甲棘に着く。上肢全体を引き上げる働きをする。

1-5 肩こりと肩甲骨

　僧帽筋のほかに、体幹(たいかん)と肩甲骨をつなぐ筋がいくつか、僧帽筋と肩甲骨の下に隠れています。脊柱から起こって肩甲骨の内側縁に着く筋が３つ（**肩甲挙筋**(けんこうきょきん)、**大菱形筋**(だいりょうけいきん)、**小菱形筋**(しょうりょうけいきん)）、肋骨(ろっこつ)から起こって肩甲骨の内側縁に着く筋が１つ（**前鋸筋**(ぜんきょきん)）、肋骨から起こって肩甲骨の前面に着く筋が１つ（**小胸筋**(しょうきょうきん)）あります。これらが協力して、肩甲骨を後ろや前にずらしたり、上や下に回したりして、肩関節での運動とあわせて、上腕を大きく動かすのに役立ちます。

■■ 肩こりは筋肉の疲れから ■■

　肩甲骨(けんこうこつ)をぶら下げるこれらの筋肉は、上肢(じょうし)の重さを支えるために、いつでもある程度の力で収縮していなければなりません。実は、これが肩こりの大きな原因になるのです。

　筋肉は、収縮するためにエネルギーを使います。肩甲骨をぶら下げる筋肉は、伸びたり縮んだりの動きをしていませんが、肩甲骨をぶら下げる力を出すだけでも、エネルギーを消費します。エネルギーを生み出すには、血液から送られる酸素が必要です。ところが、肩甲骨をぶら下げる筋肉は動きが少ないので、血液の循環が悪くなってしまうのです。

　動脈を通して全身に向かう血液は、心臓の**拍動**(はくどう)の力によって押し出されます。しかし、静脈を通して心臓に戻る血液は、筋肉などの運動の力によって運ばれるのです。手足を走る静脈には、あちらこちらに**弁**(べん)があって、逆流を防いでいます。私たちが筋肉を使って身体を動かすと、静脈があちらこちらで圧迫されて、弁と弁にはさまれた区間の血液を、心臓に向かって押し出しています。これを**筋ポンプ**(きん)といいます。

　激しいスポーツで筋肉が疲労したときには、手足の先から心臓のほうに向かって、筋肉をしごいていくようにマッサージをします。静脈の血液や組織液が、身体の中心に向かって帰るのを助けてやるのです。ところが肩甲骨を動かす筋肉は、エネルギーは消費するのに、あまり動きがありません。ですから、筋ポンプの働きが弱くて、血液の循環が悪くなりやすいのです。血液や組織液を心臓に向かって戻して、血液の循環をよくしてやるのが、疲労を回復させるよい方法です。

　肩がこったときには、他人の手を借りて筋肉を動かすもよし、また肩甲骨をぶら下げる筋肉を自分で積極的に動かしてもよいのです。ようするに、肩をもんでもらったり、自分で肩を動かしたりすると、肩のこりが楽になります。

Medical Science Series

chapter 2

脚と足
――身体を支えて運ぶ

　立ち上がって歩く――。私たちが毎日しているあたりまえのことですが、これができなくなると、車イスを使うとか大げさなことになります。自分の体重を支えて歩きまわるというのは、実はかなりたいへんな仕事です。足の代わりに手を使って歩きまわることも、できないではありません。いわゆる逆立ちです。でも、10mの距離でも逆立ちをしてみれば、身体を支えて歩くという仕事がどれほどたいへんなものか、身にしみてわかるでしょう。

2-1 おしりのふくらみは ヒトであることの証

　ヒトの身体の特徴は、**骨盤**(こつばん)とおしりの筋肉がよく発達して、おしりが大きいことです。骨盤の骨と、立派なおしりの筋肉は、二本足で立って歩くのに、どのように役立っているのでしょうか。

■■ ヒトの骨盤は広がっている ■■

　骨盤(こつばん)に触れてみましょう。ズボンやスカートのベルトが引っかかる、いわゆる**ヒップボーン**(hipbone)というものです。これは、骨盤の上に広がったフチの部分です。骨盤は、背骨の下端部にあたる**仙骨**(せんこつ)の左右に、**寛骨**(かんこつ)という骨がくっついてできています。寛骨は、脚のつけねにあたる骨で、**大腿骨**(だいたいこつ)との間に関節をつくっています。

　骨盤の形を見ると、全体にお椀(わん)のような形をしています。上のほうは翼のように広がっていますが、真ん中がくぼんで筒のようになり、その床は下に抜けています。翼状に広がる上部を**大骨盤**(だいこつばん)といい、お腹の内臓が落ちないように、下から支える働きをしています。筒状にくぼんだ下部を**小骨盤**(しょうこつばん)といい、お腹から下に出ていくものの通路になっています。

図2-1　骨盤の外観

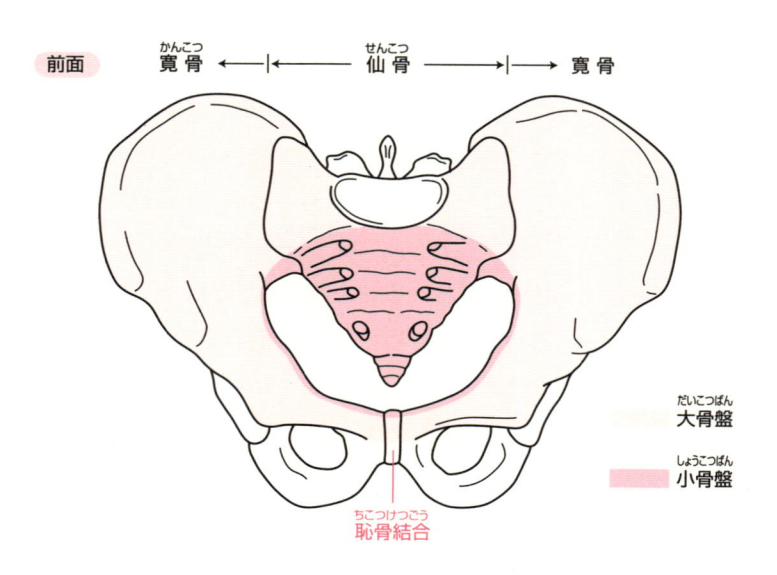

前面　寛骨 ← | → 仙骨 ← | → 寛骨

大骨盤(だいこつばん)
小骨盤(しょうこつばん)
恥骨結合(ちこつけつごう)

正中断面

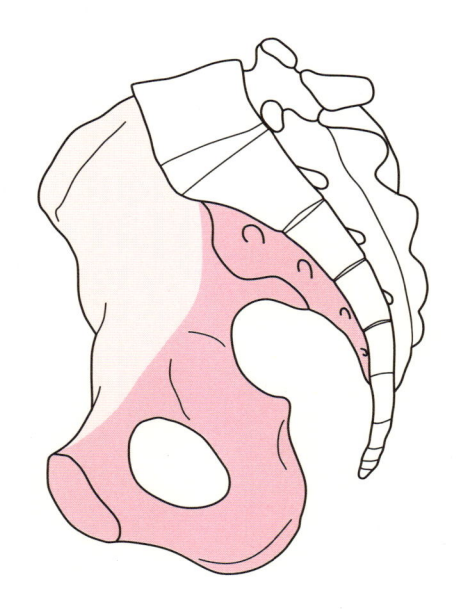

　ヒトの骨盤は、**大骨盤**(だいこつばん)が発達して、横に広がっているのが特徴です。サルの骨盤では、大骨盤が細くて縦長になっています。イヌやウマなど四つ足の動物では、大骨盤らしい形もありません。ヒトでは、大骨盤がお腹の内臓を受け止める働きをするのですが、これが広がっていないと、二本足で立って歩くのに、きわめて不つごうなのです。

　お腹の内臓には、胃腸のほかに、肝臓や腎臓(じん)などがあります。かなり重いものです。これを、お腹の中にどうやって支えておくのでしょうか？　お腹の内臓、特に胃腸は、形を変えてよく動きます。まず食べ物を食べると、胃腸はふくれます。食物を運んで消化するために、**蠕動運動**(ぜんどううんどう)をします。腸の中にたまった便(べん)を、ときどき送り出します。じっとしていることのできない胃腸を、カベにしっかり固定しておくわけにもいきません。どうしても下から支えてやることになります。

　四つ足の動物でしたら、お腹の内臓の下にお腹のカベの筋肉があり、これで支えてやることができます。ところが、ヒトのように二本足で立ち上がると、お腹の内臓の下にくるのは、筋肉のカベではなく、骨盤の骨です。大骨盤を広げておいてやらないと、内臓をお腹の中に収めておくことができません。ヒトの大骨盤が翼のように広がっているのは、お腹の内臓を支えてやるためなのです。

2-1 おしりのふくらみはヒトであることの証

図2-2　四つ足動物は、大骨盤がいらない!?

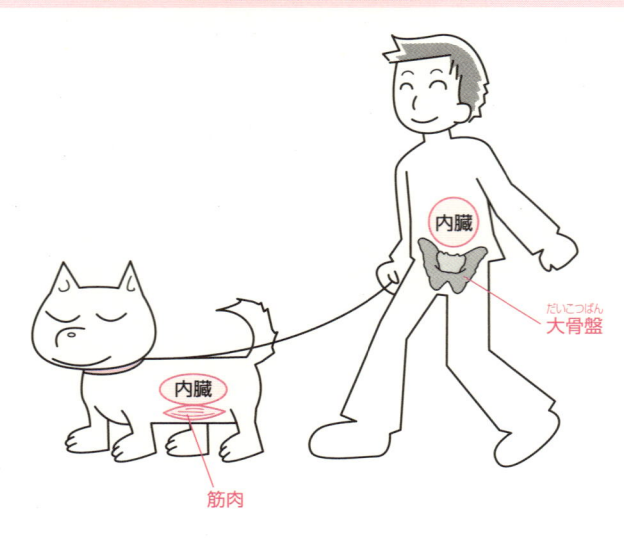

内臓
大骨盤(だいこつばん)
内臓
筋肉

■■ 男性と女性の骨盤の違い ■■

　お腹の内臓を支えることだけを考えるなら、骨盤は、できる限り穴の無いように、しっかりと閉じておいたものにしておきたいものです。でも、水も漏らさぬようにつくってしまうと、困ることがあります。お腹の中から外に、どうしても出してやらなければならないものがあります。お腹から出ていくものといえば、なんといってもウンコとオシッコです。消化管の最後の部分にあたる**直腸**(ちょくちょう)や、おしっこを一時的にたくわえる**膀胱**(ぼうこう)が、骨盤の下の方にお碗のようにくぼんだ、**小骨盤**(しょうこつばん)の中に収まっています。

　骨盤の形をよく見ると、男性と女性で少し違います。特に小骨盤の形が違っています。骨盤を上から見ると、小骨盤の入り口が見えます。**骨盤上口**(こつばんじょうこう)といいますが、この形が、男性では前にとがったハート型で、女性では広がった楕(だ)円形になっています。

　また、骨盤を前から見ると、左右の寛骨(かんこつ)が前方でつながっているところが見えます。寛骨の一部の**恥骨**(ちこつ)が、軟骨によってつながっている部分で、この結合の下で骨が開いている角度を、**恥骨下角**(ちこつかかく)といい、骨盤の下の出口の一部になります。この角度が、男性ではせまく、女性では広がっています。

　つまり、骨盤の入り口と出口の形が、男性ではせまく、女性では広くなっています。男性と女性では、お腹から出ていくものに、多少違いがあるからです。といっても、ウンコやオシッコが、男性と女性で違っているわけではありません。

2-1 おしりのふくらみはヒトであることの証

　女性の場合だけ、お腹から出て行かなければならないのは、赤ちゃんです。赤ちゃんはお母さんの子宮の中で育っていきます。初めはちっぽけな卵子ですが、10ヶ月ほどの妊娠期間の間に、3キロほどに成長します。この赤ちゃんを、お腹から外に出してやらなければならないのです。そのために、女性の小骨盤は、男性よりも少しだけ広くなっています。

　大骨盤の形も、男性と女性で少しだけ違います。男性の大骨盤はやや縦に伸び、女性の大骨盤はやや横に広がっています。そのため、女性のヒップボーンの位置は、男性よりも少し低いのです。胸の肋骨と骨盤の間の部分は、少しくびれていて**ウエスト**といいますが、女性ではヒップボーンの位置が低いので、ウエストの部分の長さが男性よりも長いのです。女性のウエストは、コルセットで締めて細くすることができますが、男性のウエストは短いので、コルセットで締めることは困難です。

図2-3　男性と女性の骨盤

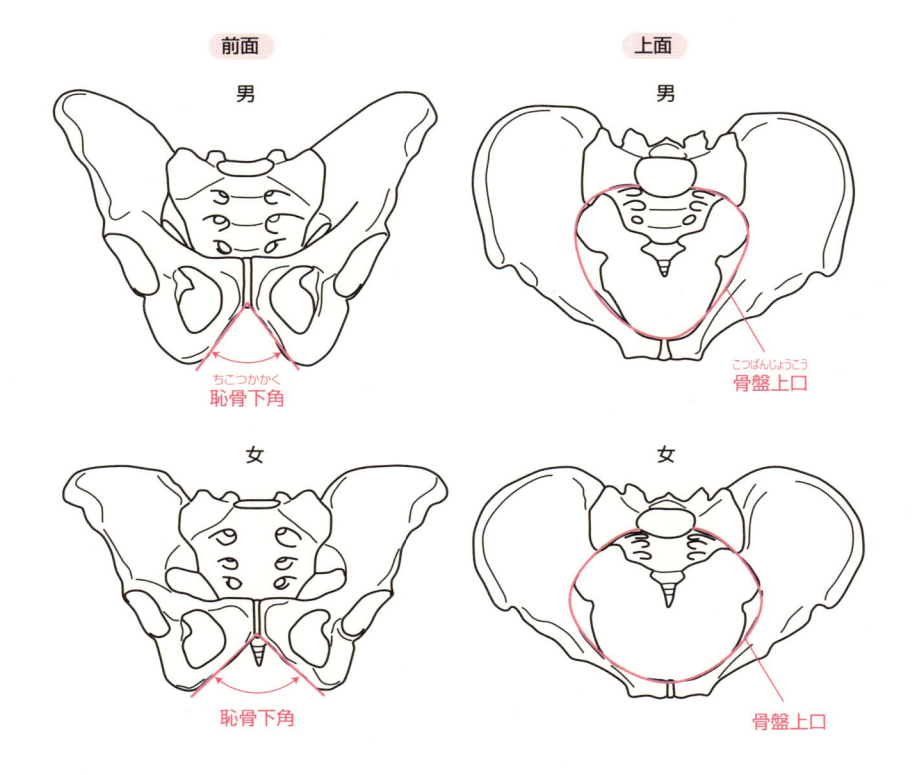

2-1 おしりのふくらみはヒトであることの証

■■ 下肢のつけねになる寛骨 ■■

　骨盤の両側の部分は、**寛骨**という骨からできています。寛骨の間にはさまっているのは、脊柱の下の端にあたる**仙骨**です。脊柱は、**椎骨**という骨が積み重なって柱をつくっていますが、仙骨は5つの椎骨が癒合して1つの骨になっています。仙骨の下には、ちっぽけな**尾骨**がついていますが、これはイヌやネコなどの動物では発達して、長いしっぽをつくっています。

　寛骨の内面には、仙骨との間の関節面があります。不規則な形の関節面で、仙骨と寛骨はこの**仙腸関節**でしっかりと固定されています。左右の寛骨の前の端は、軟骨によって互いに結合しています。この結合を**恥骨結合**といいます。仙骨と寛骨は、仙腸関節と恥骨結合によってつながって、お碗の形の骨盤をつくり上げているのです。

図2-4　寛骨

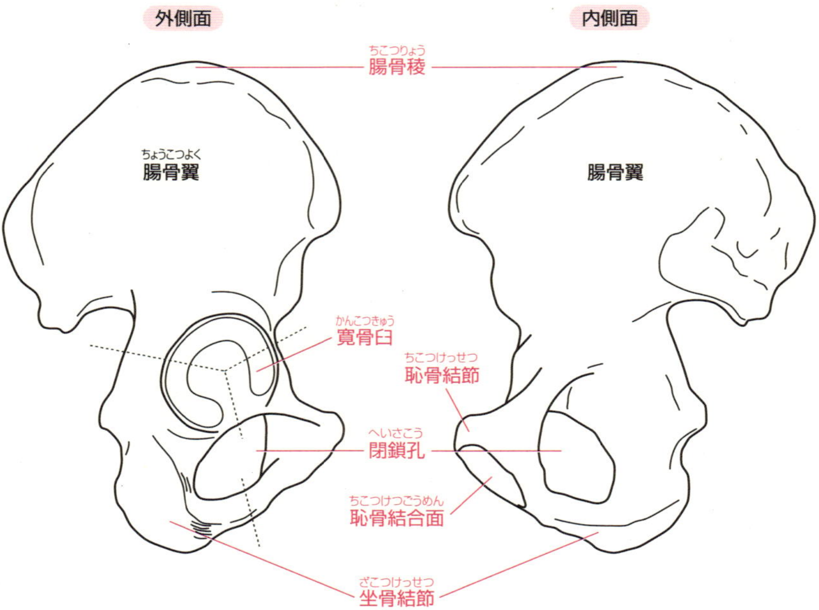

外側面　　　　　　　　　内側面

腸骨稜
腸骨翼
寛骨臼
恥骨結節
閉鎖孔
恥骨結合面
坐骨結節

　仙骨と寛骨の間の関節が、なぜ「仙腸関節」なのでしょうか？ 左右の寛骨の間の結合が、なぜ「恥骨結合」なのでしょうか？ それは、寛骨が、もともとは**腸骨・恥骨・坐骨**という3つの骨でできているからなのです。成人では、この3つの骨が完全に癒合して1

つの寛骨になっていますが、思春期の頃までは、間に軟骨がはさまっていて、3つの骨を区別することができます。3つの骨は寛骨の中央の1点で交わっています。その場所は、ちょうど、寛骨の外面で大腿骨との間に関節をつくるくぼみの中心にあたります。

腸骨は、寛骨の上の部分をつくります。寛骨の上のフチになるヒップボーンは、腸骨の一部で**腸骨稜**といいます。仙腸関節というのは、仙骨と腸骨の間の関節という意味です。

恥骨は、寛骨の前下の部分です。寛骨の前方部では、左右の恥骨が軟骨で結合されていて、**恥骨結合**といいます。

坐骨は後下の部分で、座るための骨という意味です。イスなどに座るときに、骨盤の一部が座面に触れますが、この部分は坐骨の一部で、**坐骨結節**といいます。

Column ▶ 足のしびれ

正座をすると足がしびれます。その原因は、一時的な軽度の血行障害によるものです。下肢にいく血管が圧迫されて血液の流れが悪くなり、筋や神経が酸素不足を起こすのが、大きな原因です。

下肢に血液を送る動脈は、太ももの上部にある大腿動脈から始まり、そこから下って膝の高さにくると、膝の後面に回ります。膝の後ろのくぼみを膝窩（しつか）といい、大腿動脈も名前を変えて膝窩動脈になります。動脈はここから下腿の後面を下り、2本に分かれて足に向かいます。太い方の後脛骨動脈は、内果の後ろを通って足底に向かい、もう1本の前脛骨動脈は足首の前面を通って足背に向かいます。

正座をすると、膝関節が180°近くまで曲がります。膝窩を通る膝窩動脈は折れ曲がります。また身体の体重が下腿の後面にかかり、ここを通る後脛骨動脈が圧迫されます。こうして正座を続けていると、下腿と足の血液循環が一時的に悪くなります。

人によって、足がしびれやすい人としびれにくい人がいます。一般に太った人の方が、足がしびれやすくなっています。大きな体重が膝と下腿の動脈に加わって、圧迫される度合いが大きいからでしょう。

畳の上での生活に慣れた人は、足がしびれにくいようです。動脈は、必要に応じてゆっくりとつくり替えが起こって、太くなったり細くなったりする性質があります。たびたび正座をしていると、本幹の太い動脈以外に、細い横道の動脈が増えてきて、正座をしたときにも血流が途絶えにくくなるのだと考えられます。

2-1 おしりのふくらみはヒトであることの証

■■ 寛骨と大腿骨のあいだの股関節 ■■

股関節(こかんせつ)は、寛骨の外側面にある**寛骨臼**(かんこつきゅう)というへこみと、大腿骨の上端にある**大腿骨頭**(だいたいこっとう)との間の関節です。寛骨臼はかなり深くへこんでおり、大腿骨頭には細長い頸(くび)がついていて深くはまり込んでいます。はまり方が深いために、肩関節(けんかんせつ)よりも頑丈にできていますが、その分、可動性では肩関節よりも劣っています。

図2-5 股関節と大腿骨頭

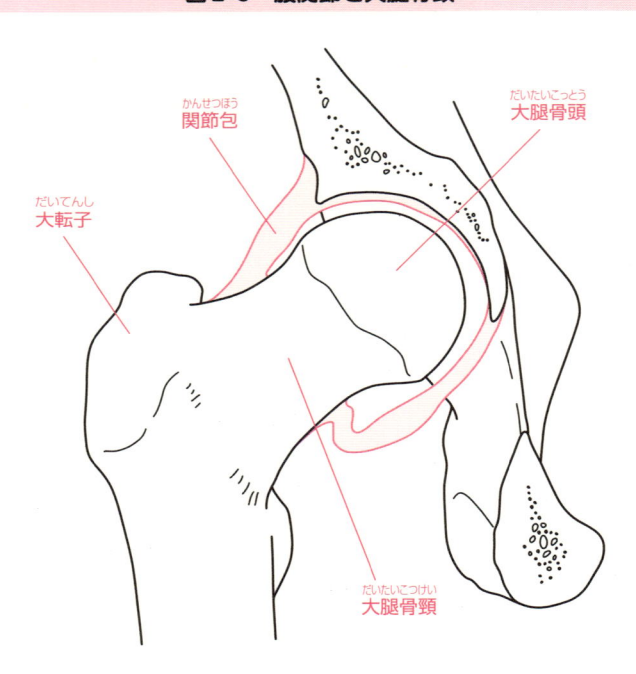

関節包(かんせつほう)
大腿骨頭(だいたいこっとう)
大転子(だいてんし)
大腿骨頸(だいたいこつけい)

大腿骨頭は、長い頸によって突き出ているために、血液循環が悪くなりやすい場所です。特にご老人では、骨のカルシウムが減って**骨粗鬆症**(こつそしょうしょう)が起こり、大腿骨の頸が骨折しやすくなります。そうすると、大腿骨頭にいく血管がとぎれて、**大腿骨頭壊死**(え し)を起こしやすいのです。そうなると、人工骨頭に置き換えるなど、大きな手術が必要になってきます。

　大腿骨の上端には、大腿骨頭の外側に大きなでっぱりがあります。**大転子**(だいてんし)といい、おしりの筋肉が着く場所になっています。ヒップボーンから10センチくらい下に触れるのが、この大転子です。ここからまっすぐ内側に進んだあたりに、股関節(こかんせつ)があります。

2-1 おしりのふくらみはヒトであることの証

■■ おしりのふくらみをつくる筋肉 ■■

　おしりが大きく膨らんでいるのは、ヒトの特徴です。ヒトに比べて、ゴリラやチンパンジーのおしりは小さくなっています。ヒトの身体が、ゴリラに比べて貧弱に見えるのは、実は誤解です。ゴリラは下半身が貧弱で、その分、上半身が立派に見えているだけなのです。ヒトは、下半身が発達しているので、上半身が目立たなくなっているだけなのです。

図2-6　チンパンジーとヒトの骨盤

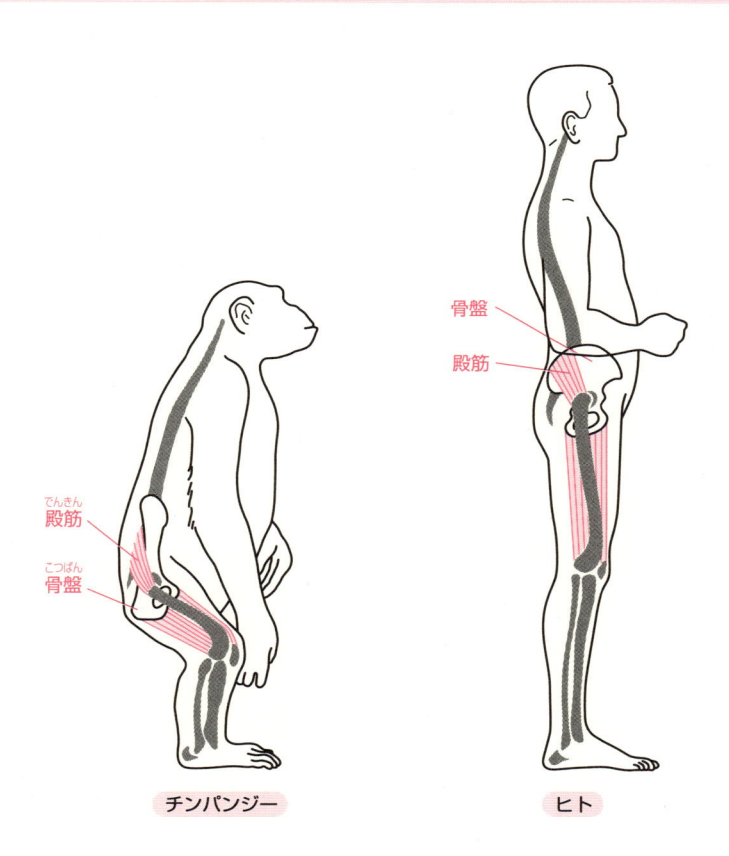

チンパンジー　　　　　　　ヒト

　おしりのふくらみは、筋肉からできています。ふくらみの大部分をつくるのは、**大殿筋**（だいでんきん）という強力な筋肉です。その陰に**中殿筋**（ちゅうでんきん）があり、さらにその下に**小殿筋**（しょうでんきん）が隠れています。この３つの殿筋は、ヒトでは非常によく発達していて、２本足で歩くために特に役立っています。

2-1 おしりのふくらみはヒトであることの証

図2-7 殿筋の解剖

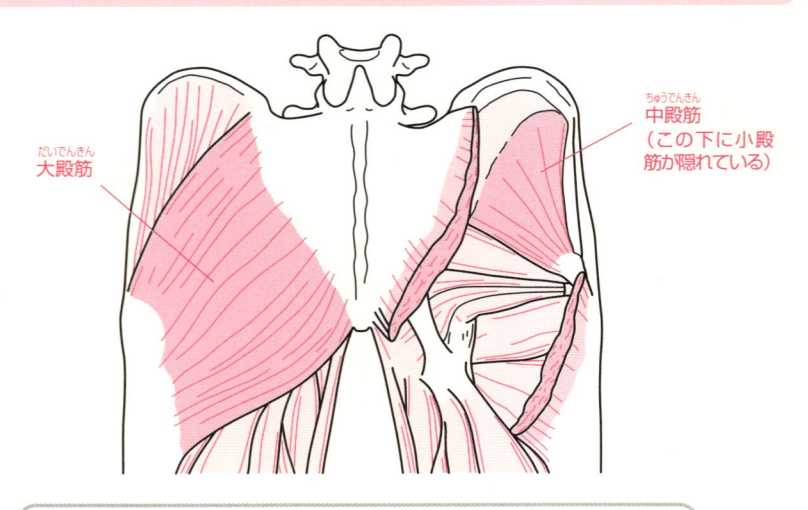

大殿筋（だいでんきん）

中殿筋（ちゅうでんきん）
（この下に小殿筋が隠れている）

大殿筋（だいでんきん）
殿部のふくらみをつくる筋で、骨盤の後面から起こり、大腿骨の後面に着く。大腿を後方に動かし、股関節を伸ばす働きをする。
中殿筋、小殿筋（ちゅうでんきん・しょうでんきん）
大殿筋の深層にある筋で、骨盤の後面から起こり、大腿骨の上外側にある大転子に着く。大腿を外方に動かし、股関節を外転する。

　殿筋は、骨盤の後面から起こって、大腿骨の上部に着く筋で、股関節の運動を行います。しかし、大腿骨に着く場所がちょっとだけ違っていて、そのために大殿筋の働きは、中殿筋と小殿筋とは違っています。それぞれの筋肉が着く場所と、骨の形をよく見ると、筋の働きの違いがよくわかります。

■■■ 大殿筋と中殿筋の働き ■■■

　大殿筋は大腿を後方に動かし、中殿筋と小殿筋は、大腿を外方に動かします。2本の足で歩くときに、大腿を後方や外方に動かす力がそんなに必要なのでしょうか？
　2本足で立って歩くためには、上体を脚の上にしっかり載せておかなければなりません。私たちの上体は、ついつい前に倒れてしまいます。もともと四つ足で歩いていたときの名残みたいなものです。上体が前に倒れないようにするためには、股関節を伸ばす必要があります。これが**大殿筋**の働きです。大殿筋は、大腿を後方に動かすだけでなく、上体を後ろに引き起こして、直立した姿勢をつくる働きをしているのです。

図2-8 大殿筋と中殿筋の働き

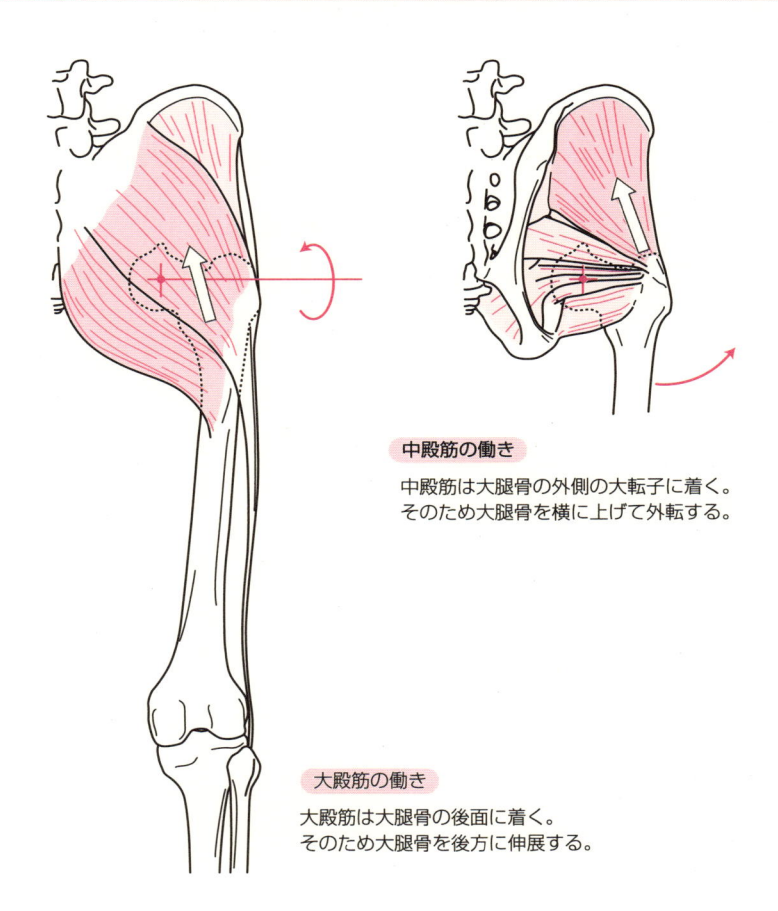

中殿筋の働き
中殿筋は大腿骨の外側の大転子に着く。
そのため大腿骨を横に上げて外転する。

大殿筋の働き
大殿筋は大腿骨の後面に着く。
そのため大腿骨を後方に伸展する。

　中殿筋と**小殿筋**の働きも、上体の動きで考えるとよくわかります。歩くときには、片足を着地したまま、反対の足を地面から持ち上げて浮かせます。このとき、上体は浮いた足の側に傾こうとします。上体が傾かないようにするためには、着地した側に向かって上体を引き起こす必要があります。これが中殿筋と小殿筋の働きです。
　大殿筋や中殿筋の筋力が弱まると、歩き方がおかしくなります。中殿筋の筋力が弱まったり、股関節が脱臼して中殿筋の力がうまく働かなかったりする人では、片足立ちしたときに、浮かせた足の側に骨盤が傾き、そちら側の肩も下がります。これを**トレンデレンブルク徴候**といい、ドイツ人の外科医から名前をとっています。

2-2 太ももの筋肉の働き

太ももは、筋肉の塊(かたまり)のような場所です。スポーツ選手のゴツい太ももを見ると、太ももの筋肉の重要さがわかります。太ももの筋肉は、どんな働きをしているのでしょうか?

■■ 太ももの筋肉の3つの働き ■■

　スポーツ選手の太ももはとても立派で、中でもサッカーの選手や競輪の選手の太ももはすごく立派です。走ったり、ボールを蹴ったり、ペダルをこいだり、脚のさまざまな運動で、太ももの筋肉は大活躍をします。スポーツで鍛えた選手の太ももは、おどろくほどに太いもので、やせた女性の胴まわりをはるかにしのぐほどの人もいます。

　太もものことを、医学では**大腿**(だいたい)といいます。太ももの骨は**大腿骨**(だいたいこつ)です。大腿骨は、人体で最も大きな骨です。

　大腿の筋肉には、3種類の筋肉があり、それぞれ異なる働きをしています。❶大腿の前面にある筋は、膝(ひざ)を伸ばす働きをします。❷大腿の後面にある筋は、膝を曲げる働きをします。そして、❸腿の内側にある筋は、大腿を内側に寄せて、太ももの間のすき間を閉じる働きをしています。腕や脚の筋肉は、だいたい筋肉よりも先にある関節を動かすものが多いのですが、大腿の内側にある筋はちょっと変わっていて、筋肉の手前にある股関節(こかんせつ)を動かします。

　大腿の内側の筋は、寛骨(かんこつ)の内側から起こって、大腿骨の内側に着いていて、股関節を内側に引き寄せる働きをします。ここにある筋の仲間を**内転筋**(ないてんきん)といいます。**大内転筋**などいくつかの筋があります。

2-2 太ももの筋肉の働き

図2-9　大腿の内転筋

恥骨筋（ちこつきん）
短内転筋（たんないてんきん）
長内転筋（ちょうないてんきん）
薄筋（はくきん）
大内転筋（だいないてんきん）

2 脚と足──身体を支えて運ぶ

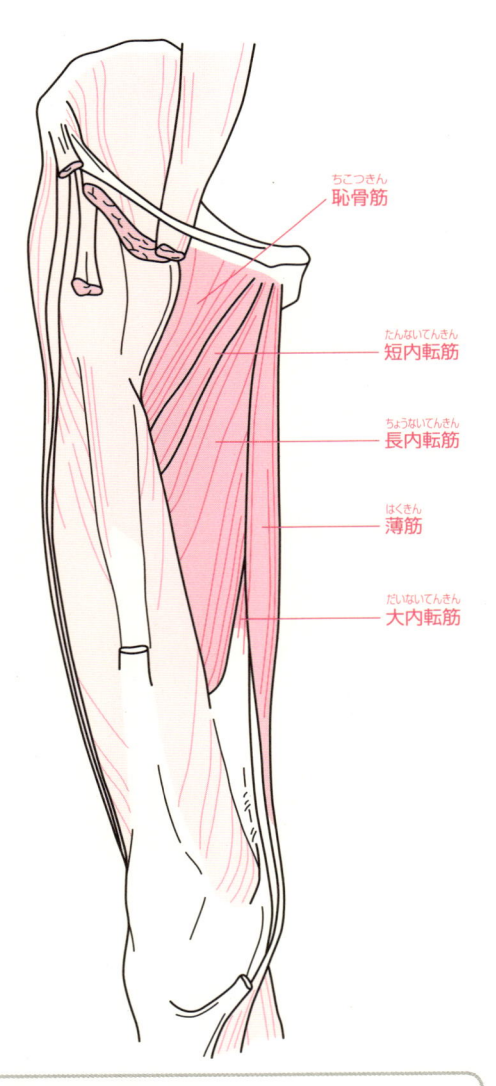

大内転筋（だいないてんきん）
寛骨の下面から起こり、大腿骨の後面と下内側部とに着く。
股関節を内転する働きをする。

2-2 太ももの筋肉の働き

■■ 人体で最長の筋線維をもつ縫工筋 ■■

　膝を伸ばす働きをするのは、大腿の前面にある筋肉です。大腿の表面には、**縫工筋**という薄く細長い筋肉があります。

図2-10　縫工筋

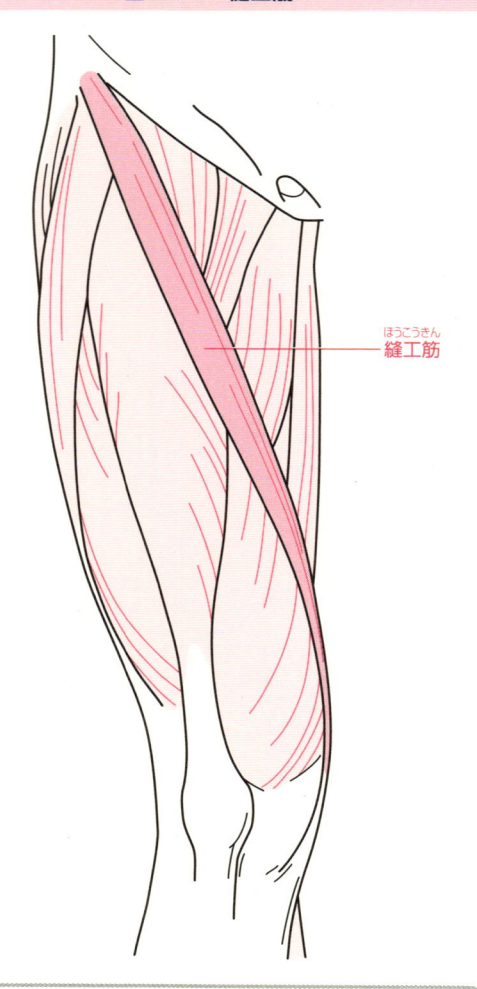

縫工筋

> **縫工筋（ほうこうきん）**
> 寛骨の前面から起こり、大腿の前面を斜めに横切って、脛骨上部の内側部に終わる。股関節を屈曲・外転・外旋し、膝関節を屈曲する。

縫工筋は、筋線維が平行に走っていて、あまり強い力を出すことができません。また股関節と膝関節の両方をまたいでいるので、少し複雑な働きをします。あぐらをかいたり、片足を膝の上に乗せたりして、足の裏を上に向けるような動きをするのに役立ちます。縫工筋という名前は、ラテン語のsartoriusを訳したもので、「仕立屋」を意味するラテン語のsartorに由来します。あぐらをかいて仕事をする仕立屋で、この筋肉が盛り上がって見えるので、この名前がつけられました。

　縫工筋はまた、筋肉が長くて、筋線維が平行に走っているために、筋線維の長さが40〜50㎝もあって、筋線維がいちばん長い筋肉として有名です。1本の筋線維は、1つの筋細胞からできています。そのため縫工筋の筋細胞は、長さが40〜50㎝もある巨大な細胞です。背中には**最長筋**というのがありますが、これは筋肉全体の形は長いのですが、椎骨からつぎつぎと起こる筋が集まっているので、一つ一つの筋線維は短いのです。

■■ 膝を伸ばす大腿四頭筋 ■■

　大腿の前面の筋肉の大部分は、**大腿四頭筋**という筋肉です。太ももに前からさわると、そこにある筋肉の大部分は、この筋肉です。

　四頭筋というのは、筋が起こる場所が4つに分かれているという意味です。大腿四頭筋の頭の1つは、寛骨の前面から起こり、**大腿直筋**と呼ばれます。残りの3つは、大腿骨の前面から幅広く起こり、**内側広筋**、**外側広筋**、**中間広筋**といいます。この4つの筋は、膝の前面にある**膝蓋骨**に集まります。膝蓋骨の下につながる膝蓋靱帯を通して、下腿の脛骨の前面に着いています。

　大腿四頭筋は、膝を強力に伸ばす筋肉です。サッカーでボールを蹴り飛ばすときに使う筋肉です。歩くときや走るときにも、大いに使います。

2-2 太ももの筋肉の働き

図2-11　大腿四頭筋

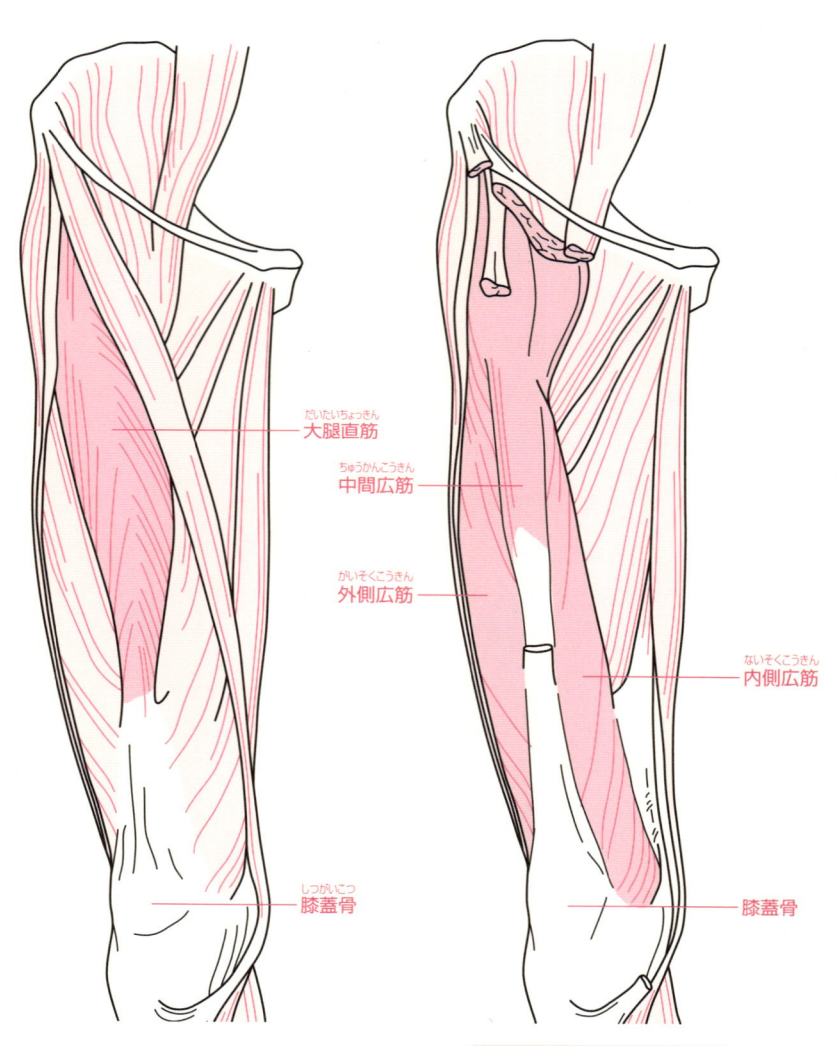

大腿直筋（だいたいちょっきん）
中間広筋（ちゅうかんこうきん）
外側広筋（がいそくこうきん）
内側広筋（ないそくこうきん）
膝蓋骨（しつがいこつ）
膝蓋骨

大腿直筋を切りとったところ

大腿四頭筋（だいたいしとうきん）
大腿の前面にある大きな筋で、骨盤の前面から１つ、大腿の前面から３つに分かれて起こり、膝の前面にある膝蓋骨を経て、脛骨の前面に着く。膝を強力に伸ばす働きをする。

■■ 膝のお皿 ■■

膝蓋骨(しつがいこつ)は、いわゆる「膝(ひざ)のお皿」です。病院で、膝蓋骨の少し下を小さなハンマーで軽く叩(たた)く検査をすることがあります。太ももの前面の筋肉がピクッと縮んで、膝が急に伸びます。これは、**膝蓋腱反射**といって、大腿四頭筋(だいたいしとうきん)に急に力が加わったときに反射的に筋が収縮するのを見ているのです。筋肉や神経系の異常を調べるのに行われる簡単な検査です。

図2-12 膝蓋骨

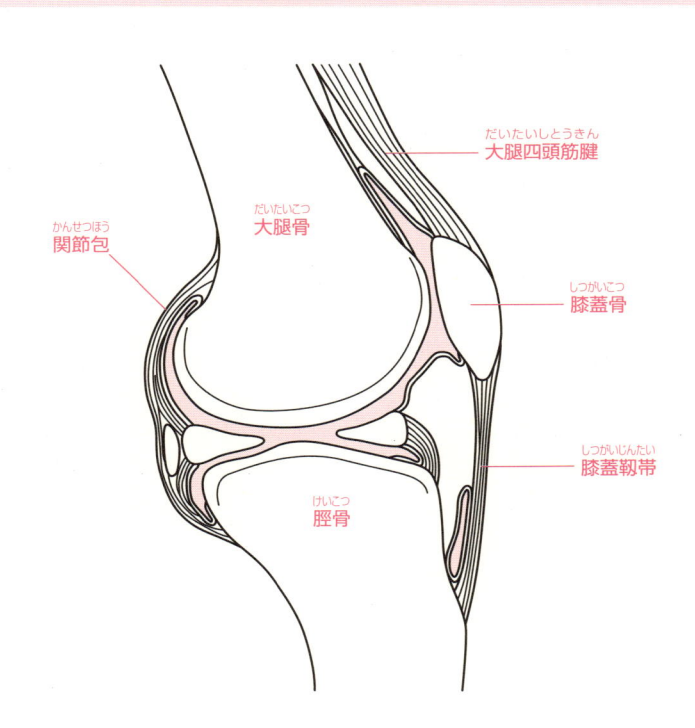

（図：膝関節の断面図。関節包、大腿骨（だいたいこつ）、大腿四頭筋腱（だいたいしとうきん）、膝蓋骨（しつがいこつ）、膝蓋靭帯（しつがいじんたい）、脛骨（けいこつ）が示されている）

膝蓋骨は、人体の骨格をつくる206個の骨の中には数えられません。骨格をつくる骨は、互いに関節でつながったり、軟骨や靭帯で結合したりしています。膝蓋骨は、もともとは大腿四頭筋の腱(けん)の内部にできた骨で、骨格とは関係がないのです。膝蓋骨のように、腱の中に生じた骨を**種子骨**(しゅしこつ)といいます。実際、手や足の指の関節の近くにも種子骨がありますが、膝蓋骨以外のものはとても小さくて、ゴマ粒かケシ粒くらいの大きさです。膝蓋骨は、人体で最も大きな、巨大な種子骨なのです。

2-2 太ももの筋肉の働き

　膝蓋骨のような巨大な種子骨が膝にあるのには、やはり理由があります。大腿四頭筋の腱は、膝蓋骨を超えて、下腿の脛骨にまで伸びていきます。膝を伸ばしているときには、膝蓋骨の上と下で腱の方向はほとんど変わりませんが、膝を曲げたときには、ほとんど180°近く、向きを変えてしまいます。膝蓋骨のところで向きが変わっているのです。膝蓋骨があるために、膝を曲げても伸ばしても、大腿四頭筋の力が膝関節にじゅうぶんに働くようになっているのです。

Column ▶ 足のむくみ

　立ちっぱなしでいると、足がむくんでふくれることがあります。浮腫（ふしゅ）といいます。毛細血管から外に水が漏れて、細胞の間に水分が余分にたまっている状態です。

　脚の毛細血管では、重力の影響が加わるので、静脈の血液も心臓に戻りにくいし、毛細血管から外に水が漏れやすくなっています。歩き回っていると、下肢の筋肉の働きで、静脈の血液が心臓に送られて、毛細血管の血圧も下がります。デパートの店員などのように、立ちっぱなしであまり歩かない仕事をしていると、脚に浮腫が起こりやすくなります。最近では、脚を締めつけるストッキングが開発されて、下肢の浮腫を防ぐのに役立っています。

　下肢だけでなく、全身に浮腫が起こることもあります。肝臓や腎臓の病気で、血液中のタンパク質が減ると、全身に浮腫が起こります。血液中のタンパク質は、水分を血管の中に引き込む膠質浸透圧を発生します。タンパク質が不足すると、血管から外に水分が逃げやすくなるのです。そんな場合でも、浮腫は上半身よりも下半身によくでます。

　下腿の前面を向こうずねといいます。皮膚のすぐ下に脛骨があって、ぶつけると痛い場所です。浮腫をかどうか調べるには、向こうずねの皮膚を押してみます。指で皮膚を押すと、そこがへこんで、指を離してもへこみが消えないようだと、明らかな浮腫です。

■■ 膝の後ろのハムストリング ■■

大腿の後面には、膝を曲げる筋肉があります。主に寛骨の後面から起こって、膝の後面で内と外に分かれます。膝の外側にいくのは**大腿二頭筋**、膝の内側にいくのは**半腱様筋**と**半膜様筋**という2つの筋肉です。大腿の後面にあるのは、この3つの筋です。

図2-13 ハムストリング

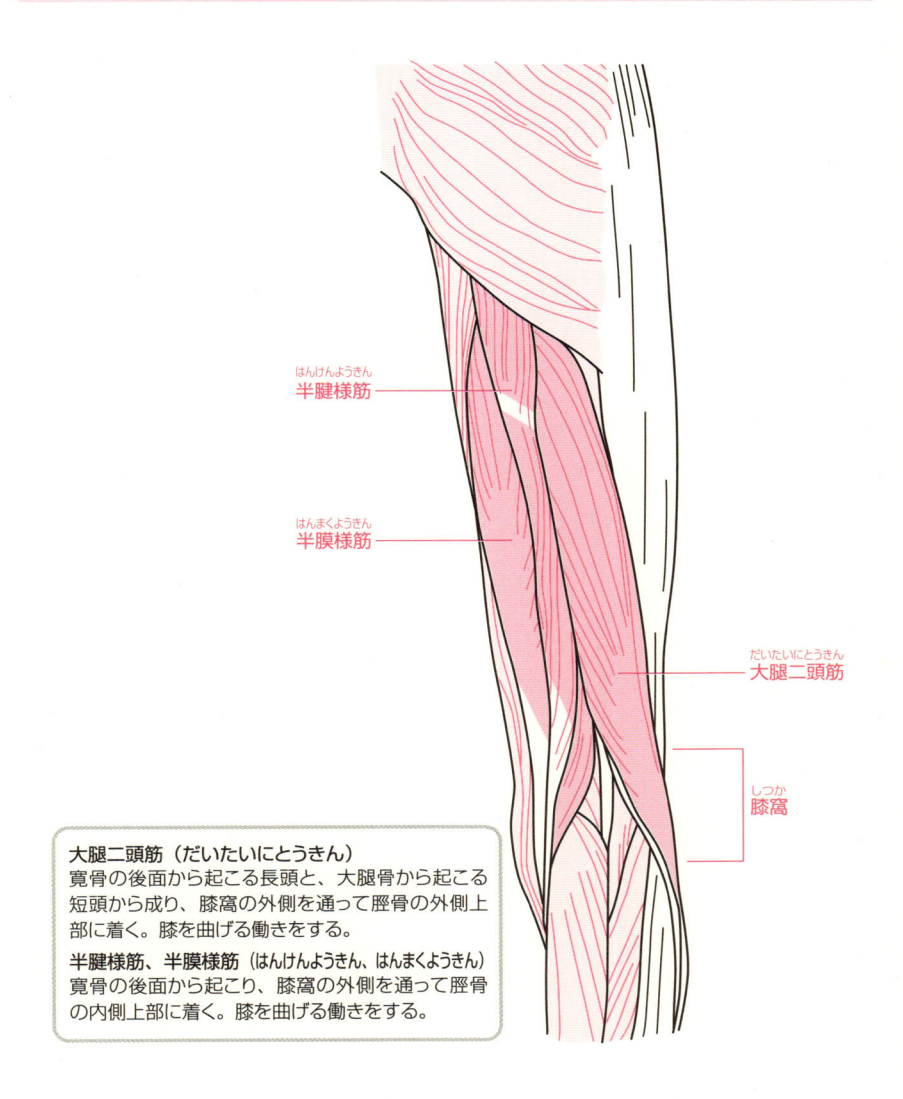

半腱様筋（はんけんようきん）

半膜様筋（はんまくようきん）

大腿二頭筋（だいたいにとうきん）

膝窩（しつか）

大腿二頭筋（だいたいにとうきん）
寛骨の後面から起こる長頭と、大腿骨から起こる短頭から成り、膝窩の外側を通って脛骨の外側上部に着く。膝を曲げる働きをする。

半腱様筋、半膜様筋（はんけんようきん、はんまくようきん）
寛骨の後面から起こり、膝窩の外側を通って脛骨の内側上部に着く。膝を曲げる働きをする。

2-2 太ももの筋肉の働き

膝の後ろのくぼみを**膝窩**といい、その外側と内側に、これらの筋からの腱が通っています。膝窩の外側には大腿二頭筋の腱があり、内側には半腱様筋と半膜様筋の腱があります。膝窩の左右にあるこれらの腱を、よく**ハムストリング**(hamstring)といいます。hamというのは、古い英語で「膝のくぼみ」を意味する語で、そこにある腱という意味です。大腿後面の3つの筋をあわせて、**ハムストリング筋**といいます。家畜のハムストリングを切ることがあります。ここを切っておくと、動物が膝を曲げることができなくなり、歩きまわらないようにすることができます。

Column ▶ ウマの手と足はとても大きい

ウマの骨格を見てください。脚がとても長いですね。地面に着いている手と足の部分がとても小さいように見えます。でも実は、ウマの手と足はとても大きいのです。

後ろ足を見ると、膝が前に付きだしていて、踵が後ろに突き出しています。踵がずいぶんと高い位置にあります。踵の下にある長い骨は何でしょうか。これは中足骨(ちゅうそくこつ)です。前足でも同様で、手首の関節が高い位置にあり、中手骨が長くなっています。ウマの脚の長さのかなりの部分は、足になっています。ウマはつま先のヒヅメで地面に着いていて、足が小さいように見えますが、実はウマの手と足はとても巨大にできているのです。

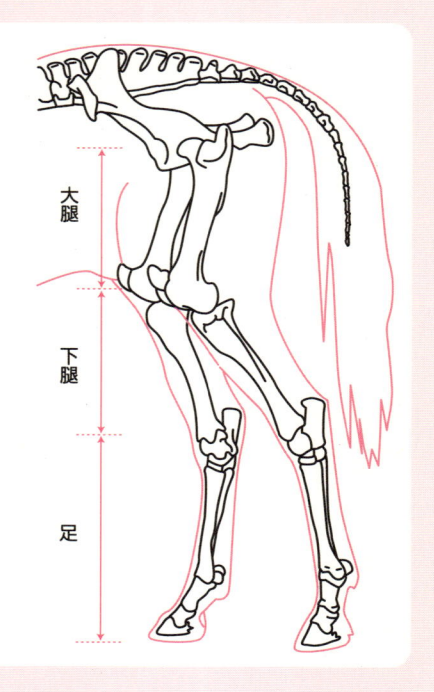

2-3 体重を支えて運ぶ膝の関節

普通に歩くだけでも、膝関節にはとても大きな力が加わります。スポーツでムリをすると、とんでもない力が加わってこわれてしまうこともあります。膝関節は、丈夫だけれど、とてもデリケートです。

■■■ 関節がそなえるべき構造 ■■■

膝関節もそうですが、関節は一般に、かなり難しい仕事をやっています。骨と骨を単につなげておけばよい、というものではありません。関節にはまわりからさまざまな力が働きますが、つながりがはずれてはいけません。その一方で、関節は動かなければいけません。筋肉の力を働かせて、動くべき方向に自由に動きます。しかし余分な方向には動かないようにしておく必要があります。膝の関節が左右にクネクネと曲がるようなら、とても歩けたものではありません。

それに何よりも、こんな動きのよい関節が、ヒトの一生にわたって、故障なく働き続けているのです。自動車だったら10年も経てばポンコツですが、全身の関節は100年経ってもほとんどゴキゲンに動いてくれます。

人体の関節は、骨の間をつなぎながら、特定の方向にだけ動くために、いくつかのしかけを必要としています。関節がその仕事を行うために、必ず備えていなければならない構造が4つあります。❶**関節腔**は、骨と骨の間のすき間です。❷**関節包**は、すき間に液を閉じ込めるための袋です。❸**滑膜**は、潤滑液をつくり出します。❹**関節軟骨**は、骨の表面をおおって滑らかにします。

役に立つ関節であるために必要なこの4つの条件は、全身のどの関節も必ず備えています。そのほかに、ほとんどどの関節にも**靭帯**が備わっていて、関節を補強しています。靭帯は、**コラーゲン**の線維が集まってできた強靭なヒモです。靭帯のほとんどは、関節包と一体になっています。関節包は、もともとコラーゲンの線維でつくられた丈夫な袋です。関節包のコラーゲン線維のうちで、骨をつなぐ方向に走るものが発達して、靭帯になっているのです。もちろん一部には、関節包とは関係のない靭帯もあります。膝関節には、関節包とは分かれた靭帯がいくつかあります。

2-3 体重を支えて運ぶ膝の関節

図2-14 関節の構造

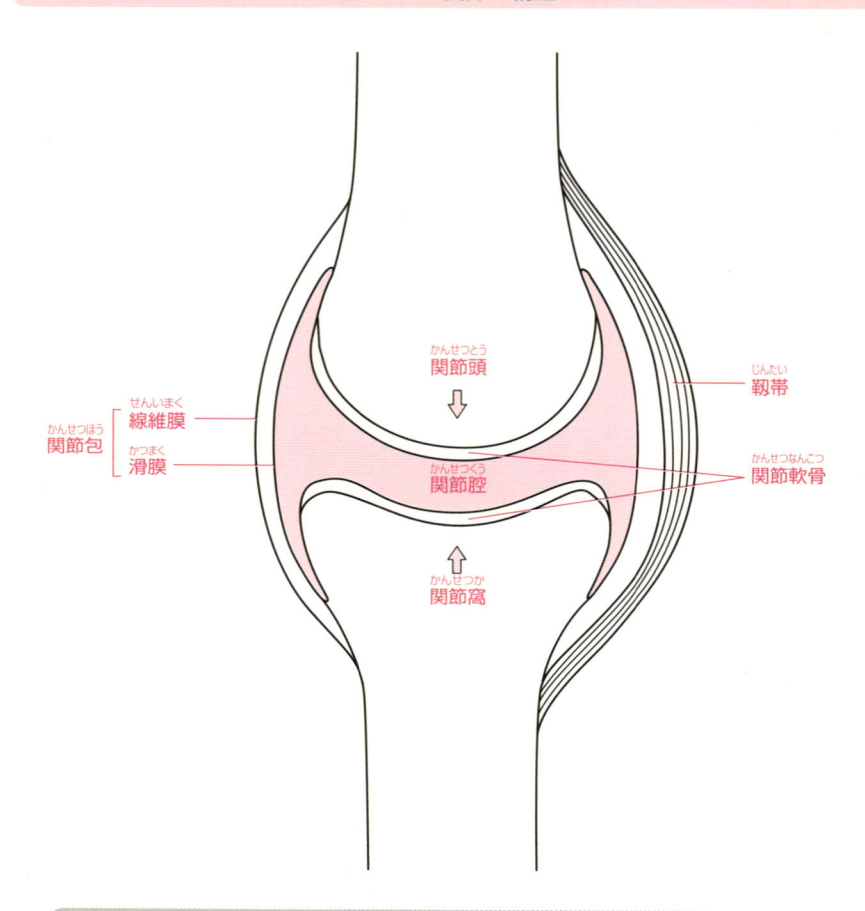

関節包 { 線維膜（せんいまく）／滑膜（かつまく）
関節頭（かんせつとう）
関節腔（かんせつくう）
関節窩（かんせつか）
靱帯（じんたい）
関節軟骨（かんせつなんこつ）

関節腔（かんせつくう）＝関節のすき間
関節をつくる骨と骨の間には、必ずすき間が開いていないといけません。このすき間を関節腔といいます。

関節包（かんせつほう）＝関節の袋
関節には、滑らかに動くための潤滑液があり、その液を閉じ込めておくために袋が必要です。この袋を関節包といい、両側の骨の端につながって、関節腔を包み込んでいます。

滑膜（かつまく）＝潤滑液をつくる膜
関節の潤滑液を生み出す膜を、滑膜といいます。滑膜は、関節包の内面に張りついています。

関節軟骨（かんせつなんこつ）＝関節面をおおう軟骨
硬い骨どうしがこすれあうと、どうしてもすり減ってきます。機械なら、表面を精密に仕上げるという方法をよくとりますが、人体では、骨の表面に軟骨という弾力性のある材料をかぶせて、この問題を解決しています。

■■■ 関節面の形で動きが決まる ■■■

関節が動く方向を決めるのは、主に骨の関節面の形です。骨の形を見ただけで、それぞれの関節がどの方向に動くか、見きわめることができます。運動できる方向によって、関節は、**一軸性・二軸性・多軸性**に分類されます。一軸性というのは、指の関節のように曲げ伸ばしだけができるものです。二軸性の実例は手首の関節で、曲げ伸ばしの運動と、横に曲げる運動の、二方向の運動ができます。多軸性というのは、運動の方向に特に制約のないもので、**肩関節**や**股関節**がその例です。

関節面の形は、関節の種類によってさまざまですが、図2-15のようにいくつかの型を区別しています。その型によって、運動できる方向もほぼ決まっています。

関節面の形を一応分類しましたが、こういった型にあてはまらない関節もたくさんあります。たとえば、骨盤をつくる**仙骨**と**寛骨**の間の関節は、関節面が不規則にデコボコしていて、ほとんど動きがありません。膝関節も、型に分けるのが難しい関節です。動きからいうと、一軸性の**車軸関節**のように思えますが、関節面の形だけを見ると、ふくらみとへこみの組みあわせなので、**顆状関節**と呼ぶ人もいます。膝関節が曲げ伸ばしだけの運動をするのは、関節面の形だけでなく、**靭帯**が動きを制限しているためなのです。

図2-15　関節の形と動き

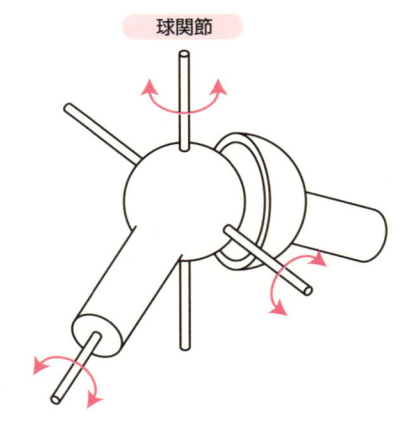

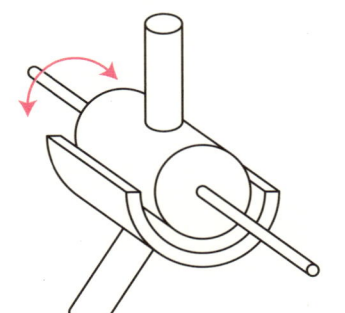

球関節

蝶番関節

球関節（きゅうかんせつ）
丸いボールと受け皿からなる関節。運動の方向は多軸性。例としては、肩関節、股関節。

蝶番関節（ちょうばんかんせつ）
ちょうつがいのような形の関節。運動の方向は一軸性。例としては、上腕骨と尺骨の間の関節や、指の関節。

2-3 体重を支えて運ぶ膝の関節

楕円関節

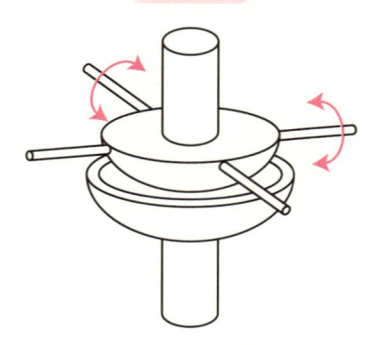

楕円関節（だえんかんせつ）
ラグビーボールと受け皿からなる関節。運動の方向は二軸性。例としては、手首の関節。

車軸関節

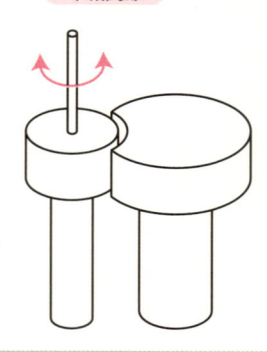

車軸関節（しゃじくかんせつ）
軸と軸受けからなる関節。運動の方向は一軸性。例としては、橈骨と尺骨の間の関節。

鞍関節

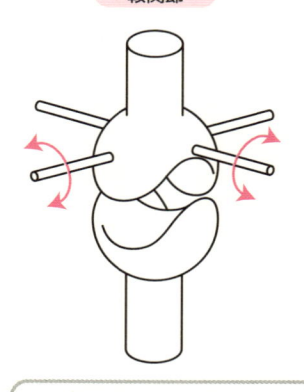

鞍関節（くらかんせつ）
馬の鞍の形が２つ組みあ合わさった関節。運動の方向は二軸性。例としては、手の親指のつけねのCM関節。

平面関節

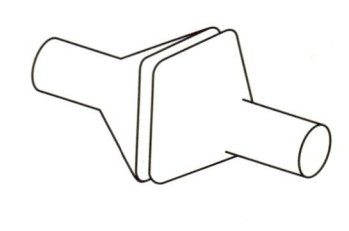

平面関節（へいめんかんせつ）
平らな面が接している関節。ずれる動きをする。中手骨や足根骨の間など。

■■ 関節以外の骨の結合のしかた ■■

　関節にはいろいろな形があり、いろいろな動き方をしますが、骨と骨のつながり方には、いわゆる関節以外の、いろいろな結合のしかたがあります。関節とこれらの結合を使い分けて、全身の骨格が組み立てられています。

　骨の間をつなぐ材料にいくつかの種類があり、それによって結合の強さや動きにくさが違います。コラーゲン線維でつなぐもの、軟骨でつなぐもの、さらに骨を使って骨をつないでいるものまであります。

　コラーゲン線維によって骨がつながれているものを、**結合組織性の結合**といいます。**縫合**（ほうごう）、**靭帯結合**（じんたいけつごう）、**釘植**（ていしょく）がこれにあたります。

　軟骨によって骨がつながれているものを、**軟骨性の結合**といいます。人体では、いくつかの場所に見られます。左右の寛骨をつなぐ**恥骨結合**（ちこつけつごう）、脊柱で椎骨と椎骨の間にはさまっている**椎間円板**（ついかんえんばん）、胸の前面で肋骨と胸骨の間にある**肋軟骨**（ろくなんこつ）などがその例です。

　成長期にある子供では、一部の骨がまだ完全に骨になりきっていなくて、軟骨がはさまっています。手足の長い骨では、骨の端に軟骨がはさまっていて、**骨端軟骨**（こつたんなんこつ）といいます。寛骨も軟骨がはさまっていて、**腸骨**（ちょうこつ）・**恥骨**（ちこつ）・**坐骨**（ざこつ）に分かれています。こういった成長期の骨に見られる軟骨も、一種の軟骨結合です。

　こういった成長期の軟骨結合は、骨の成長のために必要なもので、成人になると骨に置き換わってしまいます。こうして、成長期には軟骨結合で、成人で骨に置き換わってしまったものは、骨によって骨がつながれていると見ることができます。これを**骨結合**（こつけつごう）といいます。「骨によって骨と骨がつながれている」というとちょっと奇妙に聞こえますが、このような意味なのです。

2-3 体重を支えて運ぶ膝の関節

図2-16 骨の結合のさまざま

縫合

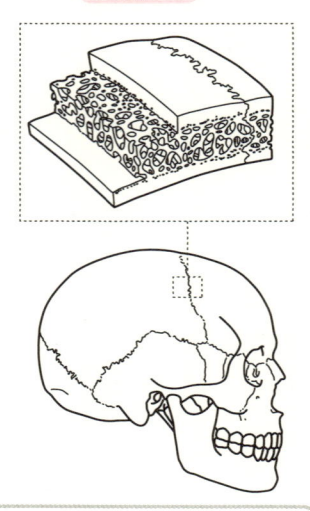

靭帯結合

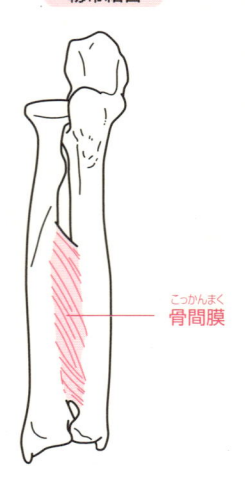

骨間膜

縫合（ほうごう）
鋸の歯のようにギザギザになった骨の端が噛み合うもので、頭蓋の骨の間に見られるもの。骨の間をコラーゲン線維がつないでいる。

靭帯結合（じんたいけつごう）
骨が靭帯によってつながれているもの。下腿の脛骨と腓骨の下端などに見られる。

軟骨結合

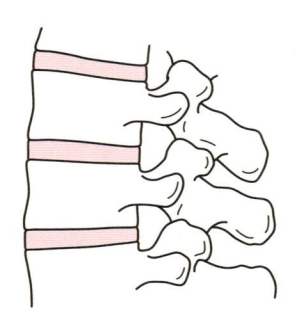

釘植

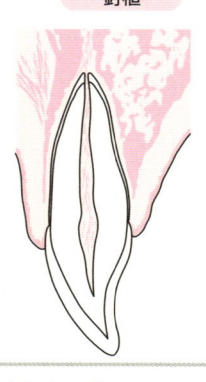

軟骨結合（なんこつけつごう）
骨の間を軟骨がつないでいる。脊椎の椎間円板、骨盤の恥骨結合などに見られる。

釘植（ていしょく）
歯が、歯槽という骨の穴に収まっているもの。歯と骨の間がコラーゲン線維でつながれている。

■■ 膝の関節の役わりと形 ■■

　膝関節(しつかんせつ)には、上半身の体重がすべてかかります。歩くときには、地面を蹴り飛ばしたり、身体が多少上下に動いたりして、足には大きな衝撃が加わります。クッションのように働いてその衝撃をやわらげるのは、主に膝(ひざ)の働きです。山から下りるときには、膝のクッションをうまく使わないと、激しい衝撃が身体に響きます。膝が痛んでじゅうぶんに使えないと、まともに歩くこともできません。

　膝は、主に曲げ伸ばしの運動をします。その運動範囲はとても広く、まっすぐに伸ばした状態から、正座(せいざ)のように膝を完全に曲げた状態まで、180°に近い範囲で動きます。しかも体重の何倍もの荷重を支えなければなりません。膝関節は、大腿骨(だいたいこつ)と下腿の脛骨(けいこつ)との間の関節です。関節をつくる大腿骨の下端と、脛骨の上端の形を調べましょう。

　大腿骨は下の端がやや広がっています。最下端には横向きの円柱が左右に2つ並んでいて、**外側顆**(がいそくか)・**内側顆**(ないそくか)といいます。下に向かう円柱の側面が、脛骨に向かう関節面になります。

　脛骨も上の端がやや広がっています。上面は平らなテーブルのようになっています。テーブルの中央は軽く持ち上がっていますが、その左右が軽くへこんでいて、大腿骨に向かう関節面になっています。

　膝を曲げ伸ばしすると、大腿骨の円柱状の関節面が、脛骨のテーブルの上で転がるような運動をします。膝がどの角度になっても、2つの円柱のどこかが触れていることになり、膝関節は広い角度で曲げ伸ばしの運動をすることができます。

図2-17　膝関節での動き

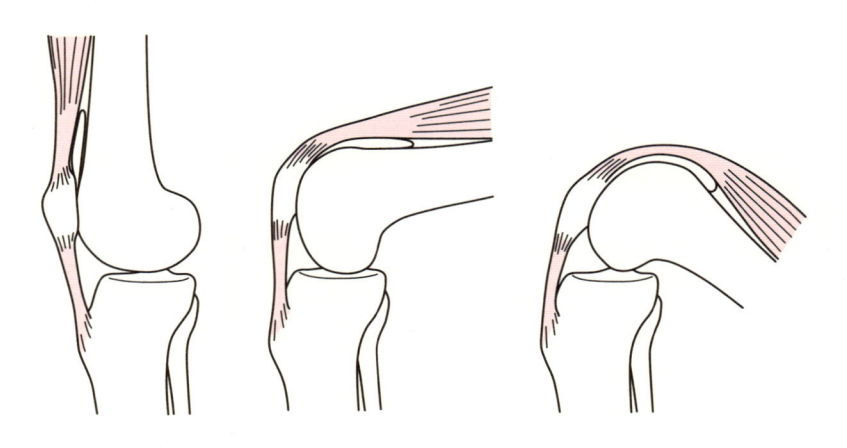

2-3 体重を支えて運ぶ膝の関節

■■ 膝関節の半月 ■■

　膝関節では、大腿骨の円柱状の下端が、脛骨のテーブル状の上端に載っています。この形は、動きはよいのですが、大きな力に耐えることはできません。大腿骨と脛骨の関節軟骨が一点で触れているために、ここに大きな力が集中してしまうのです。軟骨は弾力性のある素材ですから、あまり大きな力が集中すると、関節軟骨が傷ついてしまいます。

　この問題を解決するために、膝関節には荷重を分散させるしくみが備わっています。軟骨でできた**関節半月**という板です。関節半月は関節包から内部に張り出した軟骨性のひさしで、脛骨と大腿骨の間のすき間に入り込んでいます。関節半月は外側と内側の2枚あり、それぞれ三日月型をしています。関節包につながる周囲の部分が分厚く、中央に向かって薄くなり、関節の中心部にまでは届いていません。大腿骨と脛骨のすき間にうまくはまり込んで、上からかかってくる荷重が、脛骨に均等にかかるようになっています。

図2-18　膝の半月

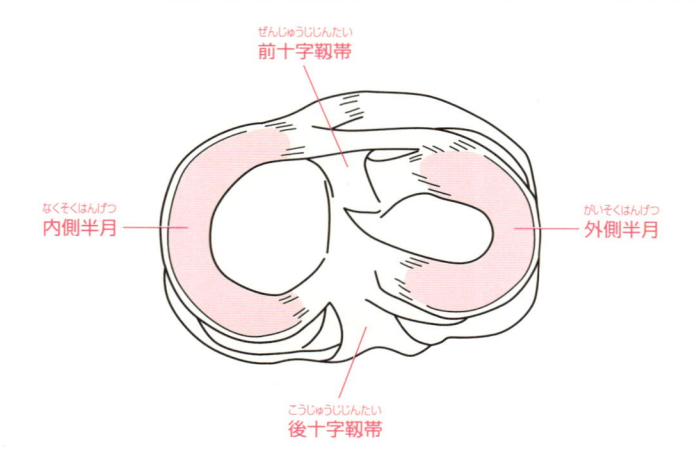

前十字靭帯
内側半月
外側半月
後十字靭帯

　スキーやバスケットボールなどのスポーツで、膝にムリな力が加わると、膝の関節半月の一部が切れることがあります。傷ついた直後から痛みがあり、その後、階段を上り下りしたり、しゃがんだりといった動作で膝が痛み、正座ができなくなります。

　半月の傷のつき方にもよりますが、半月を縫いあわせたり、傷ついた一部を取り除いたりといった手術をします。傷ついた半月を取り除くと、痛みは治まりますが、長い年月の間に関節軟骨に負担がかかって、関節そのものが痛んでくるので、ムリな運動をしないように気をつけなければいけません。

2-3 体重を支えて運ぶ膝の関節

■■ 膝関節の靭帯 ■■

膝の関節には、いくつもの**靭帯**が備わっていて、膝が余分な動きをしないように制限をしています。特に大切な靭帯が、膝の外と中にあります。**膝蓋靭帯**というのは、本来は大腿四頭筋の腱の一部で、膝蓋骨と脛骨との間をつないでいるもので、膝関節そのものの靭帯ではありません。

図2-19 膝の靭帯

前面

- 前十字靭帯（ぜんじゅうじじんたい）
- 大腿骨
- 後十字靭帯
- 外側側副靭帯
- 外側顆
- 内側顆
- 外側半月
- 内側半月
- 脛骨
- 内側側副靭帯

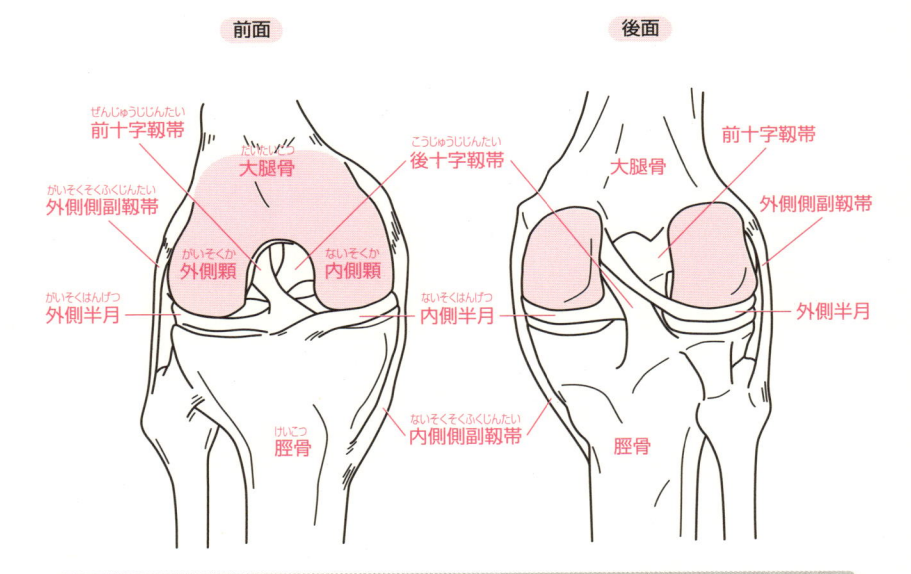

後面

- 大腿骨
- 前十字靭帯
- 外側側副靭帯
- 外側半月
- 脛骨

前十字靭帯（ぜんじゅうじじんたい）
膝関節の内部にあって、脛骨上端の前方部と大腿骨下端の後方部を結ぶ。大腿骨に対して脛骨が前に滑るのを防ぐ。

後十字靭帯（こうじゅうじじんたい）
膝関節の内部にあって、脛骨上端の後方部と大腿骨下端の前方部を結ぶ。大腿骨に対して脛骨が後方に滑るのを防ぐ。

膝の外にある大切な靭帯は、膝の外側面と内側面の２カ所にあり、**側副靭帯**といいます。膝や肘や指などのように、曲げ伸ばしだけをする関節では、側副靭帯が関節の両側で骨の間をつないでいて、余分な動きが生じないようにしています。２本の側副靭帯のうち、スポーツなどでムリな力が加わって傷つきやすいのは、圧倒的に内側面のものです。**内側側副靭帯**は、関節包と一体になっていて、関節包はまた関節半月につながっています。膝関節にかかる大きな力が、靭帯にまで及んで傷つくのです。それに対して

2-3 体重を支えて運ぶ膝の関節

外側側副靭帯（がいそくそくふくじんたい）は、関節包から離れていて、大腿骨（だいたいこつ）と腓骨（ひこつ）の間をつないでいます。

　膝関節では、関節の中に特別な靭帯が2本あります。互いに交差しているので、**十字靭帯**（じゅうじじんたい）といいます。前後の2本あります。膝の十字靭帯は、大腿骨に対して脛骨が前後にズレるのを防いでいます。

　バレーボールなどのスポーツで、ジャンプの着地に失敗して膝を捻（ひね）ると、**前十字靭帯**（ぜんじゅうじじんたい）が切れることがあります。直後にはもちろん激しい痛みがありますが、その後痛みが治まっても、運動の際に膝関節が急にズレて、「膝くずれ」が起こったりします。前十字靭帯損傷かどうかを調べるには、膝関節を曲げておいて、脛骨の上部を持って手前に引いてみます。脛骨が前方に引き出せると、前十字靭帯の損傷が疑われます。

　バイク事故などで膝を激しくぶつけると、**後十字靭帯**（こうじゅうじじんたい）が切れることがあります。痛みが治まってからも、スポーツ活動や階段の上り下りの際に、膝が不安定になります。膝を曲げた状態で、脛骨を後方に押すことができると、後十字靭帯の損傷が疑われます。

　前十字靭帯の損傷で日常生活に不自由が生じるようだと、靭帯を再建する手術が行われます。人工の腱（けん）を使う場合もありますし、身体の中であまり使わない靭帯や腱を持ってきて使うこともあります。

図2-20　十字靭帯損傷？

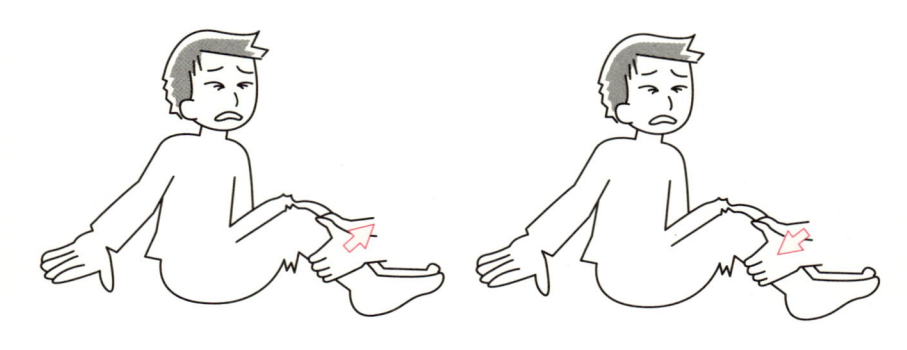

前十字靭帯損傷の検査　　　　　後十字靭帯損傷の検査

2-4 足先で蹴るためのふくらはぎとアキレス腱

ふくらはぎは、下腿の後面の筋肉のふくらみです。アキレス腱によって踵につながっていて、踵を強く引き上げます。走るときに足先で地面を力強く蹴るのは、ふくらはぎの筋肉の力です。

■■■ ふくらはぎの筋肉 ■■■

ふくらはぎは、「すね」ともいいます。親のすねをかじるというのは、ふくらはぎの筋肉のことなので、これは相当にかじる甲斐があります。

ふくらはぎには、**腓腹筋**および**ヒラメ筋**という立派な筋肉があります。どちらも足首の後ろにある**アキレス腱**につながっています。

腓腹筋には2つの頭があります。これにヒラメ筋をあわせて、**下腿三頭筋**と呼ぶことがあります。下腿三頭筋は、アキレス腱を通して踵を上に引き上げて、足首を強力に**底屈**（下へ曲げる）する働きをします。つま先で立ち上がったり、走るときに地面を強く蹴ったりするときには、下腿三頭筋が強い力を発揮します。

図2-21 下腿三頭筋

腓腹筋

アキレス腱

腓腹筋（ひふくきん）
下腿後部の表面にある大きな筋で、大腿骨下端で後部の左右から起こり、アキレス腱を通して踵骨に着く。足首を強力に底屈する。

ヒラメ筋（ひらめきん）
下腿後部で腓腹筋の下に隠れる筋で、下腿の後面から起こり、アキレス腱を通して踵骨に着く。足首を強力に底屈する。

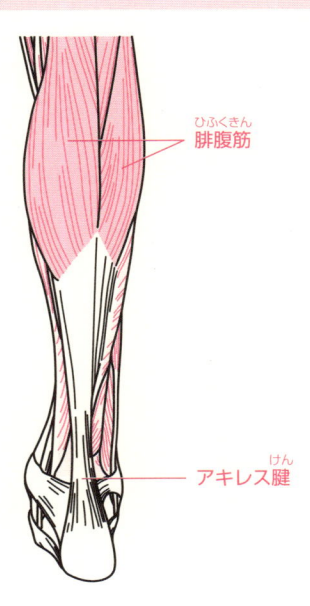

2-4 足先で蹴るためのふくらはぎとアキレス腱

■■ アキレス腱と踵 ■■

　アキレス腱の名前の由来となったアキレス（Achilles）は、ギリシャ神話の英雄です。ホメロスの『イリアス』に出てきます。母親のテティスは息子のアキレスを不死身にするために洗礼をしましたが、そのときアキレスの足首を握っていたので、彼は踵のところだけが弱点でした。アキレスは、トロイを攻めたときに、敵のパリスに踵を矢で射られて死んでしまいました。

　アキレス腱は、下腿三頭筋を踵の後端につないでいます。踵は、足首からぐっと後ろに突き出しています。足首の関節と踵と足先の関係は、テコの支点と力点と作用点にあたります。踵が後ろに突き出していないと、支点と力点の距離が小さくなり、作用点に生じる力が小さくなってしまいます。踵が足首から後ろに突き出しているのは、足先で力強く地面を蹴るために必要なことなのです。

　アキレス腱の断裂は、日頃運動をしていない人が急に運動をすると、ときどき起こります。年配の男性が子供の運動会で急に走ったり、最近では、女性がスポーツに参加したりして、アキレス腱を切ることが多くあります。アキレス腱が切れると、パンというような音がして、後ろから急に蹴られたような感じがします。アキレス腱が切れても、足首を曲げることはできます。下腿三頭筋の奥にある筋が、踵の横を通って、足の底に腱を伸ばしているからです。ただし足首を曲げる力はうんと弱くなり、つま先立ちはできなくなります。ギプスで固めて腱がつながるのを待つこともありますが、手術でつなぐこともあります。

図2-22　アキレス腱と踵

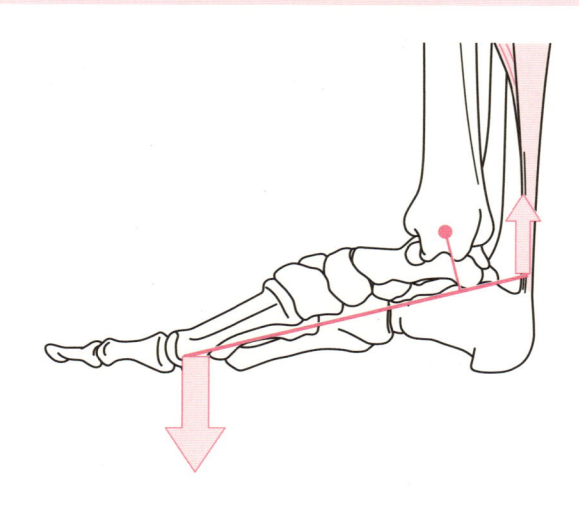

2-5 足を地につけるために

地面の形は、平坦とは限りません。どんな地面でもしっかりと踏んで歩きまわれるように、足首は丈夫さと柔軟さを兼ね備えています。足首の関節と足底のアーチにヒミツがあります。

■■ 足首の関節 ■■

足首には、7個の**足根骨**（そくこんこつ）があります。そのうちの2個は特に大きくて、大切な働きをしています。**距骨**（きょこつ）と**踵骨**（しょうこつ）です。

足首の関節は、二階建てになっています。上階の関節は、下腿の骨と距骨の間にあり、**距腿関節**（きょたいかんせつ）といいます。下階の関節は、距骨とほかの足根骨との間にあります。

上階の関節は、下腿の骨の下端と距骨の間にあります。距骨の上面は、前後方向に丸い円柱形をしています。この上に脛骨（けいこつ）の下面が載っていて、前後方向に曲げ伸ばしする運動ができるようになっています。足底に向ける**底屈**（ていくつ）と、足背に向ける**背屈**（はいくつ）の運動です。

距骨の円柱の両側に、下腿の骨からくるぶしが突き出ています。内側のくるぶしは脛

図2-21　足首の関節

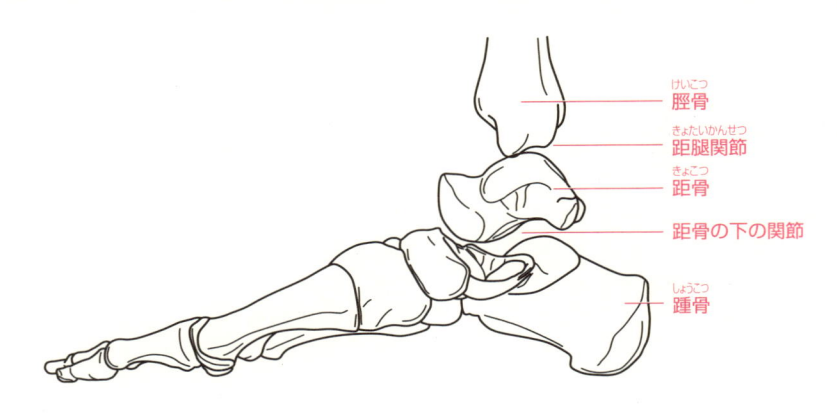

- 脛骨（けいこつ）
- 距腿関節（きょたいかんせつ）
- 距骨（きょこつ）
- 距骨の下の関節
- 踵骨（しょうこつ）

距骨（きょこつ）
いちばん上にある足根骨。下腿の骨との間に関節をつくる。

踵骨（しょうこつ）
後ろに突き出して踵をつくる足根骨。

骨のつくる**内果**（ないか）、外側のくるぶしは腓骨（ひこつ）のつくる**外果**（がいか）です。くるぶしは、距骨を左右からはさんで、関節がはずれるのを防いでいます。くるぶしは、足首の関節がはずれないようにするほかに、もう一つ役わりがあります。足底に向かう腱（けん）や血管や神経の通路をつくる働きです。

足の指を曲げる筋が下腿にいくつもあります。ここから出た腱は、足首のどこかを通って足の底に入ることになりますが、踵（かかと）がでっぱってジャマをしているので、踵の内側を通っていきます。腱は、内果の後側を通り、そこで前に向きを変えて足底（そくてい）に入り、足指（そくし）に向かいます。内果は、腱の向きを変える滑車（かっしゃ）の役目をしています。足底に向かう血管や神経も、内果の後ろの同じ通路を通ります。外果の後側にも通路があり、ここを通って下腿の外側にある筋からの腱が足底に向かいます。

足底に向かう通路が、あまり前のほうにあると、足首を曲げ伸ばしするたびに通路の長さが大きく変わって、困ったことが起こります。内果と外果は、足底に向かう通路の位置を足首の後ろに固定する働きをしているのです。

足首の下階の関節は、距骨の下にあります。**踵骨**（しょうこつ）、**舟状骨**（せんじょうこつ）、**立方骨**（りっぽうこつ）といった骨が、距骨との間で関節をつくります。この関節は不規則な形をしていて、動きは小さいのですが、横方向の運動を行います。足底を外側に向ける運動の**外反**（がいはん）、内側に向ける運動の**内反**（ないはん）、それから、つま先を外側や内側に向ける運動を行います。

図2-24　運動にかかせない外反と内反

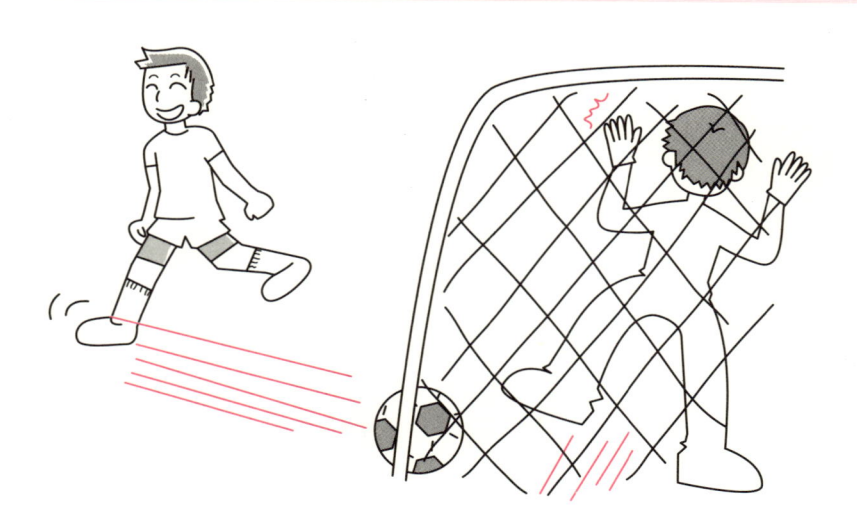

土踏まず

　足の裏の中央部は、少し持ち上がっていて、地面に触れません。この部分を**土踏まず**といいます。足の骨組みは、クッションをよくするためにアーチ状につくられています。そのアーチの中央部分が高くなって、土踏まずになっているのです。

　足のアーチは、ヒトの足に特有の構造で、ほかの動物には見られません。足の骨が弓なりに盛り上がってできています。足のアーチは、骨だけでできているのではありません。足底に**足底腱膜**という強力な結合組織が縦に走っていて、これが足の前方の骨と後方の骨との間をつないで、アーチができあがっています。歩くときにも、このアーチは役立っています。

　歩こうとして踵を持ち上げると、地面についた指が背側に曲げられます。そうすると足底腱膜も指に向かって引っぱられて、足のアーチが深くなります。足が持ち上がると、足底腱膜もゆるんで、足のアーチはもとに戻ります。こうして歩行の一歩ごとに、足のアーチはクッションの働きをして、滑らかな歩行を助けています。

　土踏まずのない**扁平足**の人がときどきいます。扁平足といっても人に見せるわけではないので、見栄えは問題にしなくてもよいのですが、歩くと疲れやすかったり、足が痛んだりとか、多少困ります。扁平足は、足のアーチが低くなっていて、クッションの働きが悪いのです。痛みがひどいときには、手術をすることも時にはあります。

図2-25　足のアーチ

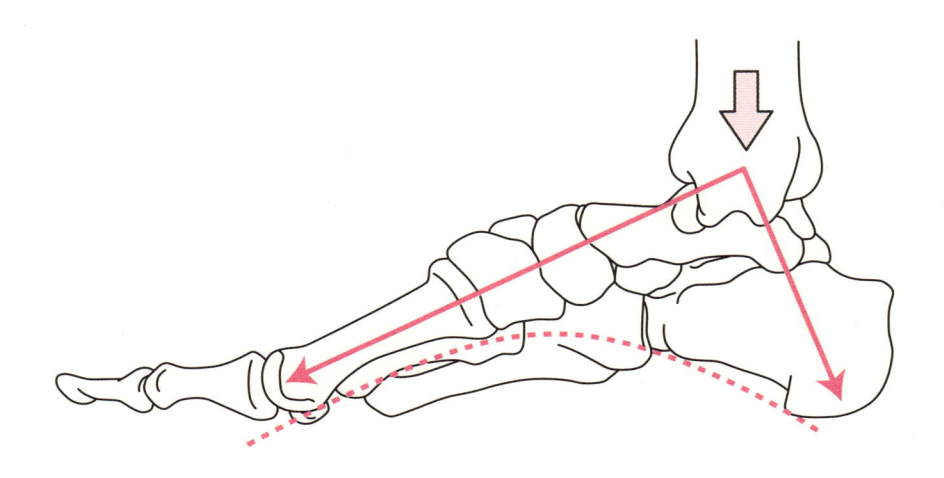

Column ▶ 筋肉の名前

人体には数多くの筋があります。数え方によって違ってくるので、正確な個数はいいにくいのですが、だいたい600個くらいあります。筋肉の名前が何種類あるかは、はっきりしています。現在の日本語による解剖学用語では、270の名称が定められています。

筋肉の名前は、特徴をよくつかんだ、わかりやすいつけ方をしています。いろいろなタイプがあります。

- **筋の外形**
  僧帽筋、菱形筋、三角筋、大円筋、多裂筋、錐体筋、頭板状筋、前鋸筋、腰方形筋、虫様筋、梨状筋、内側広筋、薄筋、半腱様筋、半膜様筋、ヒラメ筋、など
- **筋線維の方向**
  腹直筋、外腹斜筋、胸横筋、口輪筋、など。
- **筋の位置**
  側頭筋、頬筋、大胸筋、上腕筋、肋間筋、背側骨間筋、大殿筋、棘上筋、棘下筋、肩甲下筋、腓腹筋、など。
- **筋の頭や腹の数**
  上腕二頭筋、上腕三頭筋、大腿四頭筋、顎二腹筋、など。
- **筋の働き**
  浅指屈筋、長母指伸筋、短母指外転筋、大内転筋、円回内筋、回外筋、肋骨挙筋、口蓋帆張筋、外肛門括約筋、母指対立筋、など。
- **起始と停止**
  胸鎖乳突筋、肩甲舌骨筋、横突棘筋、烏口腕筋、腕橈骨筋、腸肋筋、など。
- **その他の特徴**
  最長筋、縫工筋、上双子筋、咬筋、など。

筋肉の名前は、古代ギリシャにさかのぼるものもあります。咬筋は「咬む筋」、側頭筋は「こめかみの筋」と呼ばれていました。筋肉の名前を数多くつくったのは、16世紀のシルヴィウスという人です。僧帽筋や三角筋などの名称は、この人がつくったものです。

僧帽筋は、英語ではtrapeziusと呼ばれ、「ひし形の筋」という意味です。昔使われていた別名に、cucullarisというのもあり、こちらは「修道士の頭巾」という意味です。なぜ「菱形筋」ではなく、「僧帽筋」という日本語に訳したのでしょうか。それは、菱形という意味のrhomboideusという筋が、別にあるからです。わざわざ昔の名前から「僧帽筋」と訳して、区別がつけられるようにしたわけです。

Medical Science Series

chapter 3

頭と顔
——人体の特別な場所

　頭はヒトにとって、特に大切なところです。頭には、脳があり、その人の精神と人格が宿っており、まさに人の生命が宿る場所です。頭の前面は顔であり、生命にとって不可欠な食物や空気や、周囲からの情報を、眼・耳・鼻・口を通して取り入れます。顔はまた、情報を発信するショーウィンドウの役わりも果たします。口から発する言葉、気持ちが自ずからあらわれる顔の表情、さらに顔のありようそのものに、人格が自ずとあらわれるのかもしれません。

3-1 ヒトの頭の特徴

ヒトがほかの動物と違うのは、頭を見ればよくわかります。脳が発達しているので、頭全体が大きくなっています。眼、鼻、耳、口は、祖先の脊椎動物から引き継いだ、由緒正しいものです。

■■■ 頭はいろいろ役に立つ ■■■

　頭は、ヒトの身体で上に突き出した部分、動物では前に突き出した部分です。４本足で歩いている動物では、進行方向の最先端にあったものですが、２本足で直立したために、身体の最上部に位置するようになったものです。

　頭が身体のいちばん上にあると、いろいろと便利なことがあります。まず眼が高いところにあるので、遠くまで見通すことができます。背の高い人ほど、見晴らしがよくなります。それに、頭がかなり自由に動くので、いちいち身体の向きを変えなくても、見る方向を変えることができます。

　耳と口が頭にあるのは、人と会話をするのに便利です。どちらかが身体の別の場所にあったら、顔を近づけてヒソヒソ話をするわけにいきません。電話の受話器や、携帯電話も、耳と口がすぐ近くにあることを前提にしてつくられています。

　口は物を食べる働きをしますが、これは頭よりお腹にあったほうが、胃腸までの距離が短くて能率がよいのかも知れません。でも、お腹に口があって、そこから食べものを取り入れているようでは、何の楽しみもありません。匂いを嗅いで食欲を増し、料理を見てその中から選び、口に入れてよく味わう。そんな食の楽しみは、口が頭にあるからこそできることです。

　頭は、身体のありとあらゆる部分の中でも、まったく特別な場所です。眼・耳・鼻といった特別の感覚器は、頭だけにあって、身体のほかの部分にはありません。眼が担当する**視覚**、耳が担当する**聴覚**、鼻が担当する**嗅覚**、口が担当する**味覚**を、**特殊感覚**といいます。**触覚**など全身に広がるものは、**一般感覚**といいます。**五感**というのは、頭にある４つの特殊感覚と、全身の皮膚の触覚を加えたものです。**五官**というのは、そのための５種類の感覚器のことです。第六感という感覚はあるのかもしれませんが、そのための感覚器はまだ見つかっていません。

3-1 ヒトの頭の特徴

図3-1　ヒトの頭

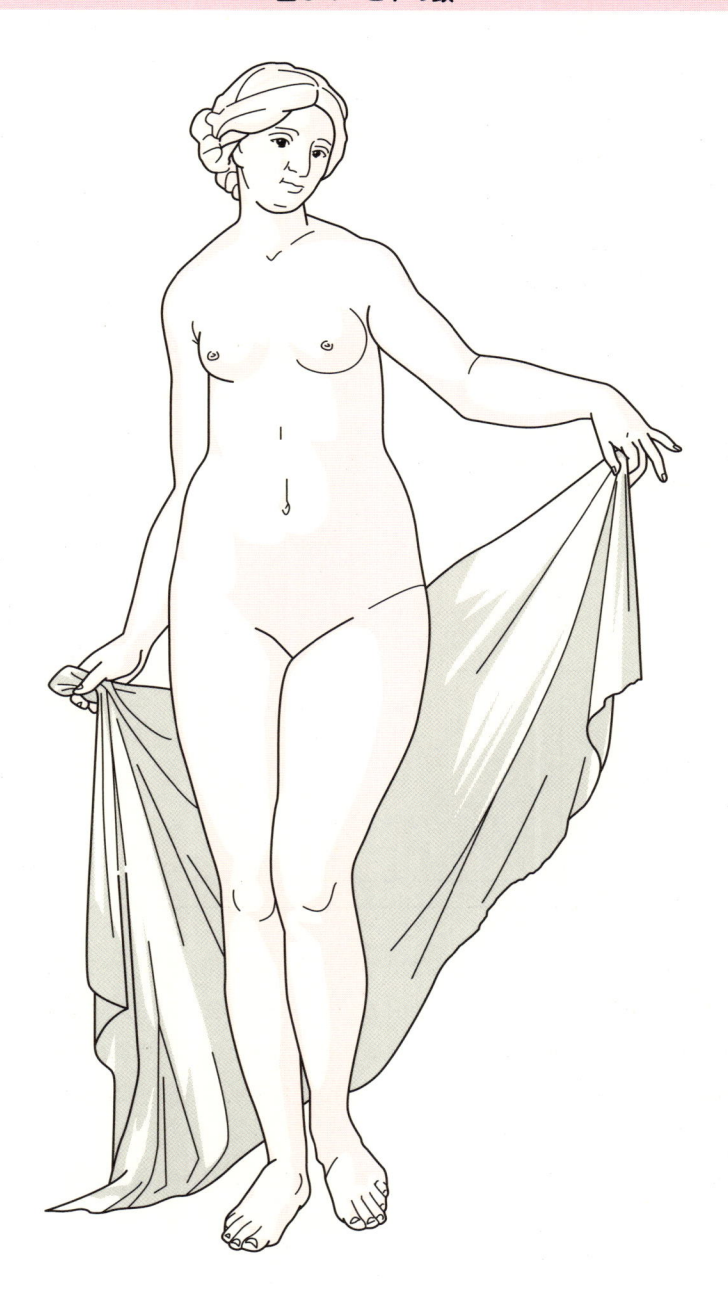

3-1 ヒトの頭の特徴

■■ 頭にある眼・耳・鼻・口 ■■

　頭の特殊感覚器のうち、眼と耳と鼻は、特に由緒正しいものです。地球上にはさまざまな脊椎動物が生きていますが、そのすべてが頭に眼と耳と鼻を持っています。中には、洞穴に住むサカナのように眼が退化してしまったものもありますが、彼らも胎児の頃にはちゃんと眼になる芽を持っています。ヒトを含めて地球上のすべての脊椎動物は、約5億5千万年前に地球上に出現した最初の脊椎動物の子孫です。背骨と頭の3つの特殊感覚器は、この脊椎動物の祖先から連綿として引き継いできたもの、共通の祖先を持つ血を分けた兄弟であることの証です。

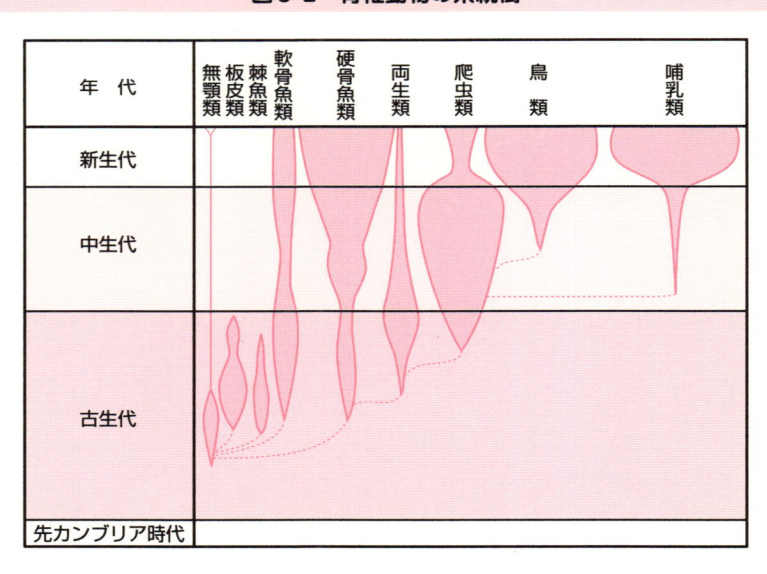

図3-2　脊椎動物の系統樹

年　代	無顎類	板皮類	軟骨魚類	棘魚類	硬骨魚類	両生類	爬虫類	鳥類	哺乳類
新生代									
中生代									
古生代									
先カンブリア時代									

　神経には、脳から出るものが12対と、脊髄から出るものが31対あります。脳から出る神経を**脳神経**といい、主に頭から頸にかけていき渡っています。脳神経のうちの3対は、視覚をつかさどる**視神経**、聴覚と平衡感覚をつかさどる**内耳神経**、嗅覚をつかさどる**嗅神経**です。特別の脳神経がそれぞれに届いているのは、眼と耳と鼻が由緒正しい特別の感覚器だからです。

　食べ物を取り入れる口も、やはり最初の脊椎動物にまでさかのぼる、由緒正しいものです。ただし、ヒトの口に備わっているさまざまなしかけは、あとからつけ加えられたものがたくさんあります。味の感覚も後からつけ加わったものの一つです。

Column ▶ 頭にエラの名残がある

　人間のうんと小さい胎児を見ると、鳥類や魚類の胎児とよく似ています。身体が丸まっていて、ノド元にいくつかダンゴがあります。ノド元のダンゴは、すべての脊椎動物の初期の胎児にあり、鰓弓（さいきゅう）と呼ばれます。サカナでは、このダンゴのすき間が鰓孔（さいこう）になり、ダンゴの方は鰓孔を隔てる鰓弓になるからです。

　人間の祖先をうんとさかのぼると、5億年ほど前には、魚の形をして海の中を泳いでいました。その頃には、私たちの祖先もエラをもっていたのですが、陸上で生活をするようになって、エラを失ってしまったのです。それでも人間の初期の胎児には、エラになるべきものが、ノド元につくられるのです。

　でも、このノド元のダンゴはエラになることはなく、転用されて別のものをつくります。人間の身体の頭から頸あたりにかけての骨格や筋肉や神経や筋肉で、エラから転用されたものがいくつかあります。それを鰓弓器官（さいきゅうきかん）と呼んでいます。

　たとえば、耳小骨のツチ骨とキヌタ骨は、第1の鰓弓の骨格であり、アブミ骨は第2の鰓弓の骨格です。舌のつけねにある舌骨は、第2鰓弓と第3鰓弓からつくられます。そして喉頭の甲状軟骨や輪状軟骨は、第4〜第6鰓弓からつくられる軟骨です。胎児の発生をじっくりたどっていくと、そのことがわかります。

　脳神経は12本ありますが、そのうち三叉神経（脳神経のⅤ番）、顔面神経（脳神経のⅦ番）、舌咽神経（脳神経のⅨ番）、迷走神経（脳神経のⅩ番）、副神経（脳神経のⅪ番）は鰓弓の神経です。サメの胎児で鰓弓に分布している脳神経と、人間の脳神経とがピタリと一致します。

　これらの脳神経に支配される筋も、鰓弓からできる筋肉です。下顎を閉じる咀嚼筋は、三叉神経に支配されていて、第1鰓弓からできる筋肉です。顔の皮膚を動かす表情筋は、顔面神経に支配されていて、第2鰓弓からできます。咽頭の壁の筋肉は舌咽神経支配で第3鰓弓、声を発する喉頭の筋肉は、迷走神経支配で第4鰓弓からつくられます。

（図は90ページ）

3-1 ヒトの頭の特徴

いろいろな動物の顔を見ると、サルやイヌなどの哺乳類は、まだヒトに近いように感じますが、ニワトリやスズメのような鳥類、ワニやカメのような爬虫類、カエルやイモリのような両生類になるとかなり違う感じがし、そしてマグロやサメのような魚類になると、ずいぶんとかけ離れた感じがします。口のあたりの構造が大きく変わっていて、顔の造作も違って見えるのです。

図3-3　各種脊椎動物の頭部

ヤツメウナギ（無顎類）

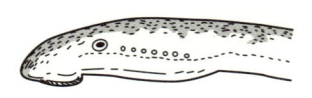

サメ（軟骨魚類）

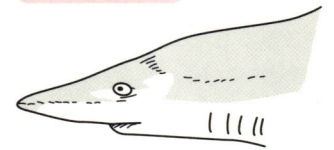

ニシン（硬骨魚類）

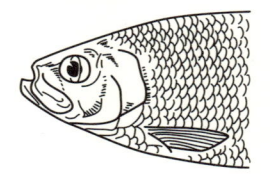

ヒキガエル（両生類）

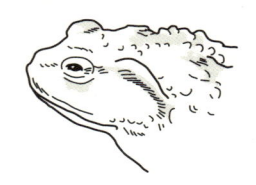

キノボリトカゲ（爬虫類）

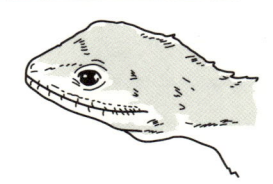

シカ（哺乳類）

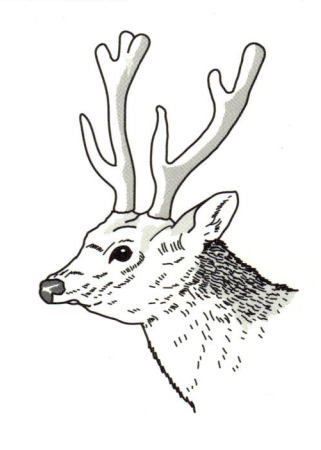

ガチョウ（鳥類）

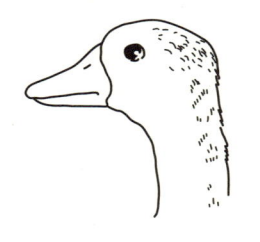

3-1 ヒトの頭の特徴

　それでも脊椎動物の顔をじっと眺めていると、特に眼を見つめていると、どこかで血のつながりのある遠い親戚のような気がしてくるのは、不思議なものです。仏教では「輪廻（りんね）」という考え方をします。生物が生まれては死に、姿を変えて別の世界に生まれ、それをくり返すというものです。動物の顔を見て、その表情にヒトの生まれ変わりの姿を感じ取ったのではないでしょうか。

■■ 頭のいろいろな呼び名 ■■

　頭は、英語ではhead（ヘッド）、ドイツ語ではKopf（コップフ）、フランス語ではtete（テト）と呼ばれます。呼び方は違っても、意味はだいたい同じです。日本語では、「あたま」、「こうべ」、「かしら」といういい方があります。ニュアンスが少しずつ違います。

　「あたま（頭）」というのは、顎（あご）よりも上の部分を指し、特に脳を含むニュアンスがあります。「かしら（頭）」は、ほぼ同じ場所を指しますが、身体の先端といった意味合いで、脳を含むニュアンスはありません。知的能力に優れていることを、「あたまがいい」といいますが、「かしらがいい」とはいいません。鯛（たい）の「おかしらつき（尾頭付き）」には、しっぽと頭がついています。

　頭の骨組みを**頭蓋（とうがい）**といいます。古めかしい言葉ですが、「しゃれこうべ」または「どくろ」です。漢字ではどちらも同じで、「髑髏」と書きます。

図3-4　頭蓋

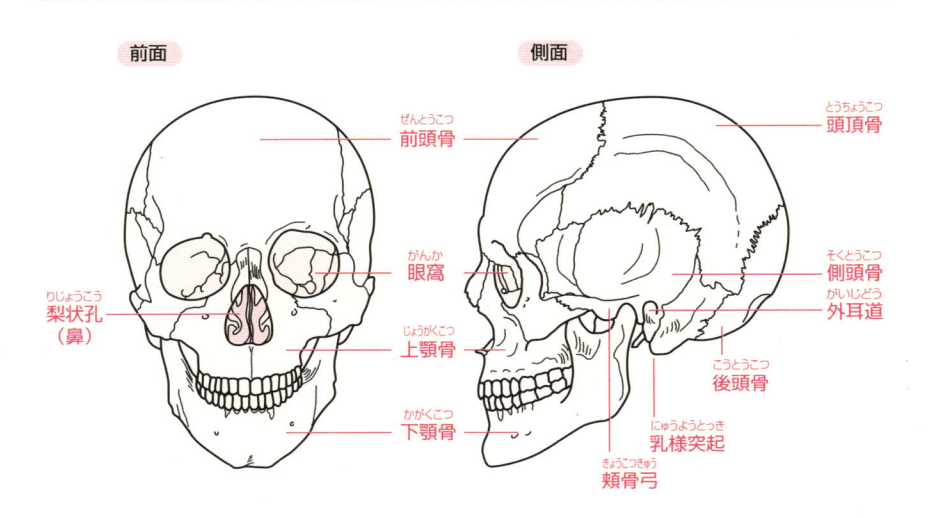

前面　　　側面

前頭骨（ぜんとうこつ）
頭頂骨（とうちょうこつ）
眼窩（がんか）
側頭骨（そくとうこつ）
梨状孔（りじょうこう）（鼻）
外耳道（がいじどう）
上顎骨（じょうがくこつ）
後頭骨（こうとうこつ）
下顎骨（かがくこつ）
乳様突起（にゅうようとっき）
頬骨弓（きょうこつきゅう）

3　頭と顔——人体の特別な場所

3-1 ヒトの頭の特徴

「こうべ(首)」は、「あたま」よりも少し広い範囲を指すようです。もともとは身体の上部という意味で、「かみへ(上辺)」という呼び名から来ています。頭のすぐ下で細くなった部分が頸(くび)ですが、「こうべ」はこのあたりまでを含んでいます。「実るほどこうべを垂れる稲穂かな」というのは、頸のところが曲がって、頸と頭とを垂れているということです。「あたまを垂れる」でも、「かしらを垂れる」でも、おかしいのです。

「くび(頸)」は、頭と胴体の間をつなぐ部分で、少し細くなっていてよく動きます。頸の後ろの部分を「うなじ(項)」といいます。着物の襟元(えり)から見える「えりくび」とか「くびすじ」にあたる場所です。頸の前の部分を「のどくび(喉頸)」といいます。ノドの一部をここに触れることができます。頭部にいく太い血管が通っているので、ヒトの急所の一つです。古代ギリシャやローマでは、まさに喉頸を掻(か)き切って家畜を殺していました。

「かお」は、頭の前下の部分です。漢字では「顔」とも「貌」とも書きます。「顔」はもともと、顔の中でも特に露出した額(ひたい)のあたりを指す語です。そこから転じて、その人の人格そのものを指す意味や、名声が高くよく知られているといった意味でも使われます。それに対して「貌」は、外から見た姿や形という意味を持っています。顔は立てることができても、貌は立てることができません。町の顔はあっても、町の貌は見たことがありません。

Column ▶ 頸動脈と頸静脈の名前の由来

英語では頸動脈(けいどうみゃく)のことをcarotid artery、頸静脈(けいじょうみゃく)のことをjugular veinといいます。日本語ではどちらも同じ「頸」という語がついているのに、英語では動脈と静脈で別の名前になっています。

頸動脈(carotid artery)の名は、ギリシャ語のkarotidesからとられたものです。これは失神させるというkarosという古い動詞から生じた呼び名です。頸部を圧迫すると頸動脈を通って脳にいく血流が止まって失神します。そのことからこの名が生まれました。いわば「昏睡動脈」といった意味になります。

頸静脈(jugular vein)の名は、ラテン語の(jugulum)からとられたものです。これは喉頸を指す語ですが、もとは喉頸を掻き切るjuguloという動詞から生じた呼び名です。古代ギリシャ・ローマでは、家畜を殺すのに頸を切っていました。頸静脈から大量に出血して、失血死をするのです。いわば「喉頸静脈」という意味になります。

■■ 脳の大きさ ■■

　頭蓋を大きく2つの部分に分けます。後上の部分は**神経頭蓋**といいます。**頭蓋腔**という大きな空洞があって、脳を収めています。前下の部分は顔になっているので、**顔面頭蓋**といいます。ヒトは、ほかの動物に比べて、脳がうんと大きくなっています。そのため、頭全体の中で、神経頭蓋の割合が大きくなっています。

図3-5　神経頭蓋と顔面頭蓋

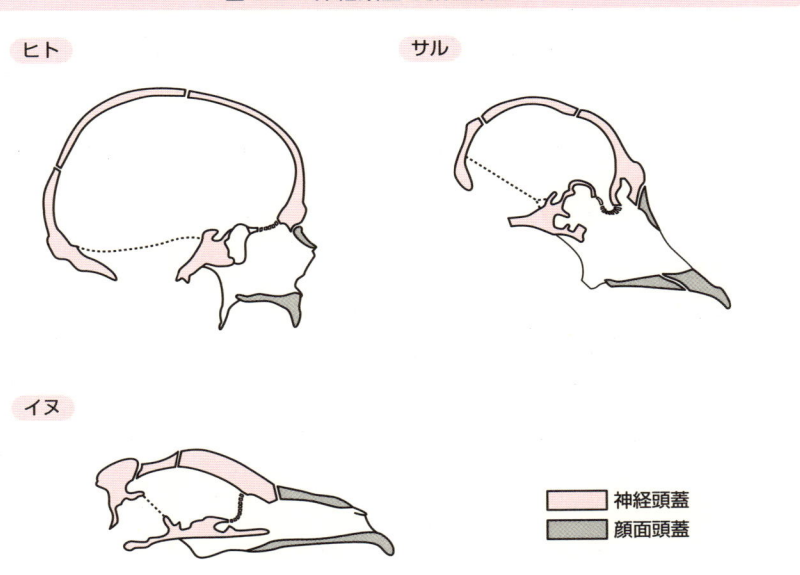

ヒト　　サル

イヌ

神経頭蓋
顔面頭蓋

　ヒトの脳がどれほど大きいか、頭蓋を左右半分に切った断面で、神経頭蓋と顔面頭蓋の割合を見るとよくわかります。イヌでは、口と鼻を含む顔面頭蓋が前に突き出していて、神経頭蓋はその後ろにくっついています。サルになると神経頭蓋が大きくなり、上に張り出してきます。ヒトになると、顔面頭蓋は後ろに引っ込んで顔が平らになり、巨大な神経頭蓋の前下にくっついています。

　ヒトの脳がほかの動物に比べてどれほど大きくなっているか、これを定量的に決めるのは意外と簡単ではありません。まず脳の大きさは、身体の大きさに比例するので、身体が大きい動物ほど脳が大きくなるのです。クジラの脳は6,800g、ゾウの脳は4,700gもあり、ヒトの脳の1,350gをはるかに上回っています。

3-1 ヒトの頭の特徴

図3-6 脳の重量

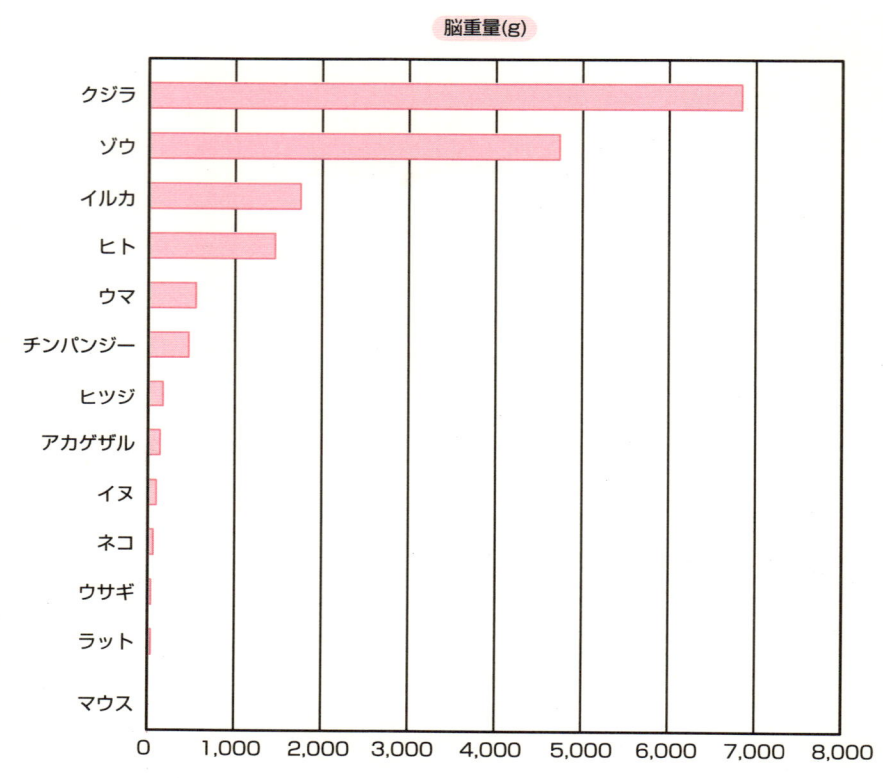

脳重量(g)

クジラ	約6,900
ゾウ	約4,800
イルカ	約1,800
ヒト	約1,500
ウマ	約600
チンパンジー	約500
ヒツジ	
アカゲザル	
イヌ	
ネコ	
ウサギ	
ラット	
マウス	

0　1,000　2,000　3,000　4,000　5,000　6,000　7,000　8,000

(Macphail, E. "Brain and Intelligence in Vertebrates". Oxford, England: Clarendon Press, 1982による)

　多くの動物について調べると、脳の大きさは身体の大きさの0.66乗に比例することがわかっています。これを基準値にして脳の大きさを比較することができます。この体重から予想される基準値に対する脳の大きさの比を、**脳化係数**（encephalization quotient：**EQ**）といいます。普通の動物より脳が何倍大きくなっているか、という目安になります。イヌやネコなどの動物では、基準値に近い1あたりですが、サルは全般にEQが高く、アカゲザルで2.1、チンパンジーで2.5ほどです。ヒトはEQがとび抜けて高く、脳の大きさが基準値の7.4倍にもなっています。イルカのEQも5.3と高く、知能が高いことをうかがわせます。

3-1 ヒトの頭の特徴

図3-7　脳化係数

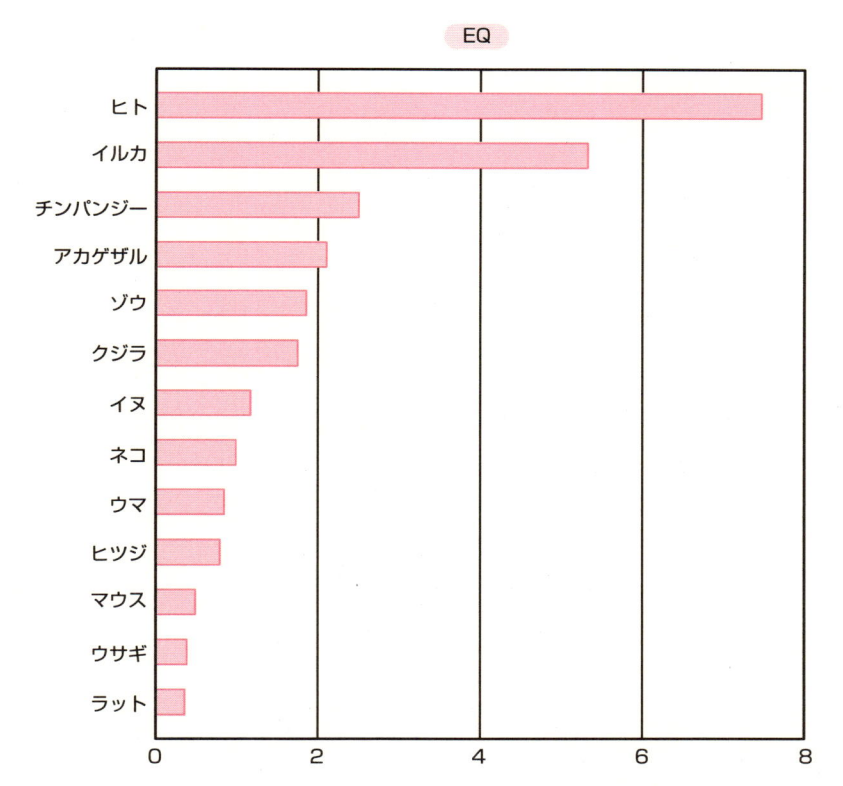

EQ

動物	EQ
ヒト	約7.5
イルカ	約5.3
チンパンジー	約2.5
アカゲザル	約2.1
ゾウ	約1.9
クジラ	約1.8
イヌ	約1.2
ネコ	約1.0
ウマ	約0.9
ヒツジ	約0.8
マウス	約0.5
ウサギ	約0.4
ラット	約0.4

(Macphail, E. "Brain and Intelligence in Vertebrates". Oxford, England: Clarendon Press, 1982による)

　脳が大きくなる進化は、400万年ほど前にアフリカで人類が生まれてから、急速に進んできました。化石として見つかる人類の**頭蓋腔**（とうがいくう）の大きさを調べるとわかります。最初の人類であるアウストラロピテクスでは、脳の容積が450ccほどで、ゴリラやオランウータンなどの類人猿とほとんど違いません。200万年ほど前のホモ・ハビリスという化石人類では600ccを超え、50万年ほど前のジャワ原人と北京原人ではほぼ1,000ccになっています。ネアンデルタール人は、5万年ほど生きていた化石人類で、現代人としばらく共存しました。その脳容積は現代人よりも大きく、1,500ccを超えていましたが、現代人との競争に負けて絶滅してしまいました。

3-1 ヒトの頭の特徴

図3-8 脳容積の進化

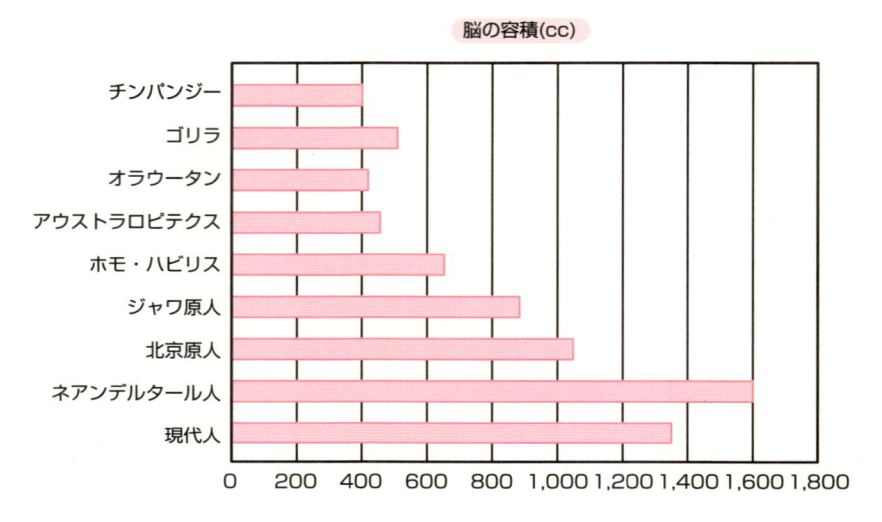

脳の容積(cc)

種	容積
チンパンジー	~400
ゴリラ	~500
オラウータン	~420
アウストラロピテクス	~500
ホモ・ハビリス	~650
ジャワ原人	~900
北京原人	~1,050
ネアンデルタール人	~1,600
現代人	~1,350

(Tobias, P. V. "Recent advances in the evolution of the hominids with special reference to brain and speech", in C. Chagas (ed.) Recent Advances in the Evolution of Primates, Vatican City: Pontificiae Academiae Scientiarum Scripta Varia 50, pp. 85-140による)

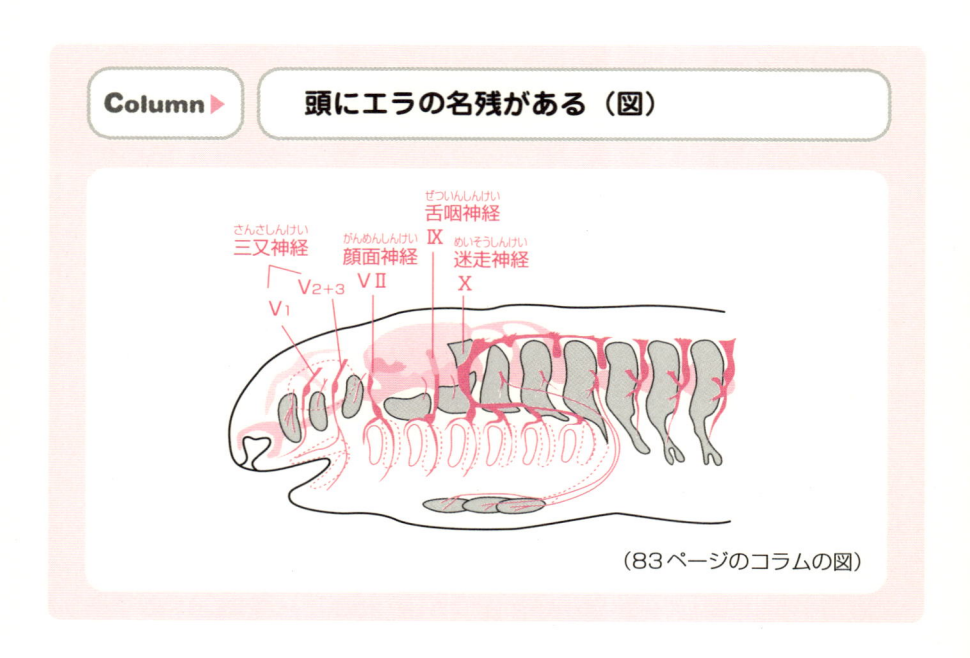

Column ▶ 頭にエラの名残がある（図）

三又神経 (さんさしんけい) V_1 V_{2+3}
顔面神経 (がんめんしんけい) Ⅶ
舌咽神経 (ぜついんしんけい) Ⅸ
迷走神経 (めいそうしんけい) Ⅹ

（83ページのコラムの図）

3-2 眼：外界の映像を写し撮る

私たちは視覚から大量の情報を得ています。「百聞は一見にしかず」といいます。眼は、ピント調節、明暗調節、手ブレ防止、画像処理など、豊富な機能を備えた、いわば超高性能のビデオカメラです。

■■■ ヒトの眼 ■■■

眼はただものを見るだけではありません。その眼差しには強い力があります。誰かと目をじっと見つめ合っていると、なんだか奇妙な気分になって、思わず目をそらしたくなります。「目は口ほどにものをいう」のです。

哺乳類には、いろいろな種類があります。イヌ・ネコなどの食肉類、ウシやブタなどの偶蹄類、ウマやサイなどの奇蹄類、ネズミやリスの齧歯類、モグラやハリネズミなどの食虫類などなど。ヒトはサルと同じ仲間の霊長類です。哺乳類の多くは視覚が弱いのですが、ヒトを含めてサルの仲間は、眼が非常によく発達しているのが特徴です。

哺乳類の多くは、色の感覚がありません。闘牛士は赤い布を振ってウシを興奮させますが、ウシには色の感覚がないので、別の色の布でもかまわないのです。赤い布を使っているのは、赤い色で観客が興奮するからです。イヌもネコも、色の感覚がありません。哺乳類の中でも、サルの仲間だけは色の感覚を持っています。

恐竜が地球上の環境を支配していた6,000万年ほど前まで、哺乳類は夜の暗闇に隠れて目立たないように地面をはい回る動物でした。視覚よりも、嗅覚や聴覚に頼って生きていたと考えられます。哺乳類の視覚が弱いのは、恐竜が生きていた時代に理由がありそうです。

サルの仲間は、地面から離れて樹上で生活するようになりました。樹上で動きまわるには、嗅覚と聴覚はあまり役に立ちません。木の枝がどこにあるか、その距離と方向を眼でしっかりと見定めておかないと、たちまち落っこちてしまいます。サルのほとんどは、左右の眼球がそれぞれ前を向いていて、両方の眼で物を見ることができます。両眼で同じ対象を見ると、左右の眼の像のズレから、対象までの距離を判断することができます。ネコなどの肉食動物も、眼が前を向いていることが多いのですが、これも獲物までの距離を把握するためです。これに対して、シカなどの草食動物では、眼が頭の横についています。こうすると、距離はつかめませんが、まわりを見渡して、敵がいないかどうかがよくわかるのです。

3-2 眼：外界の映像を写し撮る

図3-9　肉食動物と草食動物の視野

視野の広がりの図

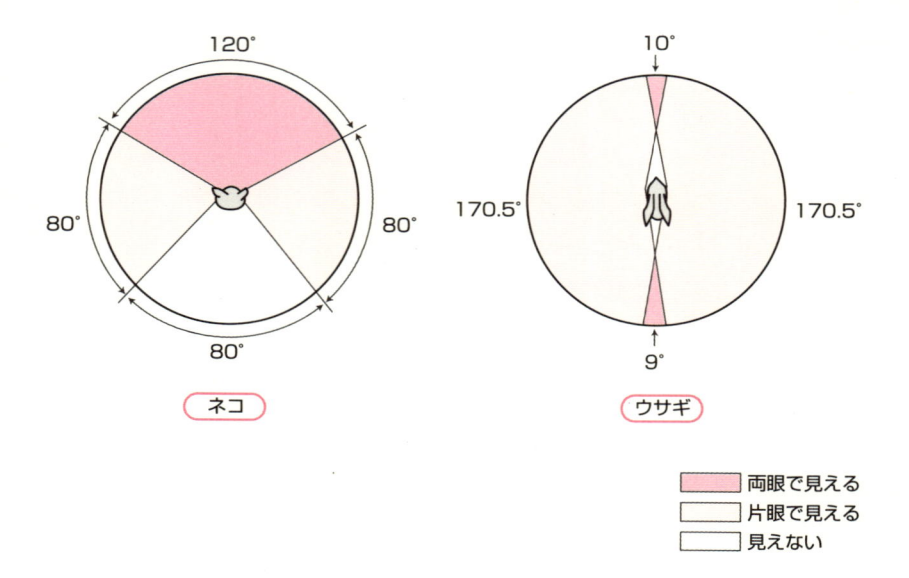

120°
80°　80°
80°
ネコ

10°
170.5°　170.5°
9°
ウサギ

■ 両眼で見える
□ 片眼で見える
□ 見えない

ネコの顔とウサギの顔

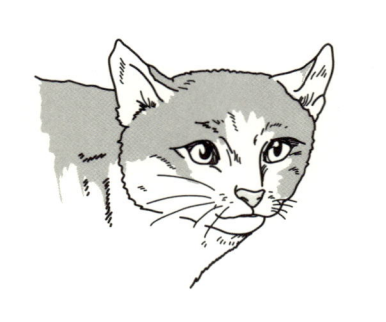

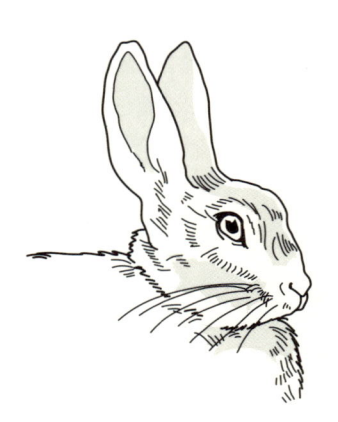

3-2 眼：外界の映像を写し撮る

　霊長類の頭蓋には、**眼窩**というくぼみがあり、この中に**眼球**を収めています。この特徴によって、頭の骨を見ただけで、サルの仲間かそうでないか、簡単に見分けることができます。ほかの動物では、くぼみのカベが不完全で、眼球が顎を動かす筋肉などに接しています。筋肉の動きや血管の拍動が、微妙に眼球に伝わって視線が安定しません。霊長類の眼窩は、眼球を頭のほかの部分から切り離して、対象を精確に見るのに役立つのです。

図3-10　眼窩のある頭蓋とない頭蓋

ガラゴの頭蓋（眼窩あり）

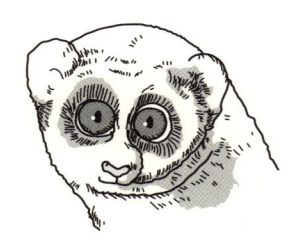

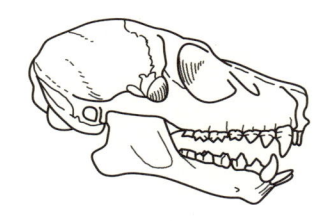

コヨーテの頭蓋（眼窩なし）

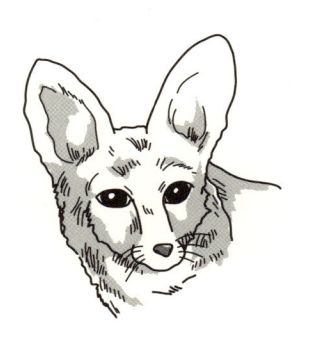

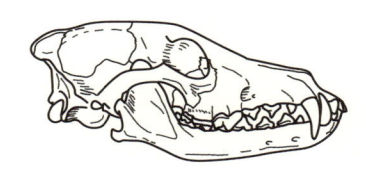

3-2 眼：外界の映像を写し撮る

■■ 眼球のカベと中身 ■■

　眼を前から見ると、上下のまぶたにはさまれたすき間から、**白目**と**黒目**が見えます。これは、眼球のほんの一部だけが見えているのです。**眼球**そのものは、直径が2.5 cmほどの卓球ボールのような形をしています。薄い丈夫なカベに包まれていて、内部には透明なゼリー状のものや小さなレンズが入っています。

　眼球のカベは、３層になっています。外側の第１層は、丈夫な結合組織からできています。カベの大部分は、**強膜**と呼ばれ、不透明で白くなっていますが、前方の直径10㎜ほどの円盤状の部分が**角膜**で、透明になっています。眼を前から見て、白目の部分が強膜で、黒目の部分が角膜です。黒目は、眼球のカベが黒いのではなく、透明な角膜を通った光が、その奥で吸収されて返ってこないので、黒く見えるのです。

　眼球のカベの第２層は、**脈絡膜**という血管が豊富にある膜です。血管は、眼球の中のあらゆる部分に血液を送ります。脈絡膜は、眼球の前端に近いところで、内側に向かって輪状の突き出しを２つつくっています。前のほうの突き出しは、**虹彩**と呼ばれ、眼を前から見て、黒目の中に見えています。虹彩に囲まれて、中央に**瞳孔**という孔が開いています。この瞳孔を通って光が眼球の奥に入り、網膜に届いて光を感じるのです。奥にある方の突き出しは、**毛様体**といいます。外から見ることはできませんが、瞳孔の奥にある**水晶体**と細かい糸でつながっていて、水晶体の厚みを変えて遠近調節をするのに役立っています。

　眼球のカベでいちばん中側の第３層は、光を感じる**網膜**です。外からの光が網膜に届くということは、逆に網膜のようすを外から見ることもできる、ということです。病院で眼科にいくと、**眼底鏡**という機械で眼を調べることがあります。これは、網膜のようすを見ることができる機械で、網膜の病気や、脳の血管の異常を診断するのに役立ちます。

　眼球の中身はすべて透明で、３つの部分に分かれています。前のほうから順に、**眼房**という液を含んだ空間、水晶体という弾力性のあるレンズがあります。水晶体は、毛様体と細かい糸でつながっていて、厚みが変わって遠近調節をします。その後方で眼球の中身の大部分を占めるのは、**硝子体**というゼリー状の物質です。

3-2 眼：外界の映像を写し撮る

図3-11　眼球の構造

眼球全体の水平断

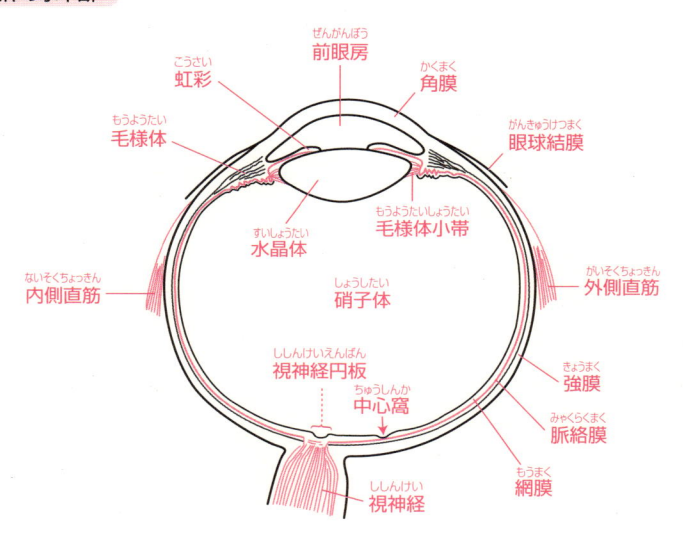

- 虹彩（こうさい）
- 前眼房（ぜんがんぼう）
- 角膜（かくまく）
- 毛様体（もうようたい）
- 眼球結膜（がんきゅうけつまく）
- 毛様体小帯（もうようたいしょうたい）
- 水晶体（すいしょうたい）
- 内側直筋（ないそくちょっきん）
- 硝子体（しょうしたい）
- 外側直筋（がいそくちょっきん）
- 視神経円板（ししんけいえんばん）
- 強膜（きょうまく）
- 中心窩（ちゅうしんか）
- 脈絡膜（みゃくらくまく）
- 網膜（もうまく）
- 視神経（ししんけい）

眼球前方部の水平断

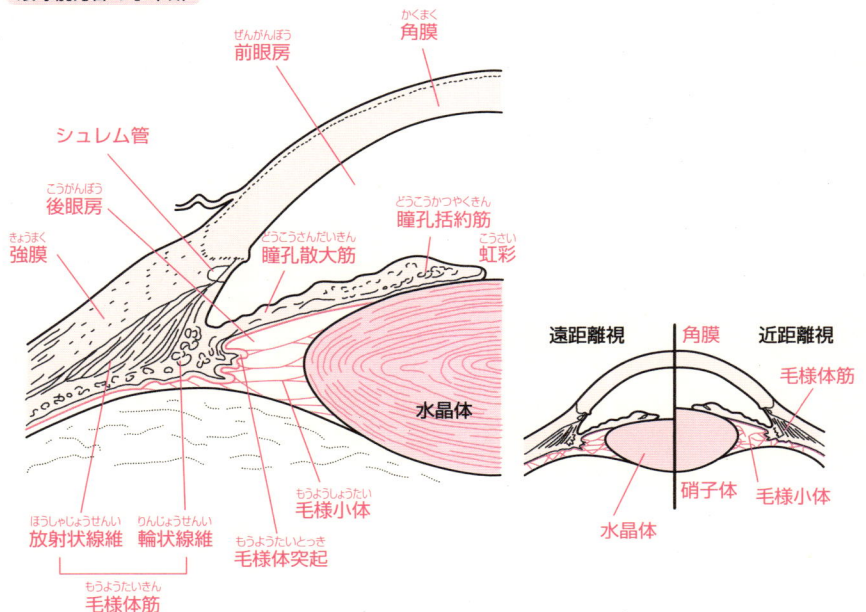

- 前眼房（ぜんがんぼう）
- 角膜（かくまく）
- シュレム管
- 後眼房（こうがんぼう）
- 瞳孔括約筋（どうこうかつやくきん）
- 強膜（きょうまく）
- 瞳孔散大筋（どうこうさんだいきん）
- 虹彩（こうさい）
- 水晶体
- 放射状線維（ほうしゃじょうせんい）
- 輪状線維（りんじょうせんい）
- 毛様体突起（もうようたいとっき）
- 毛様小体（もうようしょうたい）
- 毛様体筋（もうようたいきん）

遠距離視 ｜ 角膜 ｜ 近距離視
- 毛様体筋
- 硝子体
- 毛様小体
- 水晶体

3-2 眼：外界の映像を写し撮る

■■ ピントをあわせる ■■

　ピントの合っていない写真は、どうにも救いようがありません。自分の眼で見る情景のピントがズレていたら、毎日の生活が苦しくてたまりません。

　前方からやってきた光は、**角膜**（かくまく）を通り、眼房の中の眼房水を通り、**水晶体**（すいしょうたい）を通り、そして**硝子体**（しょうしたい）を通り抜けて、眼球の奥の**網膜**（もうまく）に達します。この中で、ピントの調節するために形を変えるのは、水晶体です。

　水晶体は、細かい糸で**毛様体**（もうようたい）につながれています。毛様体の中には、輪状に走る**平滑筋**（へいかつきん）があって、副交感神経の刺激によって収縮して、毛様体が水晶体に向かって突き出します。そうすると、水晶体をつなぐ糸がゆるみ、水晶体は自分の弾力で厚さを増します。こうして焦点が手前にズレて、近いところにピントが合うのです。

　こうして、水晶体の厚みを変えて、遠くや近くのものにピントを合わせることができるのですが、人によっては、眼球や角膜の形によって、近距離だけにピントが合うという眼もあります。これが**近視**（きんし）で、原因の多くは眼球が長過ぎることです。また人によっては、図柄の方向によってピントの位置がズレることがあります。これが**乱視**（らんし）で、角膜の表面の形が完全な球形でなく、いびつになっているのが原因です。近視も乱視も、メガネやコンタクトレンズをうまく使うと、よく見えるようになります。

　40歳を過ぎると、たいていの人は遠近調節が難しくなってきます。これが**老眼**（ろうがん）で、水晶体が弾力性を失って固くなるのが原因です。老眼のまま生活していると、ムリにピントを合わせようとするので、すぐ疲れます。近くを見るときだけ老眼鏡をかけたり、上と下で焦点距離の異なるメガネに変えたりして、対応します。

　さらに年齢を重ねると、水晶体がさらに老化をして、不透明になってきます。**白内障**（はくないしょう）といい、物がよく見えません。こうなると、メガネやコンタクトレンズは無力です。眼科の病院で、水晶体を取り除いてプラスチックの人工レンズに置き換える手術をすると、スッキリ見えるようになります。

3-2 眼：外界の映像を写し撮る

図3-12　眼の屈折異常

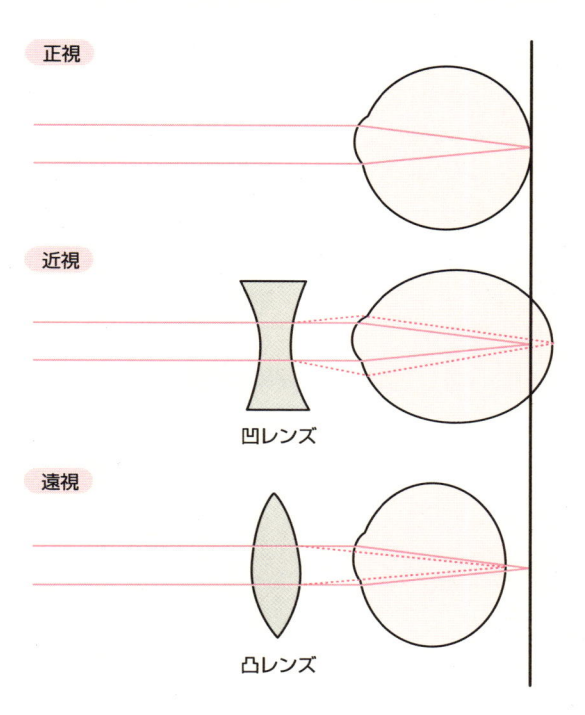

正視

近視

凹レンズ

遠視

凸レンズ

図3-13　近くも遠くもよく見えるメガネ

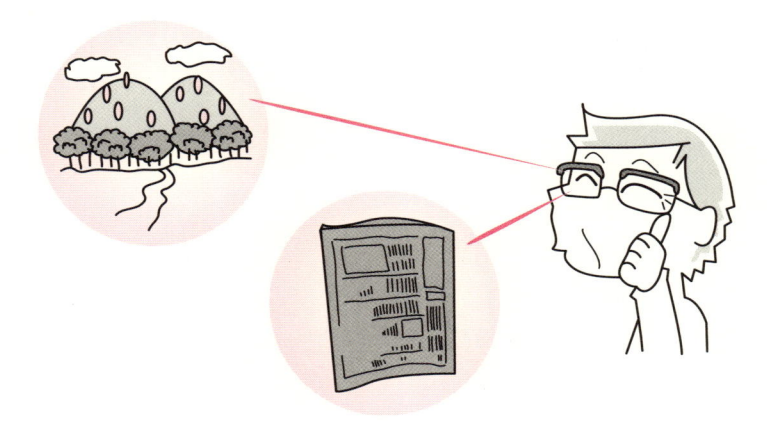

3-2 眼：外界の映像を写し撮る

■■ 光を感じる ■■

　光を感じるのは、眼球のカベの内面にある**網膜**です。網膜には、光を感じる細胞と、信号を伝える神経細胞がギッシリと詰まっています。

　光を感じる**視細胞**には、2種類のものがあります。色を区別できるけれど、感度はあまり高くない**錐体**と、白黒だけを感じて、感度の高い**杆体**です。錐体は、網膜の奥の視野の中心部分にギッシリと集まっています。眼底鏡で見ると、この部分が色素のために黄色っぽく見えるので、**黄斑**といいます。黄斑のところは、細かいものを区別することができるので、本を読むときには、視野で文字を読みます。中心から少しずらすと、文字が読みにくくなります。

図 3-14　網膜の構造

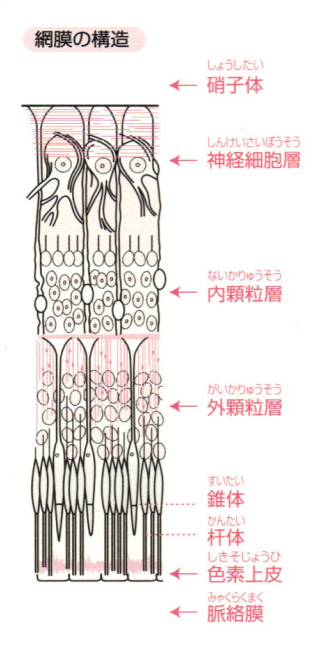

網膜の構造

← 硝子体
← 神経細胞層
← 内顆粒層
← 外顆粒層
･･･ 錐体
･･･ 杆体
← 色素上皮
← 脈絡膜

網膜の細胞の連絡

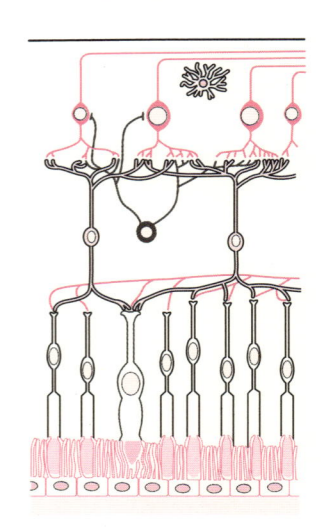

3-2 眼：外界の映像を写し撮る

網膜の視細胞

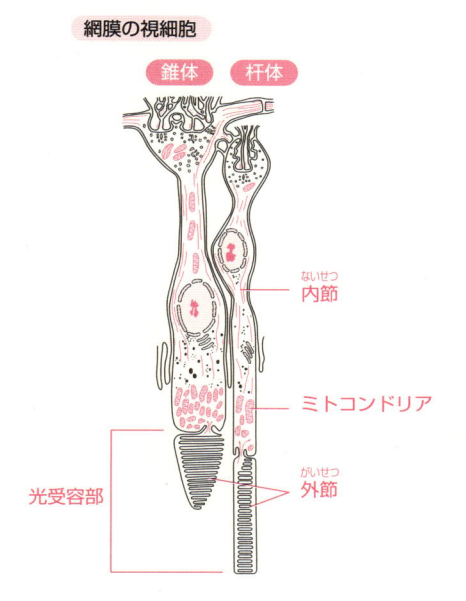

錐体　杆体

内節
ミトコンドリア
光受容部　外節

　暗いところでは、錐体が働かなくなり、杆体だけで物を見るようになります。そういった照明不足のときの視覚の特徴は、細かい物が見えないことと、色の区別ができなくなることです。「暗いところでは本を読まない」とか、「洋服の色は明るいところで確かめる」とかは、視細胞の性質からいって当然のことなのです。

　部屋が明るくなったり、暗くなったりすると、**虹彩**が縮んだり伸びたりして、**瞳孔**の大きさが変わります。網膜に届く光の量を調節しているのです。これを**対光反射**といい、脳が生きているかどうかを調べるのに使います。懐中電灯で眼に光を当てても、瞳孔が開いたまま動かないのは、死亡を確認する際の重要な徴候の一つです。

　暗いところから明るいところに出ると、始めはまぶしく感じますが、すぐに慣れます。明るいところから暗いところに入ると、少し時間はかかりますが、見えてくるようになります。これを**明暗順応**といいます。この明暗順応に、瞳孔はあまり役立ってはいないのです。月の出ていない曇った夜に、かろうじて夜道が見えるときと、晴天のスキー場で光をまぶしく感じるときとでは、光の量が100万倍も違います。瞳孔の直径の変化は2倍強ほどで、網膜に届く光の量は、5倍ほどの調節しかできません。網膜の感度は、杆体と錐体を切り換えることによって、1,000倍も変化をします。明暗順応をするのは、主に網膜の視細胞の働きです。

3　頭と顔——人体の特別な場所

3-2 眼：外界の映像を写し撮る

■■ 眼を動かす ■■

眼球には、6つの**眼筋**がついています。6つの眼筋を3本の**脳神経**が支配しています。これによって、眼球を動かして、視線を上下・左右、好きな方向に向けることができます。

どのようなときに眼球を動かすのでしょうか？　たとえば、電車で横に座っている人の新聞を、顔を前に向けたままのぞき込むとか、たかだかそんなことのために、6つの眼筋と3本の脳神経が用意されているのでしょうか？

眼球を動かすのには、もっと重要な働きがあります。身体や頭が動いても、視線を一定に保って、見えている画像が動かないようにする、すなわちビデオカメラの「手ブレ防止」の働きです。

図3-15　眼筋

前方から見た眼球と眼筋

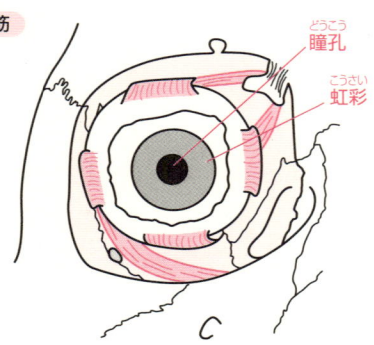

瞳孔
虹彩

上方から見た眼球と眼筋

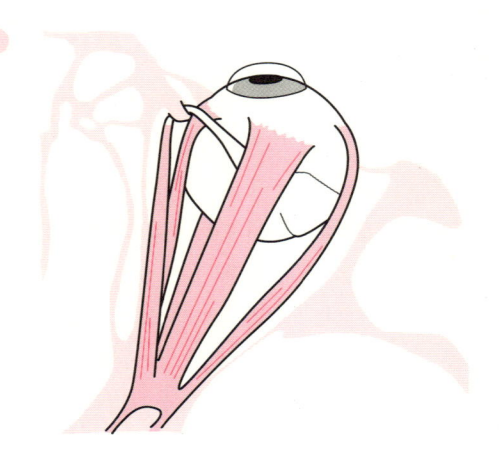

3-2 眼：外界の映像を写し撮る

　試しに、この本を手にとって文字を見ながら、顔を上下左右に動かしてみてください。視線は本の同じ場所に固定されていて、文字はよく見えているでしょう。次に、顔は動かさないで、本を上下左右に動かしてみてください。こんどは文字が見えにくくなっているでしょう。顔を動かすのと本を動かすのとでは、見え方がまったく違います。

　頭の動きを感じ取って、それにあわせて眼球を動かすしくみが、脳に備わっているのです。頭を上下や左右に動かすと、回転の動きが生まれます。それを**内耳**の**半規管**が感じ取って、脳に伝えます。すると、脳の中の反射回路から、頭の動きと逆の方向に眼球を回転させるよう、眼筋に指令が送られます。この反射の働きで、身体や頭が動いても、眼に入る画像がブレにくくなっています。

　ひと昔前のビデオカメラには、手ブレ防止装置がついていないために、手ブレの激しい画像がしばしばありました。そんな画像を見ていると、それだけで気分が悪くなってきます。ヒトの眼には、すぐれた手ブレ防止装置がついているのです。

図3-16　眼球が動くのは何のため？

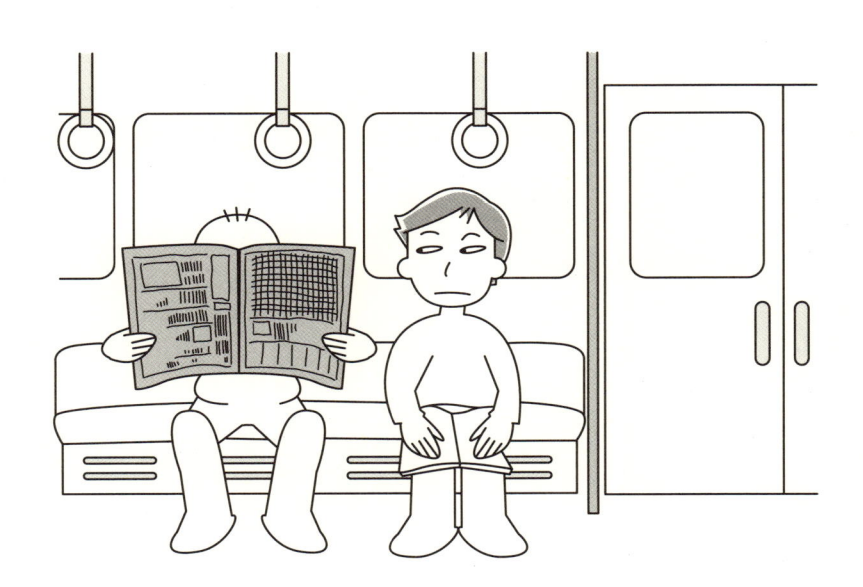

3-3 耳：音を聞く、頭の動きを感じる

音声は、人の心に直結しています。声のわずかな響きの違いから、人の感情を読み取ることができます。魂（たましい）の底まで揺さぶるような音楽があります。平衡感覚も、なぜか耳の仕事です。

■■■ 外から見える耳 ■■■

「耳をつまんでください」というと、頭の横についている耳たぶに触れます。医学では**耳介**（じかい）といい、軟骨が中に入っています。

耳介（じかい）は、ヒトでは、音をよく聞くためにあまり役立ってはいません。ウサギのような動物では、耳介の向きを変えて音を集める役目をしています。ヒトでは、音をよく聞く

図3-17　外耳

外耳の外観

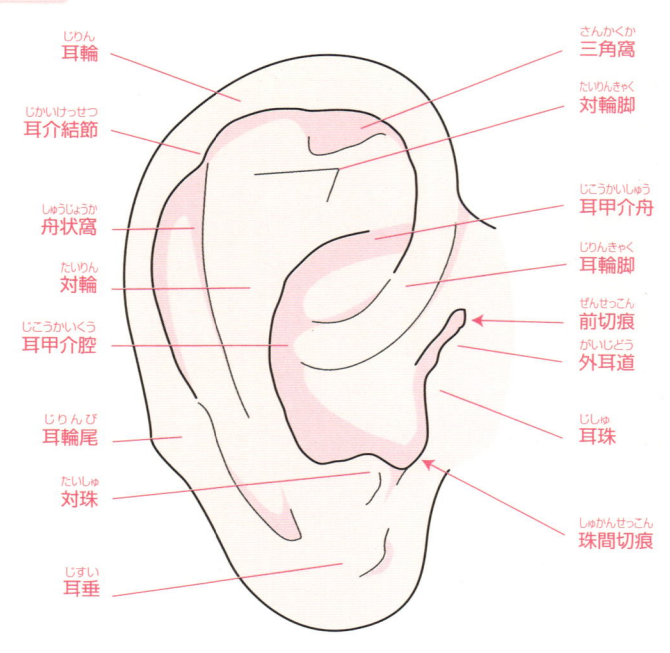

- じりん　耳輪
- じかいけっせつ　耳介結節
- しゅうじょうか　舟状窩
- たいりん　対輪
- じこうかいくう　耳甲介腔
- じりんび　耳輪尾
- たいしゅ　対珠
- じすい　耳垂
- さんかくか　三角窩
- たいりんきゃく　対輪脚
- じこうかいしゅう　耳甲介舟
- じりんきゃく　耳輪脚
- ぜんせっこん　前切痕
- がいじどう　外耳道
- じしゅ　耳珠
- しゅかんせっこん　珠間切痕

3-3 耳：音を聞く、頭の動きを感じる

外耳の軟骨

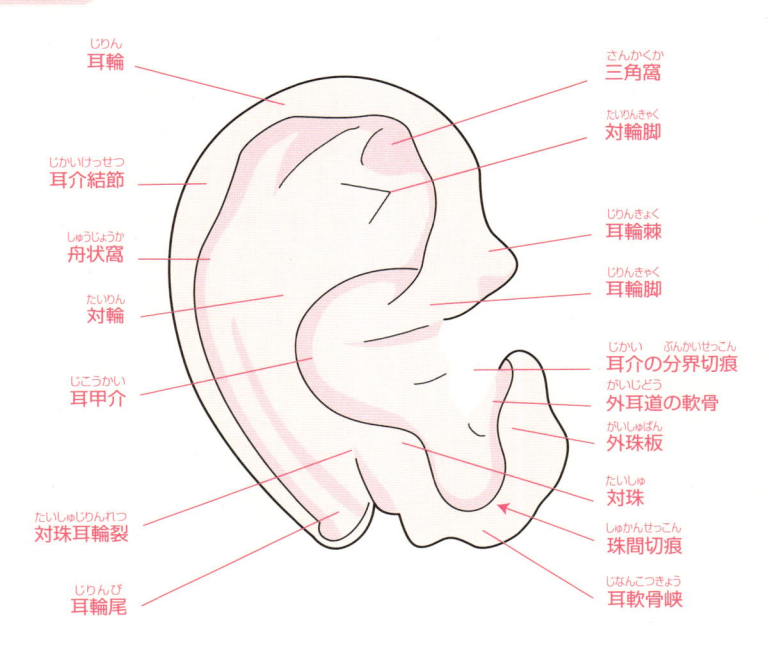

- 耳輪（じりん）
- 三角窩（さんかくか）
- 対輪脚（たいりんきゃく）
- 耳介結節（じかいけっせつ）
- 耳輪棘（じりんきょく）
- 舟状窩（しゅうじょうか）
- 耳輪脚（じりんきゃく）
- 対輪（たいりん）
- 耳介の分界切痕（じかいのぶんかいせっこん）
- 耳甲介（じこうかい）
- 外耳道の軟骨（がいじどうのなんこつ）
- 外珠板（がいしゅばん）
- 対珠（たいしゅ）
- 対珠耳輪裂（たいしゅじりんれつ）
- 珠間切痕（しゅかんせっこん）
- 耳輪尾（じりんび）
- 耳軟骨峡（じなんこつきょう）

　以外の役目が大きいようです。第一に、眼鏡をかけるのに必要です。それと、耳は人相（にんそう）の一部になっていて、耳介の形や大きさが、顔の特徴の一つとして記憶に残ります。ましてや、耳介が無いなどというのは論外です。先天的に耳たぶの無い人には、肋骨（ろっこつ）の軟骨を使って、耳介をつくる手術も行われます。

　耳介の中央に、耳の穴が見えます。そこから**外耳道**（がいじどう）という3cm強のトンネルが続き、その奥に**鼓膜**（こまく）があります。

　外耳道には耳アカがたまります。カサカサした乾いた耳アカは、皮膚の細胞がはがれ落ちてきたものです。ネットリしている耳アカは、外耳道の皮膚にある**アポクリン汗腺**（かんせん）の分泌物を含んでいます。アポクリン汗腺は、外耳道のほか、脇の下や肛門の周囲など、特別な場所にだけあります。耳アカのネットリしている人は、脇の下のアポクリン汗腺も発達していて、脇の下にもよく汗が出ます。アポクリン汗腺の分泌物は、タンパク質を多く含んでいて、それが細菌によって分解されて、**腋臭**（わきが）のもとになるのです。だから、耳アカがネトネトしている人は、脇の臭いも強いはずです。

3-3 耳：音を聞く、頭の動きを感じる

■■ 音をつたえる耳 ■■

　鼓膜（こまく）の奥は、**鼓室**（こしつ）という洞穴（どうけつ）になっています。つまり鼓膜は、外耳道（がいじどう）と鼓室を隔てる障子（しょうじ）みたいなものです。あまり強い力が加わると破れます。鼓膜は、直径が９㎜ほどで、外耳道に向かって傾いています。鼓膜を見るには、耳介（じかい）を後上方に引っぱり、耳鏡（じきょう）という簡単な道具を使います。

　鼓室の洞穴には、米粒みたいな小さな骨が３つあって、外から鼓膜に届いた音を、耳の奥にある内耳（ないじ）にまで伝えます。その形から、**ツチ骨**、**キヌタ骨**、**アブミ骨**と呼ばれます。人体でいちばん小さな骨です。小さいといっても、ツチ骨とアブミ骨には、それぞれ筋肉が着いているのですから、立派な骨です。

図3-18　中耳

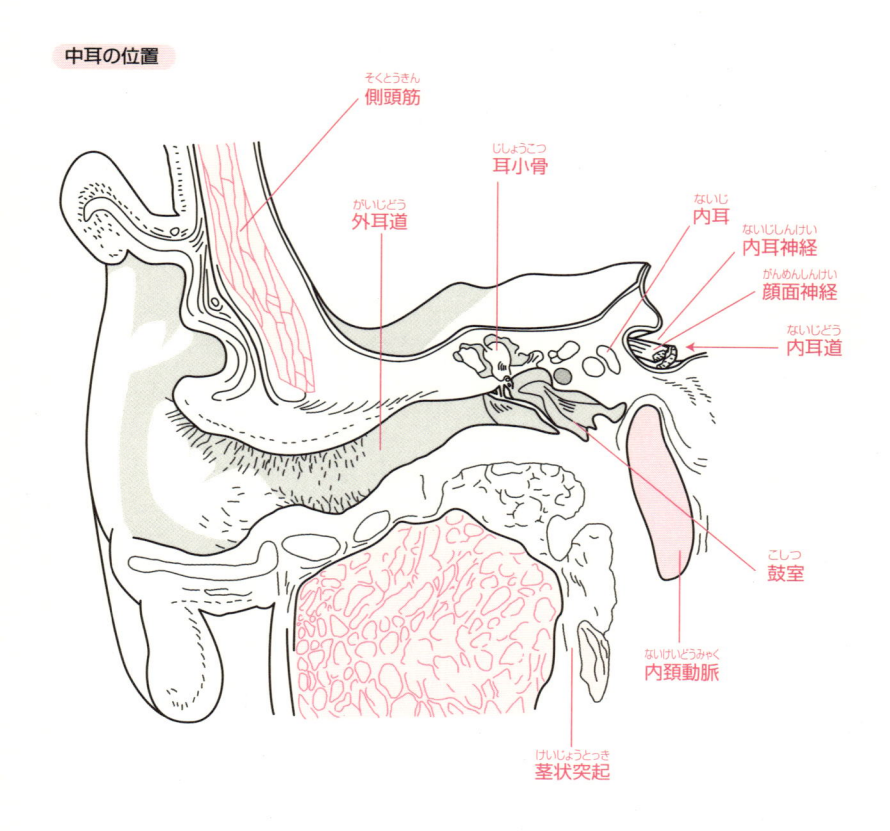

中耳の位置

側頭筋（そくとうきん）
耳小骨（じしょうこつ）
外耳道（がいじどう）
内耳（ないじ）
内耳神経（ないじしんけい）
顔面神経（がんめんしんけい）
内耳道（ないじどう）
鼓室（こしつ）
内頚動脈（ないけいどうみゃく）
茎状突起（けいじょうとっき）

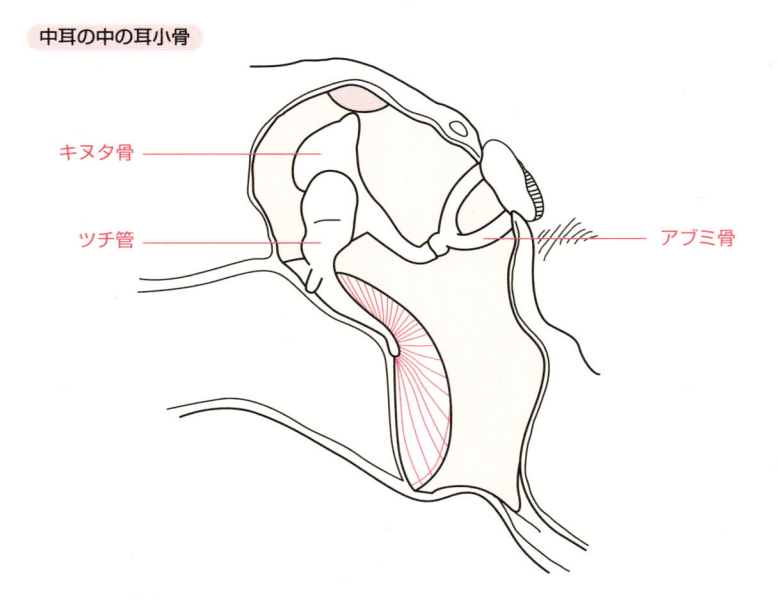

3-3 耳：音を聞く、頭の動きを感じる

中耳の中の耳小骨

- キヌタ骨
- ツチ骨
- アブミ骨

　音を伝えるだけなら、こんなちっぽけな骨を３つも用意し、おまけに筋肉までつけておくのは大げさに見えるかもしれません。空気中を伝わってきた音波を、内耳を満たしている水に伝えるというのは、それだけたいへんなことなのです。空気と水の密度があまりに違うので、もし、これらの**耳小骨**（じしょうこつ）がなければ、音の振動のほとんどは、水の表面ではね返されてしまうのです。

　空気の振動を受ける鼓膜の面積は、内耳の中の水に振動を送るアブミ骨の底の面積の１７倍ほどになります。また耳小骨の間のテコの働きによって、音の振動の大きさが１.７倍ほどになります。この働きのおかげで、きわめて効率よく、音の振動エネルギーの約６０％を内耳に伝えることができます。耳小骨についている筋肉は、大きな音で内耳がこわれないように、音の伝導を抑える働きをしています。

　鼓室という空洞と、その中の耳小骨は、空気中の音を効率よく内耳に伝えるためのしかけです。

3　頭と顔──人体の特別な場所

3-3 耳：音を聞く、頭の動きを感じる

■■ ノドにつながる耳 ■■

　頭の骨の中に、**鼓室**（こしつ）という空洞があると、ちょっと難しい問題が生じます。鼓室の大きさは変わらないけれども、中に含まれている空気が、圧力によってふくらんだり縮んだりするからです。

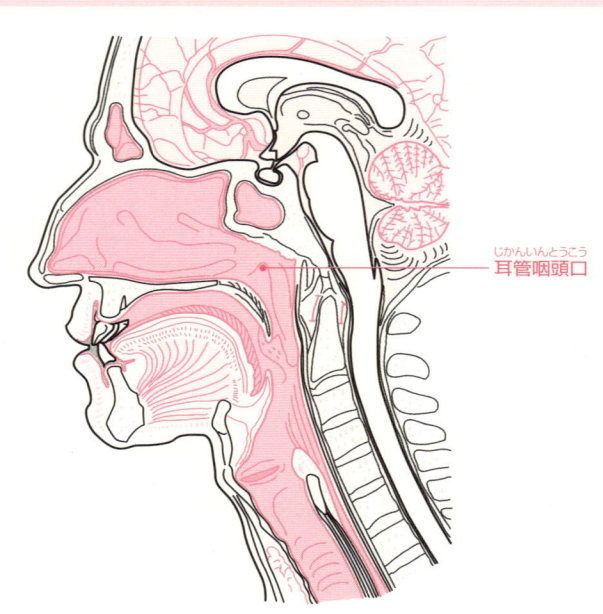

図3-19　耳管がノドに開く場所

耳管咽頭口（じかんいんとうこう）

　水に深く潜（もぐ）ると、気圧が高くなり、鼓室の空気が縮みます。逆に、飛行機に乗ると、気圧が低くなり、鼓室の空気がふくらみます。外と中の圧力のバランスをとるために、鼓膜が内向きや外向きに押されて痛くなります。その力があまりに強いと、鼓膜が破れます。
　そうならないように、鼓室を外につなぐ通路が別に必要です。**耳管**（じかん）という細い管が、鼻の奥にある**咽頭**（いんとう）までつながっています。耳管は、16世紀の解剖学者の名前をとって、**エウスタキウス**（Eustachius）**管**とも呼ばれます。
　耳管は普段は閉じているのですが、必要なときには開くことができます。耳管が咽頭に開くあたりに筋肉があり、物を飲み込む動作をするときに、この筋肉が収縮して耳管を開きます。エレベーターで高層ビルに上って、気圧の変化で耳が痛くなったら、ツバを飲み込めばよいのです。

最奥の耳

耳の音を感じる部分、すなわち**内耳**は、いちばん奥で頭の骨の中にあります。内耳を取り出してきて見せることは、不可能です。内耳は、骨の中にある洞穴です。その複雑な形を見るには、孔の中に金属を流し込んで鋳型をつくるなど、特別な方法を使わなければなりません。

内耳の迷路は、二重構造になっています。まず骨の中に洞穴があり、**骨迷路**と呼ばれます。その中にそっくり同じ形の膜の袋が収まっていて、**膜迷路**といいます。骨迷路と膜迷路の間の空間には、**外リンパ**という液が、膜迷路の中には、**内リンパ**という液が入っています。内リンパは**カリウム**を多く含むので変わっています。体内の液は、**ナトリウム**を多く含むのが普通です。音や平衡感覚を感じる細胞は、このカリウムの多い内リンパを必要としていて、膜迷路の中に向いています。

内耳の迷路は、3つの部位に分かれます。前方の**蝸牛**は、かたつむりのように渦を巻いていて、音を感じます。中間の部分を**前庭**といい、重力のような縦の運動の力や、傾きのような横の運動の力を感じます。後方の**半規管**は、3つのループが互いに直角に位置していて、回転運動の力を感じます。

図3-20 内耳

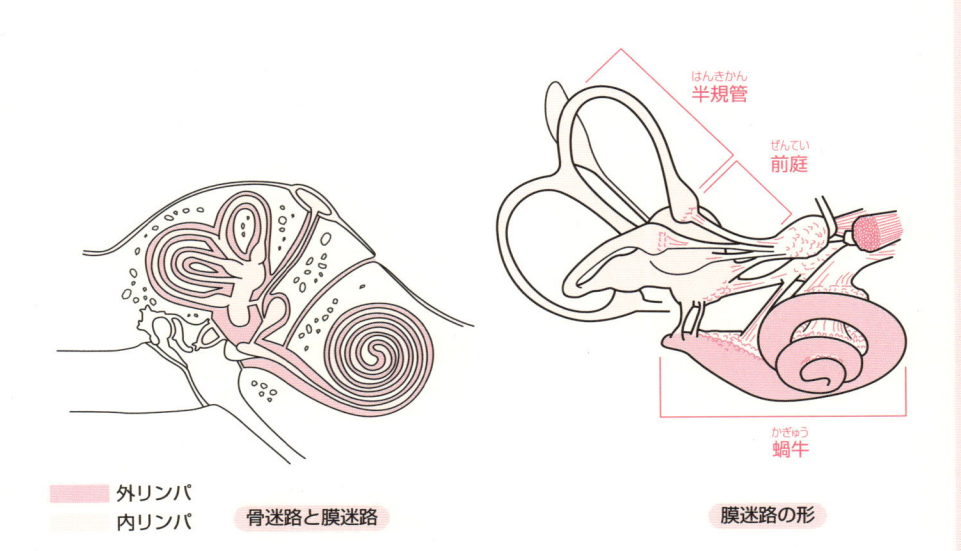

外リンパ
内リンパ

骨迷路と膜迷路

半規管
前庭
蝸牛

膜迷路の形

3-3 耳：音を聞く、頭の動きを感じる

■■ 難聴とめまい ■■

　蝸牛(かぎゅう)では、先細りの1本の管が2回転半のらせんをつくっています。管の中は二階建てで、2つの階の間に膜迷路(まくめいろ)の**蝸牛管**(かぎゅうかん)がはさまっています。上のほうを**前庭階**(ぜんていかい)といい、アブミ骨の底から音波を受け取って、蝸牛の先端に向かって伝えていきます。蝸牛の先端で上下の階がつながって、音波は下の**鼓室階**(こしつかい)を通り、小さな窓を通して中耳(ちゅうじ)に抜けて

図 3-21　内耳の有毛細胞

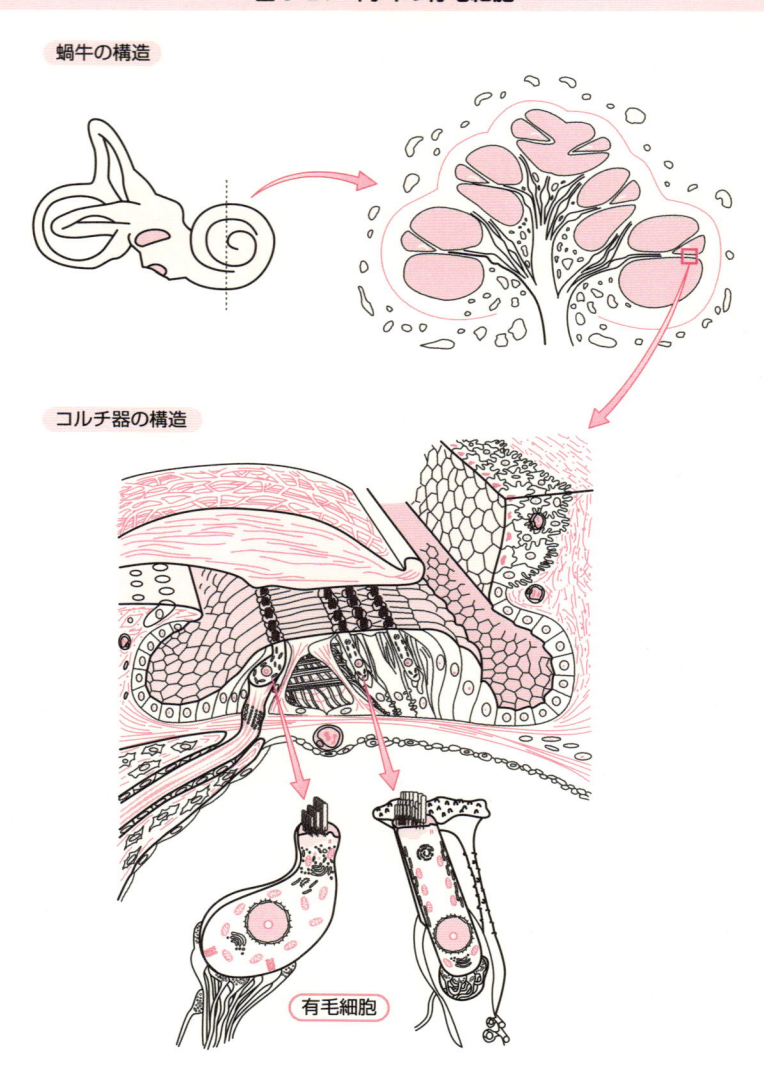

蝸牛の構造

コルチ器の構造

有毛細胞

いきます。

蝸牛管のカベの一部に、**コルチ器**があり、ここに音を感じる細胞があります。蝸牛管の音を感じる細胞は、前庭（ぜんてい）や半規管（はんきかん）にある運動の力を感じる感覚細胞と同じ形をしています。ともに細胞の頭に特殊な毛が生えているので、**有毛細胞**（ゆうもうさいぼう）と呼ばれます。

内耳の有毛細胞がこわれる病気があります。いろいろな原因がありますが、内リンパが増えて膜迷路が腫（は）れる**メニエール病**や、結核の治療に用いられる抗生物質によるものが有名です。有毛細胞がこわれると、耳が聞こえない難聴になります。こういった有毛細胞が原因で起こる感音性の難聴は、しばしばめまいも一緒に起こります。前庭と半規管の有毛細胞も一緒に侵されて、平衡感覚がおかしくなるからです。**中耳炎**（ちゅうじえん）などで起こる伝導性の難聴では、めまいを起こしません。

めまいとっても、眼がおかしくなったわけではありません。多くの場合は、内耳などの病気で、平衡感覚に異常を起こしているのです。眼の運動が、内耳の平衡感覚をもとに調節されているので、眼に関係するように感じるのです。

図3-22　めまいの多くは内耳の病気

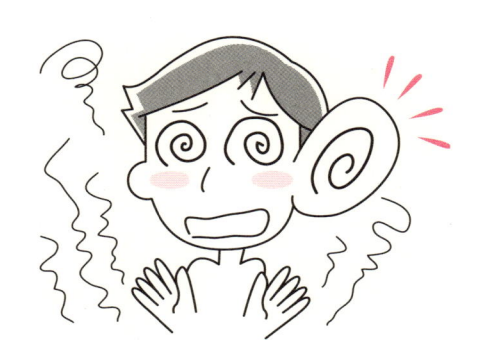

3-4 口と顎

口は、食べ物を取り込んで、噛んで、味わって、飲み込みます。意外と高度な働きで、口はさまざまなしかけを用意しています。これがうまくできないと、生命にもかかわる重大事なのです。

■■ 容器としての口 ■■

口の中に食べ物を入れて、噛んで細かくすることを、**咀嚼**といいます。咀嚼の際に、食物は口という容器の中に閉じこめられて、その中で噛まれてつぶれていきます。口は閉じていても、顎は上下・左右・前後に動いて、食物を噛みくだき、すりつぶします。

図3-23 口の構造

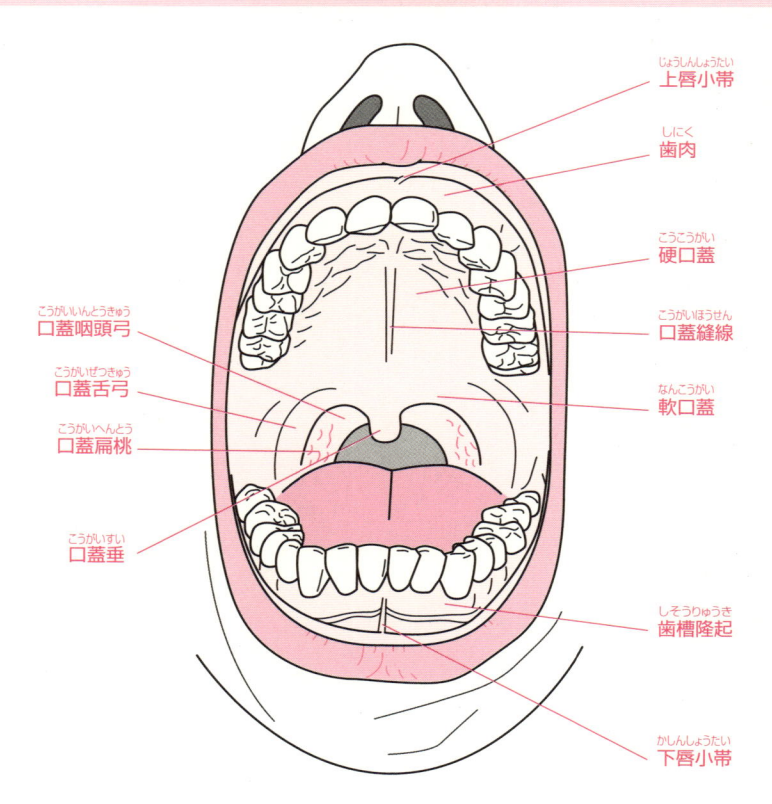

上唇小帯
歯肉
硬口蓋
口蓋咽頭弓
口蓋縫線
口蓋舌弓
軟口蓋
口蓋扁桃
口蓋垂
歯槽隆起
下唇小帯

3-4 口と顎

　口の空間を**口腔**といいますが、二重構造になっています。まず、口唇、頬などからできる**外壁**があって、口腔を密閉します。その内部に、歯列を生やした**上顎**と**下顎**という中仕切りがあります。口腔は歯列によって、前方のせまい部分と奥の本来の部分の２つに分かれていています。

　口の外壁にあたる口唇・頬の運動と、中仕切りにあたる顎の運動は、別々に行われています。食物を咀嚼するときには、口唇は閉じていて、顎を動かしています。逆に顎を閉じておいて、口唇だけを動かすこともできます。口唇は、顔の皮膚の一部であり、顎の骨格とは別に動くようになっているのです。

■■ 鼻と口を境する ■■

　カエルの解剖をしてみたことはありませんか？　カエルの口を開いてその天井を見ると、変わったことに気づきませんか？　なんと、鼻の孔が、口の天井に見えるのです。カエルでは、鼻の孔がそのまま口につながっているのです。

　ヒトや哺乳類では、鼻の奥には、しっかりとした鼻の空間があって、口とは別になっています。口腔と鼻腔の間の仕切り板を、**口蓋**といいます。口蓋は、大部分が骨でできていて**硬口蓋**と呼ばれますが、後方の３分の１くらいのところは筋肉になっていてよく動き、**軟口蓋**と呼ばれます。咀嚼をするときには、舌の後ろと軟口蓋とがくっついて、口から咽頭への出口をふさぎます。口蓋によって口腔と鼻腔が完全に分かれているのは、哺乳類だけです。

　口蓋が不完全なままで生まれてくる赤ちゃんが、ごくたまにいます。**口蓋裂**といいます。口蓋の裂け目が大きい場合には、ミルクをうまく飲めないとか、声をうまく出せないとか、困ったことが起こります。どのような治療をするかどうかは、程度によって異なりますが、生後１年ほどで口蓋を閉じる手術をして治します。

3-4 口と顎

図3-24 口蓋

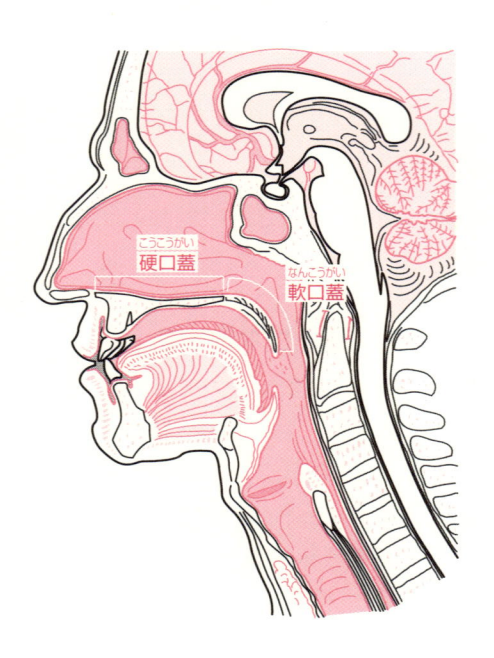

硬口蓋（こうこうがい）
軟口蓋（なんこうがい）

Column ▶ くちびるの赤さは血液の色

　顔の皮膚は、くちびるのところだけ赤くなっています。口の中の粘膜に移り変わるところです。くちびるが赤いのは、女性の場合にはしばしば口紅を使って人工的に着色したためですが、口紅を使わない男性でも、くちびるは赤い色をしています。くちびるの赤いところを、英語ではvermilion borderといいます。朱色のフチ取りという意味です。日本語では赤唇縁（せきしんえん）といいます。

　赤唇縁は、ふつうの皮膚と少し違っています。まず表皮が角化をしないで軟らかく、毛と汗腺がまったくありません。それに皮膚に普通見られるメラニン細胞が無く、表皮のすぐ下に毛細血管がたくさん集まっています。そのために、血液の色が反映して、赤く見えているのです。ですから、寒くなって体温調節のために皮膚の血管が収縮すると、唇も血の気を失って白っぽくなります。

自由に動く顎の関節

顎は、単純に顎を開けたり閉めたりだけでは役に立ちません。左右にずらす、前後にずらす、こういった動きをあわせて、食物を噛みくだくことができるのです。

顎の関節は、耳のすぐ前あたりにあります。特別に動きのよい関節です。この関節は、**下顎骨**から上にでっぱった**関節頭**と、**側頭骨**の下にへこんだ**関節窩**からできていますが、その間に、**関節円板**という軟骨の板がはさまっているのが特徴です。

図 3-25　顎関節

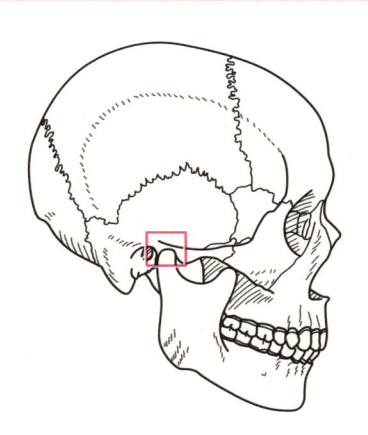

頭蓋の外側面

顎関節の断面図

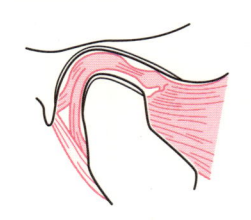

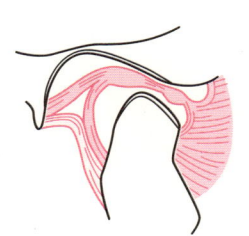

元の位置　　　　　下顎骨が前にずれた位置

普通の構造の関節では、骨どうしは噛みあったまま、骨の間の角度だけが変わります。**顎関節**では、関節円板があるおかげで、下顎骨は前後に位置をずらすことができます。この顎関節での位置のズレを利用して、顎を前後や左右に動かすのです。顎を前後に動かすには、左右の顎関節で下顎骨を同時に前後にずらします。顎を左右に動かすには、左右の顎関節で下顎骨の動きを逆にします。

3-4 口と顎

■■ 最高に硬い歯の素材 ■■

歯は、ヒトの身体の中で最も硬い素材です。一生にわたって使い続けられるとよいのですが、歳を取ると抜け落ちてしまって、入れ歯のやっかいになります。歯は硬いといっても、よく見ると3種類の素材が使い分けられています。**象牙質**、**エナメル質**、**セメント質**です。

図3-26 歯の構造

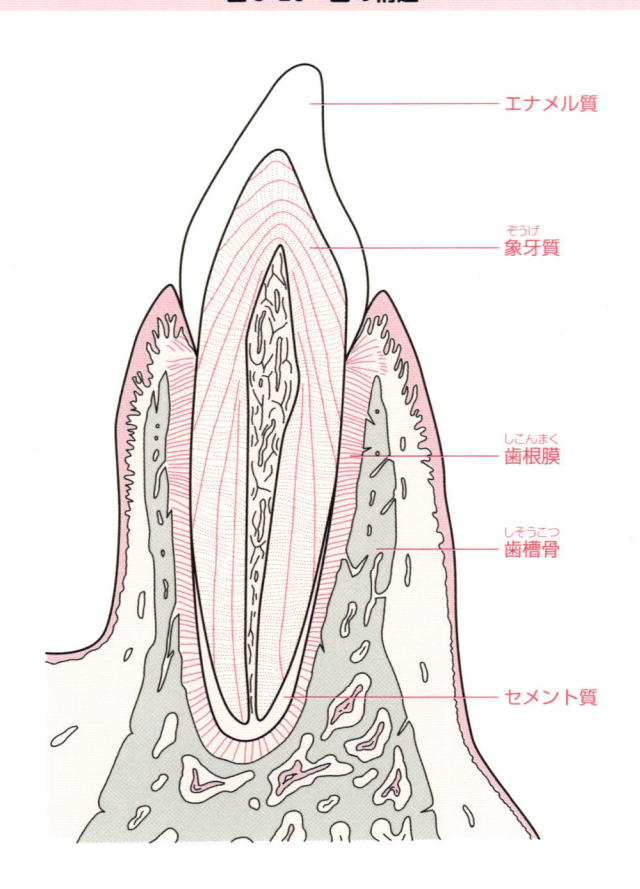

- エナメル質
- 象牙質（ぞうげ）
- 歯根膜（しこんまく）
- 歯槽骨（しそうこつ）
- セメント質

歯の本体をつくるのは、**象牙質**という窓ガラス程度の硬さの素材です。象牙は、かつては印鑑や高級なピアノの鍵盤（けんばん）によく用いられていましたが、現在では動物保護のために輸入できません。象牙はその名の通りゾウの牙（キバ）ですが、これはまさに上顎（じょうがく）の切歯（せっし）なのです。象牙質は、カルシウム分を70％ほど含んでいます。歯の中心には**歯髄腔**（しずいくう）があり、

そのカベに**象牙芽細胞**(ぞうげがさいぼう)が並んでいて、象牙質の内部に細かい突起を送り込んでいます。象牙質をよく見ると、この突起を通す無数の管が、歯髄腔から放射状に広がっています。象牙質は、硬いけれども、生きている組織なのです。

　エナメル質は、象牙質の表面をおおう最高に硬い組織で、カルシウム分を95％以上含みます。さすがにダイヤモンドには負けますが、水晶に匹敵する硬さがあります。エナメル質には、細胞は含まれていません。細胞の無いエナメル質をどうやってつくるか、という問題があります。エナメル質は、歯がまだ生え出てくる前につくられるのです。**歯肉**(しにく)の中で**エナメル上皮**(じょうひ)という細胞層が、エナメル質のもとになる基質を分泌し、さらに無機質をつけ加えて、エナメル質を完成させます。生え出てきたばかりのエナメル質には、さらに唾液(だえき)などからカルシウムがつけ加わってじゅうぶんな硬さになるのです。

　セメント質は、**歯根**(しこん)の表面をおおう組織で、骨と同質の素材です。セメント質と歯の周囲の骨との間は、コラーゲン線維からなる**歯根膜**(しこんまく)によって強力につながれています。

　大人の歯は、すり減ることはあっても、新たに生まれることはありません。虫歯にならないように、大切に使い続けたいものです。

図3-27　エナメル質は水晶に匹敵する硬さ

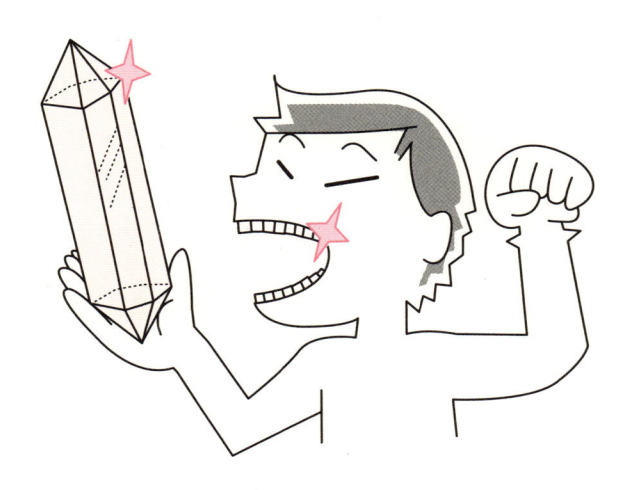

3-4 口と顎

■■ 歯の形のさまざま ■■

大人の歯は、何本あるのでしょうか？ 最高で32本ですが、たいていの人は28本止まりです。上顎と下顎、左と右に4分割すると、それぞれ最高で8本ずつになります。

図3-28 歯の形のさまざま

上下の歯を前面から診たところ

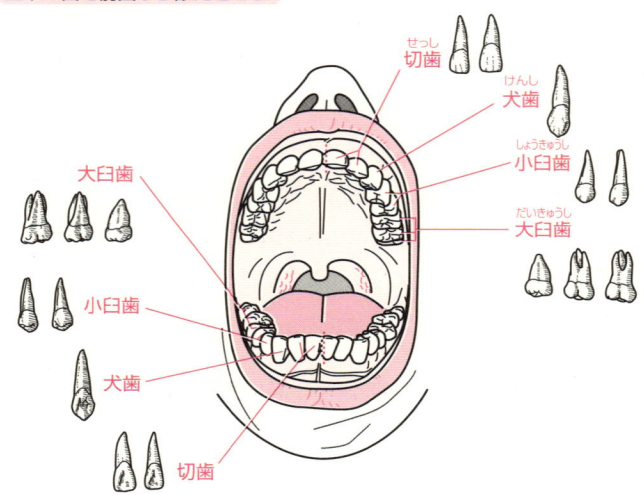

- 切歯（せっし）
- 犬歯（けんし）
- 小臼歯（しょうきゅうし）
- 大臼歯（だいきゅうし）

歯の4種類の形

大臼歯　小臼歯　犬歯　切歯

切歯　犬歯　小臼歯　大臼歯

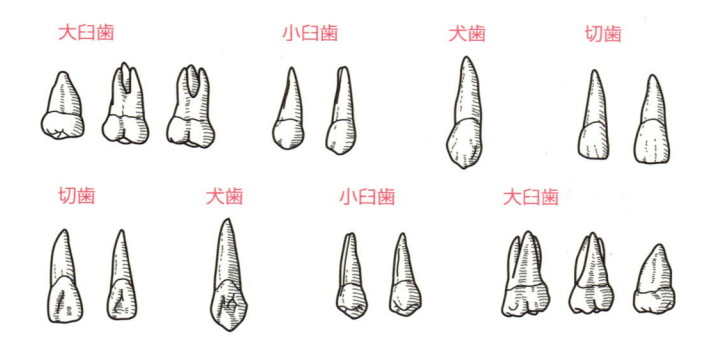

切歯（せっし）
2本、ノミのような薄い歯。

犬歯（けんし）
1本、キリのように先のとがった歯。

小臼歯（しょうきゅうし）
2本、小型の握りこぶしのような歯。

大臼歯（だいきゅうし）
3本、大型の握りこぶしのような歯。

3-4 口と顎

歯の形ごとに見ると、歯には4種類の形があります。前方から順に、**切歯**、**犬歯**、**小臼歯**、**大臼歯**です。

第3大臼歯は、思春期を過ぎてようやく生え出てくるので、「親知らず」とか「知歯」とか呼ばれます。横向きに生えたり、生え出してこなかったりで、32本が全部生えそろう人は多くありません。

この32本は、第2世代の歯で、**永久歯**といいます。子供の頃には、第1世代の歯があって、**乳歯**と呼ばれます。乳歯の数は、20本で、永久歯の切歯、犬歯、小臼歯に対応します。生後6ヶ月から3歳にかけて生え出して、小学校に入る頃から永久歯に生え変わっていきます。永久歯よりも軟らかく虫歯になりやすくなっています。

Column ▶ 咀嚼ができるのは哺乳類だけ

口の中で咀嚼（そしゃく）をするには、いろいろな道具が必要ですが、そのほとんどは、哺乳類の口だけが備えています。

❶ 口を閉じた容器にするのは、口唇・頬、口蓋です。たとえばワニやヘビには、口唇も頬もなく、口が耳まで裂けているように見えます。また口蓋も不完全です。

❷ 多様な形の歯も、必要です。鳥類には歯がなく、爬虫類以下の動物の歯は、円錐形の単純な形をしています。

❸ 三大唾液腺を持つのは哺乳類だけです。口に液を出す腺を持つ動物は、哺乳類以外では珍しいのです。ヘビの毒腺は、例外のようなものです。

哺乳類が成功した理由は、毛を持つとか、母乳で子供を育てるというだけではありません。口が改造されて咀嚼ができるようになり、多様な食物に適応できたのも、哺乳類が繁栄した大きな理由です。

3-4 口と顎

■■ 舌の2つの働き、動かす、味わう ■■

舌は、筋肉の塊です。牛タンというのは、ウシの舌の筋肉です。

舌は食べ物を食べるために、大いに役立っています。食物を飲み込むときには、舌を動かしてノドに運びます。また口の中で適当な位置に食物を運ぶのも、舌の働きです。上下の歯列の間にうまく食物がはさまってくれないと、いくら顎を動かしても、噛みつぶすことはできません。

舌のもう一つの働きは、味わうことです。舌の表面には、**舌乳頭**という細かな突起がたくさん生えています。その一部には、味を感じる感覚装置の**味蕾**が備わっています。

図3-29 舌

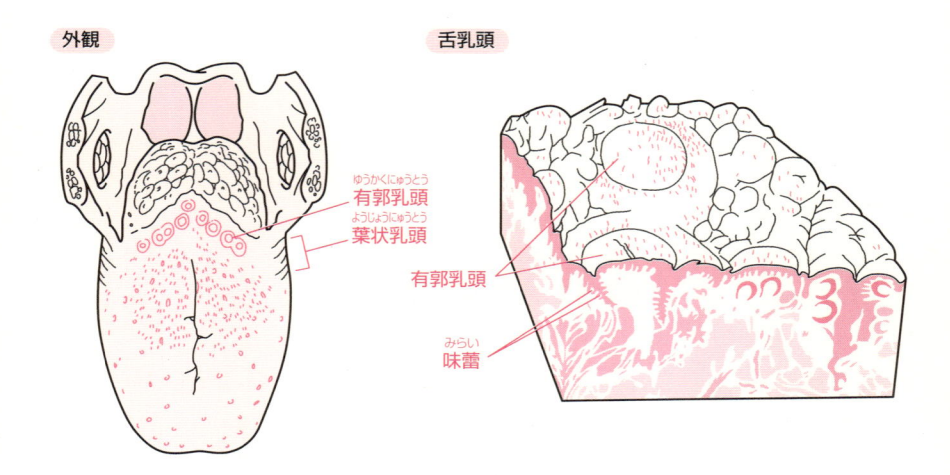

外観 / 舌乳頭

有郭乳頭
葉状乳頭
有郭乳頭
味蕾

有郭乳頭（ゆうかくにゅうとう）
舌の後ろ3分の1あたりに1列に並ぶ大型の舌乳頭。周囲が溝で囲まれていて、側面に味蕾ある。

葉状乳頭（ようじょうにゅうとう）
舌の後方側縁に、木の葉を重ねたように並ぶ舌乳頭。間の溝に味蕾がある。

大人では、味蕾があるのはこの程度ですが、乳幼児では口腔全体の粘膜に味蕾が広がっています。

味の種類には、基本的な味が4種類あるといわれています。**甘味、塩味、酸味、苦味**です。最近ではこれ以外に、**旨味**を第5の基本味とする人もいます。「舌の部分によって、強く感じる味の種類が異なる」という説がありますが、こちらのほうは怪しくて、はっきりした根拠がありません。

よく味わうために唾を出す

　いくら高級なごちそうでも、唾が出てくれないとおいしく食べることはできません。ヒトの口には、3種類の大きな**唾液腺**と、多数の小さな唾液腺が備わっています。**三大唾液腺**は、哺乳類の口だけにあります。

図3-30　三大唾液腺

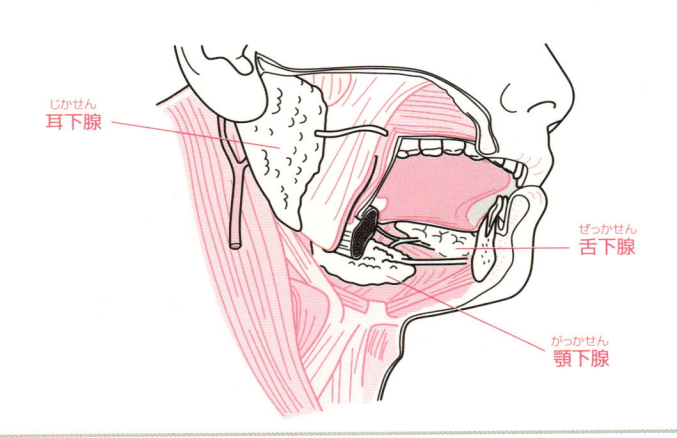

耳下腺（じかせん）
舌下腺（ぜっかせん）
顎下腺（がっかせん）

耳下腺（じかせん）
耳の前にある大唾液腺。頬の粘膜の内側に導管が開いており、サラサラした漿液性の唾液を出す。

顎下腺（がっかせん）
下顎骨の下面にある大唾液腺。下顎の歯と舌の間に導管が開いており、ねばりけのある粘液性の唾液を出す。

舌下腺（ぜっかせん）
下顎の歯と舌の間にある大唾液腺。ねばりけのある粘液性の唾液を出す。

　唾液には、**アミラーゼ**というデンプンを分解する消化酵素が含まれています。日頃の生活を考えてみると、アミラーゼがじゅうぶんに働くほど、時間をかけて食事をしているわけではありません。食事にゆっくり時間をかけなくても、特に身体に悪いというわけではありませんが、あまり幸せなことではありません。口の中でゆっくりとよく噛んで食べると、唾液の働きで食べ物から味が引き出されます。舌の味蕾が刺激され、食べ物の食感を楽しむことができます。

　口の中での消化の働きは、たかが知れています。それよりも、じゅうぶんに噛んで、じゅうぶんに味わうと、幸せになります。口からの刺激が脳を刺激して、頭がよくなります。歯を無くした老人の方が、脳の老化が早く進むというのは、よく知られている話です。

3-5 鼻

鼻は顔の中央にあって、よく目立ちます。鼻の重要な働きは、吸い込んだ空気を温めることと、臭いを感じることです。

■■ 外から見える鼻 ■■

外から見える鼻にも、いくつかの部分があります。鼻の中央のハナスジを**鼻背**(びはい)といいます。その上端で額に続くあたりが**鼻根**(びこん)、下端が**鼻尖**(びせん)です。

図3-31　外鼻

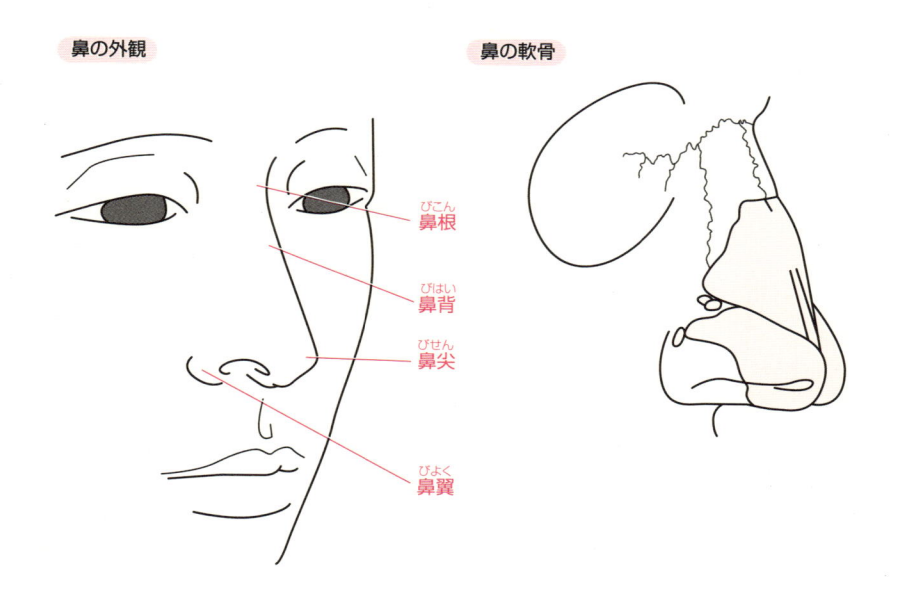

鼻の外観

- 鼻根(びこん)
- 鼻背(びはい)
- 鼻尖(びせん)
- 鼻翼(びよく)

鼻の軟骨

鼻には、骨組みがあります。鼻背の上3分の1あたりは硬くなっていて、骨が支柱になっていますが、下3分の2は軟骨が支柱になっていて、指で動かすことができます。鼻の孔(あな)の周囲は**鼻翼**(びよく)といいますが、ここには支柱がなく、皮膚のヒダになっています。

鼻の孔を**外鼻孔**(がいびこう)といいます。外鼻孔から入った部分を、**鼻前庭**(びぜんてい)といいます。鼻前庭の皮膚は特別で、ここだけに**鼻毛**(びもう)が生えています。

鼻の孔の中

鼻の孔（あな）の中は、**鼻腔**（びくう）という空所になっています。鼻腔は、ちょっと複雑な形になっています。まず中央にある**鼻中隔**（びちゅうかく）という板で、左右にしっかりと分けられています。鼻腔のいちばん奥を**後鼻孔**（こうびこう）といい、ここで左右の鼻腔は咽頭（いんとう）につながります。

図3-32　鼻腔の構造

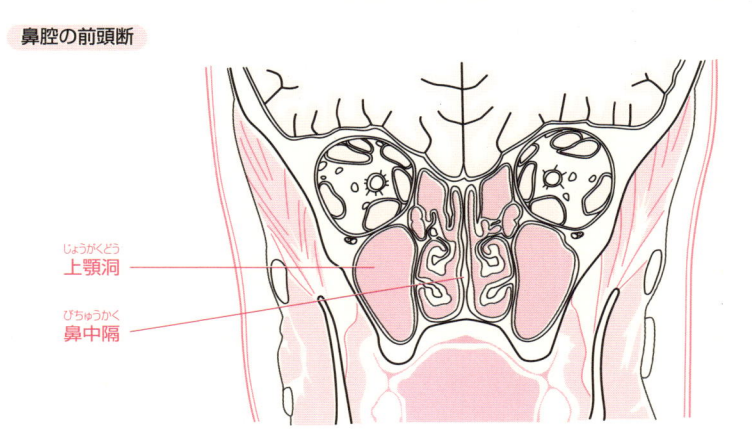

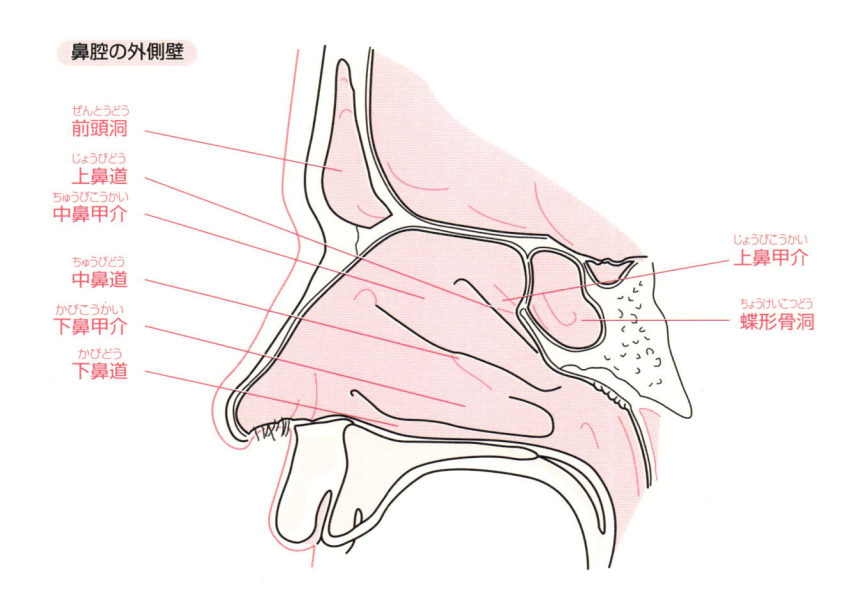

鼻腔の前頭断

- 上顎洞（じょうがくどう）
- 鼻中隔（びちゅうかく）

鼻腔の外側壁

- 前頭洞（ぜんとうどう）
- 上鼻道（じょうびどう）
- 中鼻甲介（ちゅうびこうかい）
- 中鼻道（ちゅうびどう）
- 下鼻甲介（かびこうかい）
- 下鼻道（かびどう）
- 上鼻甲介（じょうびこうかい）
- 蝶形骨洞（ちょうけいこつどう）

3-5 鼻

　左右の鼻腔の外側壁には、棚状のでっぱりが３枚突き出ています。これを**上・中・下鼻甲介**といいます。鼻甲介の下は、空気の通路になっていて、**上・中・下鼻道**といいます。このデコボコした鼻腔の表面を、粘膜がおおっています。粘膜の大部分は、毛細血管が発達していて、肺に吸い込む空気に湿気を与えて温める働きをしています。最上部の粘膜だけは特別で、臭いを感じる働きをするので、**嗅粘膜**といいます。この部分は、実は脳にきわめて近い場所なのです。鼻腔の天井は、細かな孔が多数あるので、**篩板**と呼ばれますが、この孔は脳にいく**嗅神経**の通路になっています。

　鼻腔のカベには、いくつか孔が開いています。**副鼻腔**という空洞につながる孔です。副鼻腔は、骨の中にある空洞で、その骨によって名づけられ、**前頭洞**、**上顎洞**、**篩骨洞**、**蝶形骨洞**と呼ばれます。副鼻腔は、大きさも形も人によってさまざまで、働きがよくわかりません。頭をつくる、脳、眼、耳、鼻、口、といった器官のすき間にあわせた空洞なので、形に自主性がないのでしょう。

　副鼻腔は、炎症が長びきやすい場所です。特に上顎洞は、出口が高いところにあって液が排出しにくい場所です。慢性の**副鼻腔炎**で、上顎洞に膿がたまったものを、**蓄膿症**といいます。昔はよく手術で治療しましたが、最近では抗生物質がよく効くようになって、あまり手術を行いません。

Column ▶ 鼻水の一部は涙からできる

　子供の頃は、親にしかられてよく涙を流すことがありますが、大人になると、他人にあまり涙を見せるものではありません。とはいえ、それを逆手にとって、涙を効果的に使う女性も世の中にはいるようですが。

　悲しみ、喜び、怒りなどなど、どんな種類の感情でもそれが一定限度を超えると、涙があふれてくるようです。そんなときに、なぜか知らないけれど、鼻水も一緒にあふれてくることがよくあります。涙腺（るいせん）は副交感神経の刺激によって涙液を分泌するのですが、その同じ指令が、鼻水を分泌させるのでしょうか？

　そうではないのです。涙と一緒にあふれ出してくる鼻水は、実は涙が鼻に流れ出してきたものです。眼の内側のはしから、鼻腔の下鼻道まで、鼻涙管という管がつながっていて、あまった涙を鼻に流しているのです。

Medical Science Series

chapter
4

ノドと胸
——生命を支える息と鼓動

激しい運動をすると、胸の鼓動が速くなり、息も大きくなってきます。身体の運動にあわせて、肺と心臓の活動は、何倍にも高まります。肺と心臓は、外から空気を取り込み、血液を通して全身に送り出します。肺と心臓の働きが止まると、生命は終わりを迎えます。息にはもう一つ、声を出すという大切な働きもあります。

4-1 息と食物の通り道

> 口と鼻の奥には、ノドがあります。食物はノドから食道を通って胃に向かい、空気は気管を通って肺に向かいます。ノドは、食物の道と空気の道の交差点です。

■■ 2種類のノドがある ■■

　ノドという言葉には、2種類の漢字があります。「咽」と「喉」です。ちょっと難しそうな字で、どこでもよく見るというものではありません。臨床医学の科目で、この2つの漢字を使っているものがあります。「耳鼻咽喉科」です。この科目は、耳と鼻と、2種類のノドを扱う臨床科ということです。

　耳鼻咽喉科で扱う2種類のノド、「咽」と「喉」とは、どのようなものでしょうか？　解剖学の用語でいうと、**咽頭**と**喉頭**にあたります。つまり、ノドには2つの種類があります。この2種類のノドの区別は、ちょっとややこしいのです。

　咽頭はどこにあるのかというと、誰かに口を大きく開いてもらって中をのぞくと、口の奥が見えますが、そのつきあたりのカベが咽頭です。口から入った食物を飲み込む場所です。咽頭に入った食物は、食道から胃に送られます。

　一方、**喉頭**はどこにあるかというと、首の前面にノドボトケがありますが、これが喉頭です。喉頭は、軟骨の骨組みからできています。声を出しながらノドボトケにさわってみると、喉頭の軟骨が振動するのがわかります。喉頭というのは、声をつくるところです。

　咽頭と喉頭という2つのノドの間のつながりは、頭の断面を見るとよくわかります。**口腔**と**鼻腔**が上下に重なっています。そこから後ろに通り抜けたところが、咽頭になっています。咽頭は、口からの食物の通り道と、鼻からの空気の通り道が合流する場所なのです。

図4-1 頭頚部の正中断

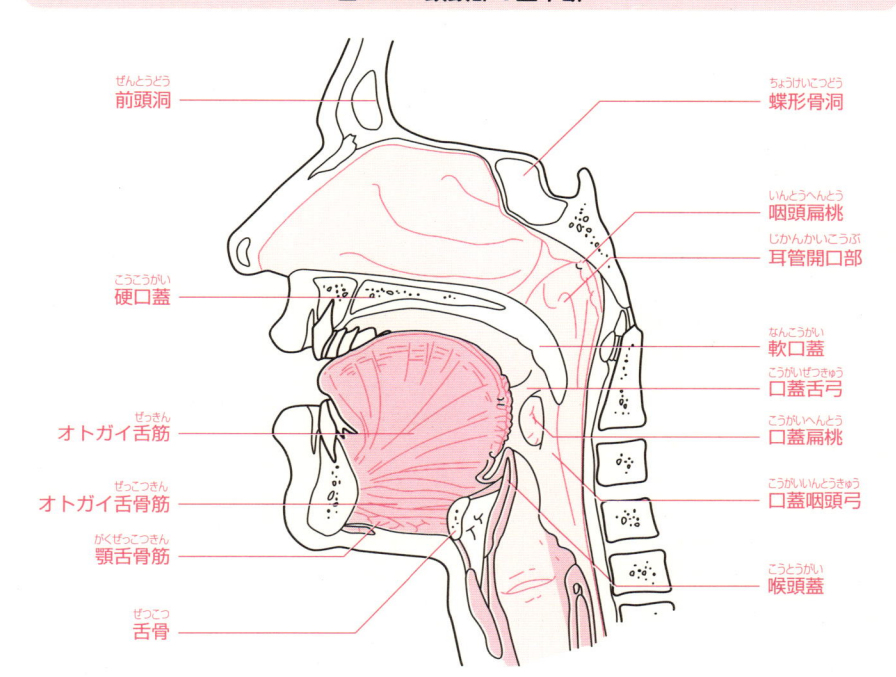

前頭洞／蝶形骨洞／咽頭扁桃／耳管開口部／硬口蓋／軟口蓋／口蓋舌弓／オトガイ舌筋／口蓋扁桃／オトガイ舌骨筋／口蓋咽頭弓／顎舌骨筋／喉頭蓋／舌骨

■■ 食物を飲みこむノド ■■

　食物を飲み込むことを、**嚥下**といいます。口の中にある食物は、すみやかに食道に送ってやらなければいけません。うかうかしていると、食物が脇道に入ってしまい、トンだ交通事故を起こします。

　口腔と鼻腔の間は、**口蓋**という板になっています。口蓋の前方部分は骨でできていますが、後方部分は筋肉でできていてよく動くので、**口蓋帆**と呼ばれます。食物を飲み込むときには、この口蓋帆がはね上がって、鼻腔と咽頭のつながりをふさいで、食物が余計なところにいかないようにしています。

　喉頭のほうは、咽頭の前にある軟骨で囲まれた空間です。咽頭から空気を取り込んで、下のほうの気管、気管支、肺に送ります。喉頭の入り口には、**喉頭蓋**というフタがあります。食物を飲み込むときには、喉頭全体が持ち上がって、このフタが自動的に喉頭の入り口をふさぎます。

4-1 息と食物の通り道

図4-2 嚥下運動

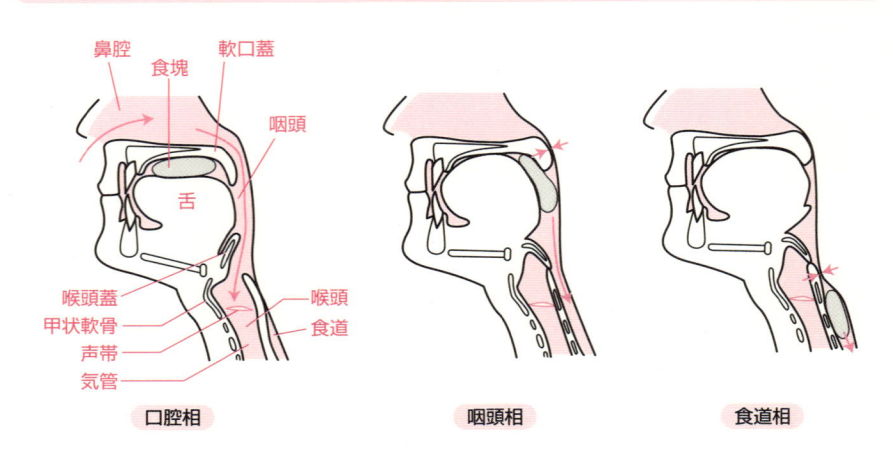

口腔相 / 咽頭相 / 食道相

（図中ラベル：鼻腔、食塊、軟口蓋、咽頭、舌、喉頭蓋、甲状軟骨、声帯、気管、喉頭、食道）

　ヒトの咽頭は、食物の道と空気の道の交差点になっています。青信号と赤信号のように、食物の道を通したり、空気の道を通したり、切り替えを行います。普段は、息をするために空気の通り道を開いていますが、食物を飲み込むときだけ口蓋帆と喉頭を動かして、空気の通り道を閉じるのです。咽頭のカベは、手足を動かすのと同じ**骨格筋**でできています。骨格筋は、脳からの指令に従ってすばやく動くので、食物と空気の交通整理をすみやかにまちがいなく行うのに適しています。

■■ ノドを交差点にするか、立体交差にするか ■■

　ヒトの咽頭は、信号機のついた交差点になっていますが、動物では咽頭が立体交差になっているものがあります。
　イヌやネコなど、ヒト以外の哺乳類では、喉頭の軟骨は、咽頭の中に高くとび出し、鼻腔の後ろの口に入り込んでいます。そのため、鼻から取り入れた空気はもっぱら喉頭に入り、口から取り入れた食物はもっぱら食道に入ります。これに対して、ヒトの喉頭は低く、咽頭の中にわずかにとび出しているだけです。食物を飲み込むときだけ喉頭が持ち上がり、また口蓋帆がはね上がって、食物の通路をつなげるのです。
　ヒトの交差点の咽頭では、イヌやネコの立体交差の咽頭に比べて、交通事故がよく起こります。あわててうどんを食べると、うどんの汁が喉頭のほうに入って咳き込むことがあります。咳をすると、鼻に入り込んでモゾモゾします。そこで、おもいきり鼻をか

んだら、うどんの切れはしが出てきた、というような経験はありませんか？

でも、たとえ交通事故がよく起こったとしても、咽頭を交差点のままにしておいたほうが、ヒトの生活にとっては好つごうなのです。その理由は、喉頭のところでお話しします。

図4-3 ヒトと動物のノドの違い

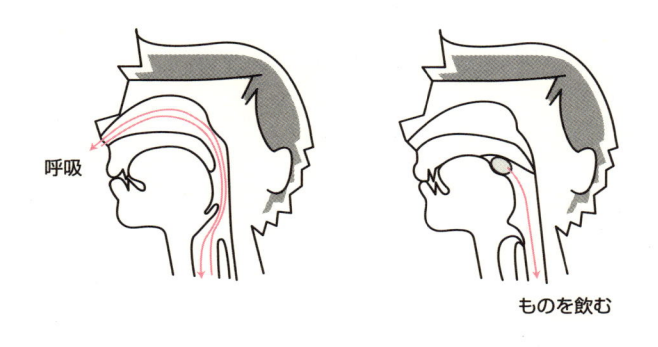

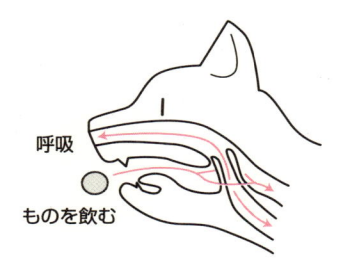

呼吸

ものを飲む

呼吸

ものを飲む

胃につながる食道

食道は、胸の中をほぼまっすぐに下ります。横隔膜（おうかくまく）を貫いたところで、胃につながります。

食道は、筋肉でできた管（くだ）です。この筋肉が**蠕動運動**（ぜんどううんどう）をして、食物を胃に送ります。ですから、逆立ちをして、胃が口よりも上にあっても、食道は胃に向かって食物を運ぶことができます。

食道のカベの筋は、上の3分の2では**骨格筋**（こっかくきん）、下の3分の1では**平滑筋**（へいかつきん）になっています。そのため、蠕動運動のスピードは、食道の上のほうが圧倒的に速いのです。

4-2 喉頭と口で声をつくる

喉頭は、音波をつくり出す場所です。男性の喉頭は、頸の前面に大きく突き出して、低い音声をつくります。喉頭でつくられた音波は、口の中で共鳴して、初めてヒトの声になります。

喉頭をつくる軟骨と筋肉

喉頭は、気管の上にくっついている、ちっぽけな器官です。高さ4cm、幅4cmほどで、軟骨の骨組みで囲まれ、内部には小さな筋がいくつもあって、軟骨や内部の粘膜を動かしています。小さいけれども、ヒトにとって大切な声の音波をつくり出す働きをする、かけがえのない器官です。

喉頭には、重要な軟骨が4種類、5個あります。それは、**甲状軟骨**、**輪状軟骨**、**披裂軟骨**、**喉頭蓋軟骨**です。

喉頭の軟骨を動かす筋は、8種類あります。喉頭の軟骨や声帯を動かす小さな筋ばかりです。脳からくる**迷走神経**によって支配されています。

図4-4　喉頭の軟骨

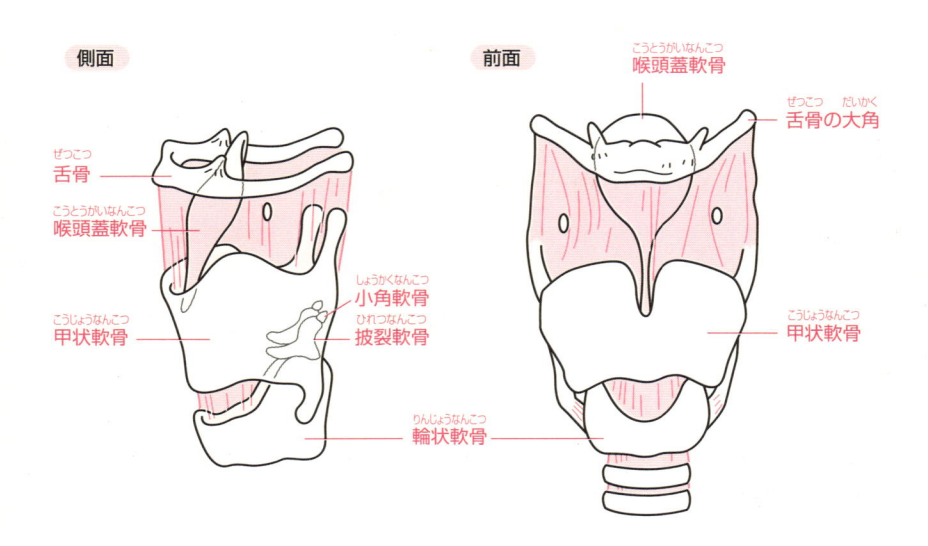

側面
- 舌骨
- 喉頭蓋軟骨
- 甲状軟骨
- 小角軟骨
- 披裂軟骨
- 輪状軟骨

前面
- 喉頭蓋軟骨
- 舌骨の大角
- 甲状軟骨

4-2 喉頭と口で声をつくる

甲状軟骨（こうじょうなんこつ）
喉頭の最大の軟骨で、頸の前面に触れる。1枚の板をU字形に曲げた形で、西洋の盾に似ている。

輪状軟骨（りんじょうなんこつ）
甲状軟骨の下に隠れるようにある軟骨。指輪のような形をしている。

披裂軟骨（ひれつなんこつ）
輪状軟骨の後端に載っている1対の小さな軟骨。声帯靱帯が付着しており、この軟骨が動くことにより声帯が開いたり閉じたりする。

喉頭蓋軟骨（こうとうがいなんこつ）
喉頭の入り口にフタをする軟骨。木の葉のような形をしている。

■■ 声帯は粘膜でできたヒダ ■■

軟骨で囲まれた喉頭の内腔に、横カベから2組の粘膜のヒダが突き出しています。上にあって声帯を保護する**前庭ヒダ**と、下にあって音波を発生する**声帯ヒダ**です。

声帯ヒダの間のすき間を**声門裂**といいます。声を出すときには、声門裂をせまくしておいて、ここをいきおいよく空気が通り抜けるときに声帯ヒダが振動して音波をつくります。声帯ヒダと声門裂のあたりを、**声門**といっています。

図4-5　喉頭の内部

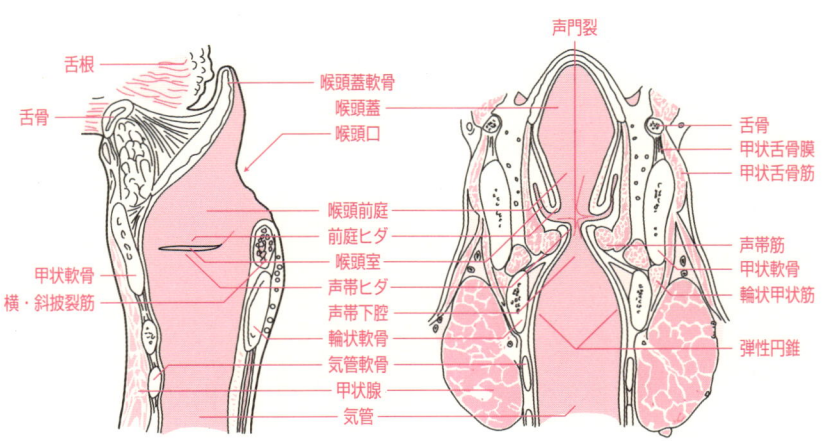

正中矢状断

前頭断を後方から

舌根
舌骨
喉頭蓋軟骨
喉頭蓋
喉頭口
喉頭前庭
前庭ヒダ
喉頭室
声帯ヒダ
声帯下腔
輪状軟骨
気管軟骨
甲状腺
気管
甲状軟骨
横・斜披裂筋

声門裂
舌骨
甲状舌骨膜
甲状舌骨筋
声帯筋
甲状軟骨
輪状甲状筋
弾性円錐

4-2 喉頭と口で声をつくる

　声帯ヒダのいちばん突き出したところに、前後に走る**声帯靱帯**と**声帯筋**があって、声帯ヒダの芯になっています。声帯ヒダと声帯筋は、前方では甲状軟骨の内面に着き、後方では左右の披裂軟骨の突起に着いています。披裂軟骨の動きによって声帯靱帯も左右に動いて、声門裂の幅を変えます。ですから、声帯の軟骨でいちばん大活躍するのは披裂軟骨です。甲状軟骨と輪状軟骨は、その土台になる働きをしています。

■■■ 喉頭で音波をつくる ■■■

　声には、高い声と低い声があります。楽器の場合と同じで、高い声は周波数の高い声です。1秒間あたりの振動の数を、ヘルツ(Hz)を単位としてあらわします。ヒトの耳は、1,000～3,000Hzあたりの音を最も敏感に感じ取ります。日常の会話に使う声も、このあたりの高さです。音の高さの基準としてわかりやすいのは、NHKの時報の音です。440Hzと880Hzの2種類の高さの音を組み合わせて使っています。

　声の高さを変えるには、どうすればよいのでしょうか？ 声帯を楽器と同じように考えてみるとわかります。バイオリンやギターでは、弦が細いほど、弦が短いほど、そして弦を張る力が強いほど、高い音が出ます。声帯でも同じです。男性の声が女性の声よりも低いのは、喉頭の前後径が大きくて声帯が長いのと、**声帯筋**の緊張が低いのが理由です。思春期のころに喉頭が成長をして、このような変化が起こります。高い声を出すときには、声帯筋の緊張を高めます。

　声を大きくするには、息を強く吐きだします。エネルギーの大きな呼気で声帯が強く振動して、大きな声が生まれます。

　では、母音や子音を組み合わせる日本語の50音は、どのようにつくるのでしょうか？ これはもはや喉頭の問題ではなく、口の問題になってきます。

図4-6　母音による舌の位置

「あ、い、う、え、お」の発音時の舌の形

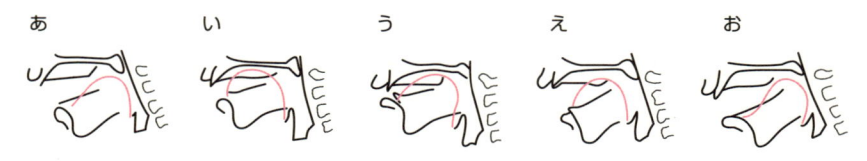

あ　　　い　　　う　　　え　　　お

4-2 喉頭と口で声をつくる

舌の位置を示す模式図

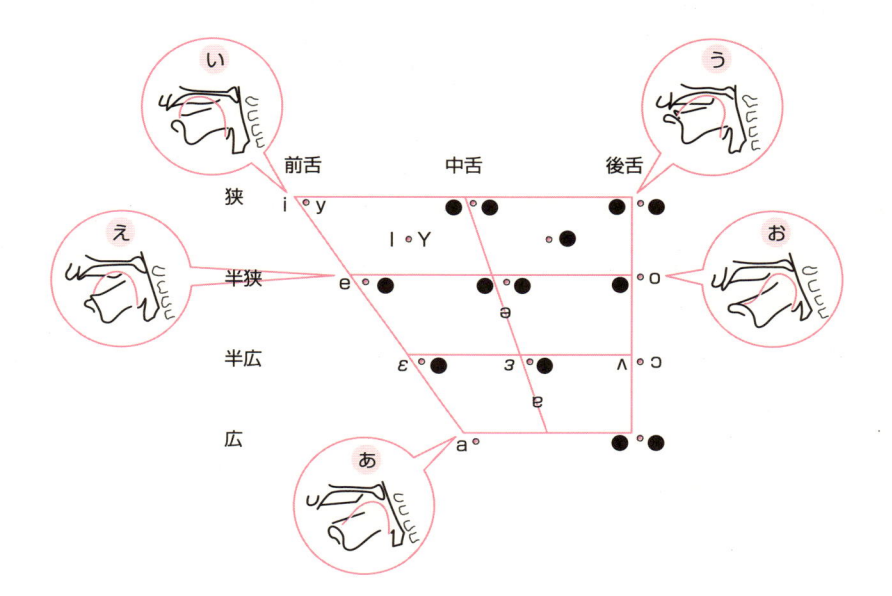

前舌　中舌　後舌
狭
半狭
半広
広

い　う　え　お　あ

■■ 口で共鳴させて声をつくる ■■

　喉頭で発生した音波は、咽頭を通って、口腔と鼻腔に伝えられます。ヒトの声は、声帯でつくられた空気の振動を、口腔と鼻腔で共鳴させて生まれるのです。試しに、口をしっかり閉じて声を出そうしてみると、うめきにしかなりません。

　母音は、喉頭で発生した音波を運ぶ空気の流れを妨害することなくつくられます。舌の位置を高くしたり、低くしたり、前に寄せたり、後に寄せたりして、また唇を丸めたりして、さまざまな母音をつくりだします。「あいうえお」の母音で、舌がどのように動くか、自分で観察してみましょう。舌の位置は、「あ」では低く、「い」では前よりで高く、「う」では後よりで高く、「え」では前よりの中ほど、「お」では後よりで中ほどになっています。唇の開き方も、「あ」では大きく開き、「い」と「う」ではせまく、「え」と「お」では中くらいに開きますが、とくに「お」では唇を丸めます。

　日本語の母音の「あいうえお」は、口だけに気流が流れる**口母音**です。ごく一部ですが、鼻にも気流が流れる母音もあります。「けんあん(懸案)」や「しんあい(親愛)」など、鼻にかかった「ん」の音に含まれる母音です。**鼻母音**といいます。

4-2 喉頭と口で声をつくる

子音は、音波を運ぶ空気の流れが、舌や唇や歯で妨害されて生まれます。気流を一度完全に止めるのを**閉鎖音**といい、妨害する場所によって音が変わります。気流の通路がせまくなって、摩擦のために生じる子音もあります。また、鼻にかかる子音もあります。

こういった妨害される場所による違いのほかに、発音にあたって振動が伴うかどうかによる違いもあります。

声を出すのは、誰でもできることですが、母音と子音のつくり方をひとつひとつ考えてみると、かなりやっかいなことがわかります。口と鼻という**付属共鳴腔**が、大切な働きをしていることがわかるでしょう。

前節でお話した、「ヒトの咽頭は、食物の道と空気の道が、信号機のついた交差点になっている」というのは、音声を出すためにしかたのないことなのです。喉頭を通って出る空気が、ほかの動物のようにもっぱら鼻に向かうようでは、声帯でつくった空気の振動を、口で共鳴させて声をつくることはできません。

図4-7 子音のつくり方

両唇音、上下の唇で妨害される	「パン」の【p】、「バラ」の【b】の音
歯音、舌先と歯で妨害される	「トラ」の【t】、「でこ」の【d】の音
軟口蓋音、舌の後部と軟口蓋で妨害される	「かさ」の【k】、「ごま」の【g】の音
摩擦音、気流の摩擦で起こる	「さか」の【s】、「ざる」の【z】の音
鼻音、鼻腔に気流が流れる	「マメ」の【m】、「なべ」と「ん」の【n】の音

有声音、声帯の振動を伴う	【p】、【t】、【k】、【s】、【h】の音
無声音、声帯の振動を伴わない	【b】、【d】、【g】、【z】、【m】、【n】、【r】、【y】、【w】の音

4-3 肺で呼吸をする

喉頭につづく気管と気管支を通して、肺に空気が届きます。身体が必要とする酸素は、肺で血液に取り込まれて、全身に送られます。肺は、空気と血液が薄いカベ一枚を隔てて接する、微妙な場所です。

■■ 気管と気管支を通して肺に空気を吸い込む ■■

　喉頭から肺に向かう**気管**は、食道の前を下っていき、心臓の後方で左右の**気管支**に分かれます。気管支は肺の中に入り、木の枝のようにいくつにも枝分れをしていきます。気管や太い気管支のカベは、大部分が**軟骨**によって囲まれ、残りは**結合組織**や**平滑筋**でできています。

　ヒトの身体の中には管状のものがいくつもありますが、カベが軟骨で囲まれているのは気管と気管支だけです。空気を吸い込むという、特別の働きをしているからです。それは、掃除機のホースを考えてもらうとわかります。肺も掃除機も、気圧を下げて空気を吸い込むので、カベが軟らかいと、ホースがつぶれて吸い込めなくなってしまいます。血管などでは、高い圧力で血液が送られているので、カベを固くしておく必要はありません。

図4-8　気管の断面

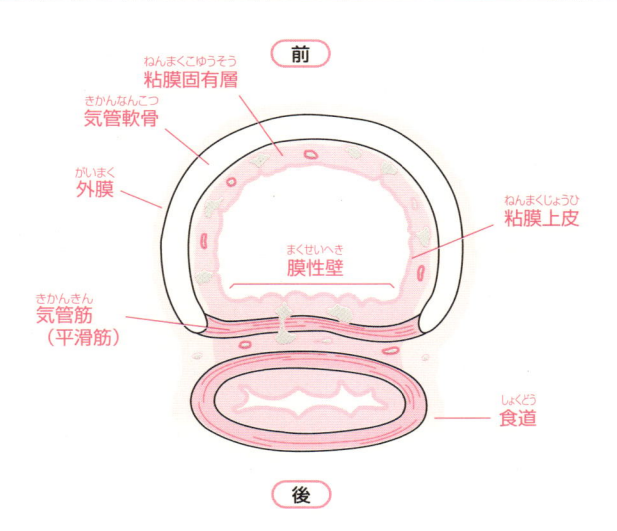

- 粘膜固有層（ねんまくこゆうそう）
- 気管軟骨（きかんなんこつ）
- 外膜（がいまく）
- 粘膜上皮（ねんまくじょうひ）
- 膜性壁（まくせいへき）
- 気管筋（きかんきん）（平滑筋）
- 食道（しょくどう）
- 前
- 後

4-3 肺で呼吸をする

　気管支が肺の中で細かく枝分れていくと、カベをつくる軟骨はしだいに小型になって、平滑筋で包まれるようになります。さらに気管支が細くなると、軟骨はまったくなくなります。気管支のカベの平滑筋は、肺のすみずみに空気がいき渡るように、気管支のカベを適度に緊張させています。人によって、アレルギー反応などで、気管支の平滑筋が激しく収縮することがあります。そして、気管支が縮んで空気が通りにくくなり、息をすることが困難になります。これが、**気管支喘息**(きかんしぜんそく)という状態です。

　気管、気管支の内面の粘膜は、線毛のはえた**上皮細胞**(じょうひさいぼう)でおおわれています。また粘膜には、粘液を分泌する細胞や腺(せん)が備わっています。粘液にとらえられた小さな異物や細菌は、上皮細胞の線毛の働きで、咽頭(いんとう)に向かって送られていき、痰(たん)となって出ていきます。

図4-9　レオナルド・ダ・ヴィンチの肺と気管支の図

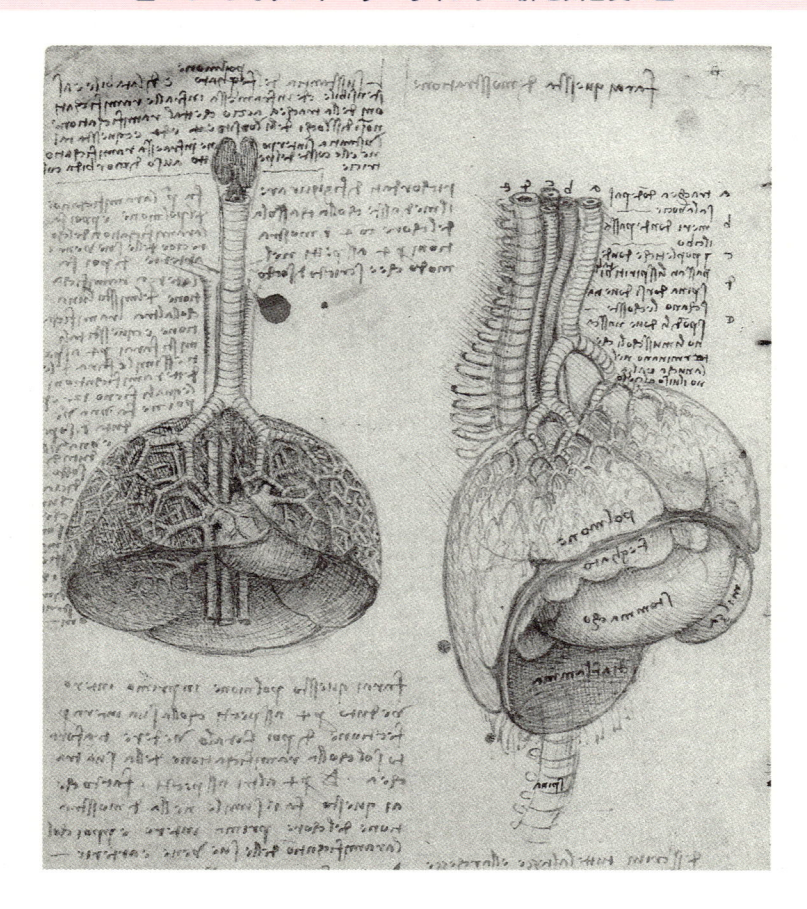

134

図 4-10　左右の気管支の分岐

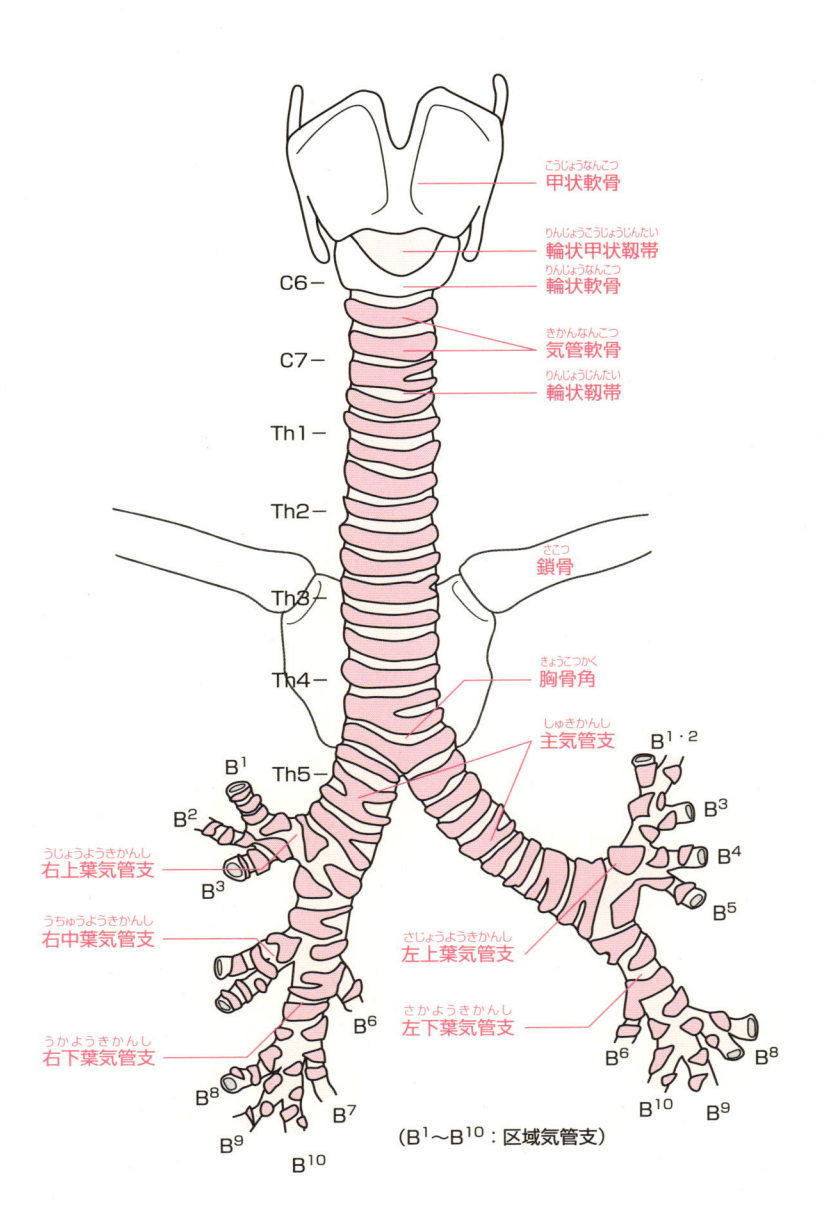

（B¹〜B¹⁰：区域気管支）

4-3 肺で呼吸をする

■■ 肺胞でガスを交換する ■■

　肺の中で細かく枝分かれをした気管支の先端には、**肺胞**（はいほう）という無数の小さな袋が、ブドウの房のようにぶら下がっています。肺胞は、直径が0.2mmほどです。肺の中には肺胞がギッシリと詰まっており、両方の肺をあわせて3億個にもなります。その表面積をあわせると、60～70m²ほどで、部屋の広さでいうと40畳ほどです。

図4-11　肺胞

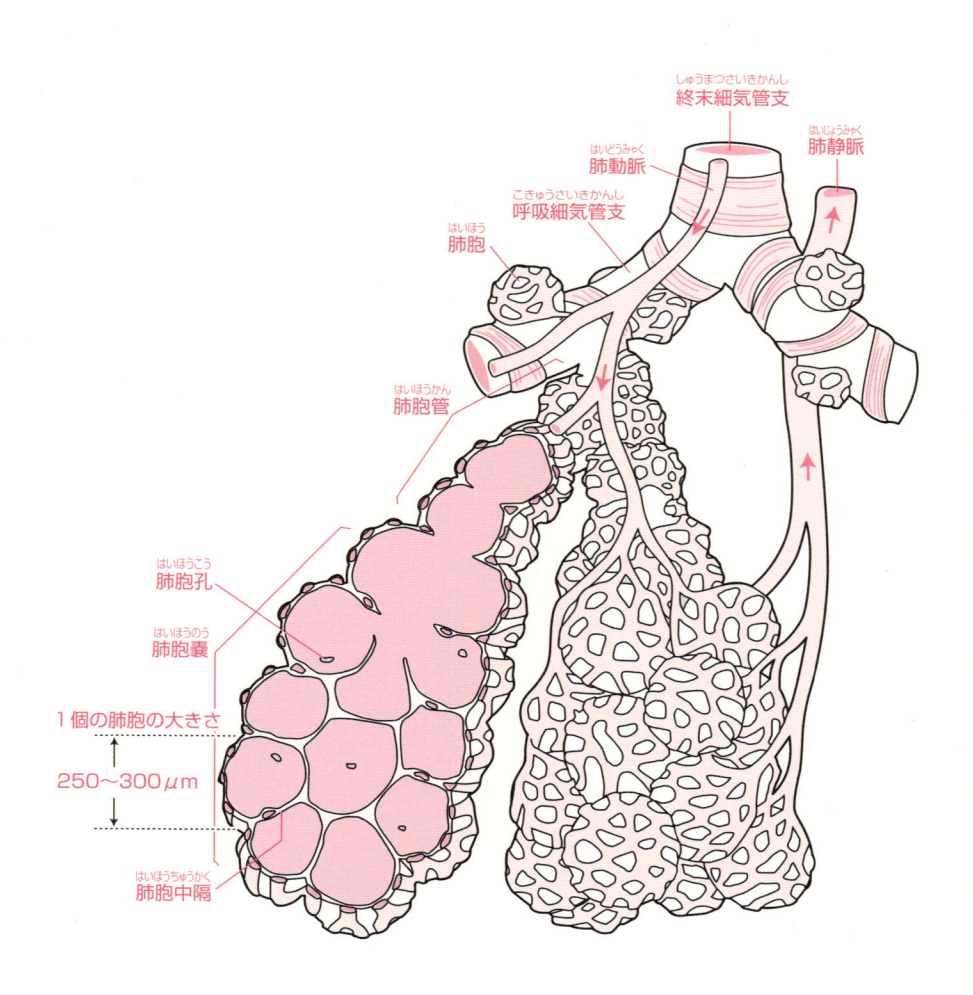

終末細気管支（しゅうまつさいきかんし）
肺動脈（はいどうみゃく）
肺静脈（はいじょうみゃく）
呼吸細気管支（こきゅうさいきかんし）
肺胞（はいほう）
肺胞管（はいほうかん）
肺胞孔（はいほうこう）
肺胞嚢（はいほうのう）
1個の肺胞の大きさ　250～300μm
肺胞中隔（はいほうちゅうかく）

肺胞の間を隔てるカベは、きわめて薄くなっています。カベの中身は、毛細血管とごくわずかな結合組織からできており、カベの表面は、**肺胞上皮細胞**でおおわれています。肺胞の空気と毛細血管の中の血液との間は、薄い肺胞上皮細胞と血管の**内皮細胞**によって隔てられています。このカベを隔てて、空気と血液の間で**ガス交換**が行われます。全身から運ばれてきた血液から、空気に向かって二酸化炭素が放出され、空気の中の酸素が血液の中に取り込まれます。

肺胞の上皮細胞には、2種類のものがあります。大部分は、薄くて平たい**Ⅰ型**です。もう一つの**Ⅱ型**の肺胞上皮細胞は、界面活性物質を分泌する働きを持っています。これは、セッケンのような物質で、表面張力を抑える働きがあります。肺胞に、なぜセッケンが必要なのでしょうか？

肺胞という空気の入った袋は、表面張力によって縮もうとする傾向があります。シャボン玉をふくらませていて、途中でストローから口を離すとシャボン玉が縮んでしまいますが、これと同じです。空気と液体が接している場所では、表面張力が働いて、さかい目となる表面積を小さくしようとします。Ⅱ型の肺胞上皮細胞がつくる界面活性物質は、この表面張力を弱めて肺胞を広げる働きをしています。

界面活性物質の働きを知る実験があります。ツマヨウジを水面に浮かべて、その横にセッケン水をたらしてみてください。ツマヨウジがセッケン水のない側に引かれていきます。界面活性物質は、表面の面積を縮めようとする力が弱いので、ツマヨウジが引かれるのです。

■ ■ 肺が滑らかに動くために ■ ■

肺に空気を出し入れするのは、肺の力で行っているわけではありません。胸のカベが広がって、それにあわせて肺も広げられるのです。肺の表面は滑らかな膜で包まれているので、胸のカベの動きにあわせて、肺もムリなく広がることができます。

肺の表面をおおう膜を、**胸膜**といいます。胸膜は肺のほとんど全体を包んでいますが、肺に血管や気管支が出入りするところは開けてあります。この出入り口のまわりで胸膜は折り返して、肺を収めている胸壁の内面の胸膜につながっています。肺の表面を包むものを**肺胸膜**といい、胸壁の内面をおおうものを**壁側胸膜**といいます。この2枚の胸膜はほとんど密着していて、そのわずかなすき間を**胸膜腔**といいます。ここにはごくわずかの液が入っていて、肺と胸壁の間が滑らかに動くのを助けています。

4-3 肺で呼吸をする

図4-12　胸膜

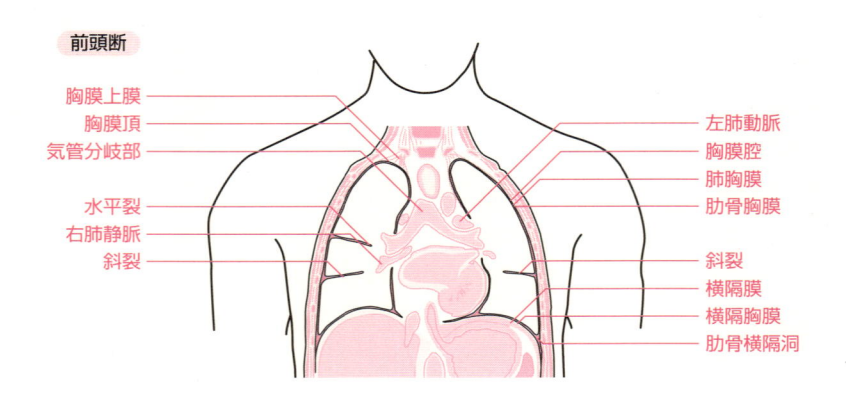

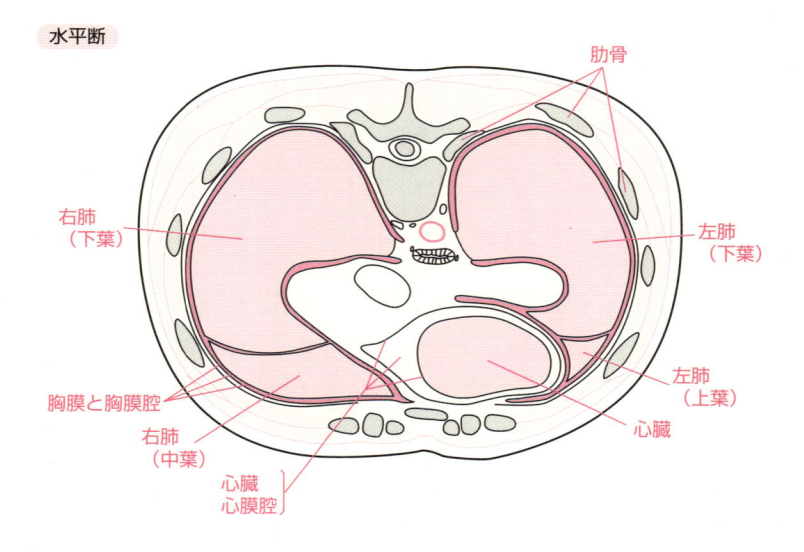

前頭断

- 胸膜上膜
- 胸膜頂
- 気管分岐部
- 水平裂
- 右肺静脈
- 斜裂
- 左肺動脈
- 胸膜腔
- 肺胸膜
- 肋骨胸膜
- 斜裂
- 横隔膜
- 横隔胸膜
- 肋骨横隔洞

水平断

- 肋骨
- 右肺（下葉）
- 左肺（下葉）
- 胸膜と胸膜腔
- 右肺（中葉）
- 心臓　心膜腔
- 左肺（上葉）
- 心臓

　胸膜腔に余分なものが入って、肺と胸壁の間が広がってしまうと、呼吸に不つごうが生じます。中に入るものによって、いろいろ種類があります。
　空気が胸膜腔に入ってしまうのを、**気胸**（ききょう）といいます。胸の外傷でも起こることがありますが、べつに外傷がなくても突然に起こる場合があり、これを**自然気胸**といいます。

肺の表面に小さなほころびが生じて、肺の中から空気が漏れ出すものです。若い男性で、やせ形で胸の薄い人によく起こります。胸壁からチューブを差し込んで、胸膜腔内の空気をゆっくりと抜くことによって、肺のほころびが自然にふさがって、たいてい治ります。入った空気の量があまりに多いと、肺が自分の弾力で小さく縮んでしまい、呼吸困難になります。

そのほか、胸膜腔の中に水がたまったものを**胸水**、出血したものを**血胸**、膿がたまったものを**膿胸**といいます。いずれも、肺の大きな病気のときに起こるものです。

呼吸の運動の2種類

肺そのものには、空気を吸い入れる力はありません。肺は、単純な袋のようなもので、外からの力によってふくらませる必要があります。

胸のカベには、肋骨などでできた骨組みと、それを動かす筋肉が備わっています。この胸のカベの骨組みは、ちょうどカゴのような形にできていて、**胸郭**と呼ばれます。

胸郭に囲まれた空間を、**胸腔**といい、ここに、肺のほか、心臓や大血管などが収まっています。胸腔の外側のカベは、胸郭を含む**胸壁**です。胸郭の上の口は小さくなっていて、第1肋骨のあたりで自然と閉じています。これに対して、胸腔の下には**腹腔**があり、両者の間は、**横隔膜**という筋肉のシートで隔てられています。

肺に空気を出し入れするのは、胸腔の容積を変えることによって行います。これを呼吸運動といいます。肺の中には、ゴムのように弾力のある線維が多量に含まれていて、肺は自分で縮む性質をもっています。そのために、普段の呼吸運動では、息を吸い込むときにだけ筋肉の力を使い、息を吐き出すときにはほとんど力を使いません。肺の弾力によって、自然に空気が吐き出されます。

呼吸運動には、胸を多く動かす**胸式呼吸**と、腹を多く動かす**腹式呼吸**が区別されます。使う筋肉が違っています。

胸式呼吸では、胸郭の全体をふくらませたり縮めたりします。胸郭をつくる肋骨の間には、上下の肋骨をつなぐ**肋間筋**という二層の筋肉があります。**外肋間筋**は、下の肋骨を持ち上げ、胸郭全体をふくらませます。これに対して**内肋間筋**は、上の肋骨を引き下げて、胸郭全体を縮める働きをします。

腹式呼吸では、胸腔と腹腔を隔てる横隔膜を動かします。横隔膜は、上に向かってドーム状に盛り上がった形をしていて、胸と腹の境界あたりで身体のカベにくっついています。横隔膜の筋肉が収縮すると、ドームの天井が低くなって、胸腔が広がります。

4-3 肺で呼吸をする

　息を吸うときには、外肋間筋が縮んで胸郭を広げ、横隔膜が縮んで下がります。

　息を力強く吐き出すときには、肺の弾力だけでは足りなくて、胸壁をせまくし、横隔膜を持ち上げる働きが必要です。風船をふくらませるときなど、それから咳（せき）やクシャミをするときにも、力強く息を吐き出します。このときには、胸の内肋間筋が働いて胸郭を縮めるとともに、腹壁の筋肉を収縮させて腹圧を上げて横隔膜を持ち上げます。

　私たちは、胸式呼吸と腹式呼吸のどちらかだけで呼吸しているのではなく、どちらもあわせて使っています。女性は胸式呼吸の割合が大きいといわれますが、それは腹壁の筋力が弱いのと、腹部を圧迫する着衣のせいです。

図4-13　呼吸運動

肋間筋の作用

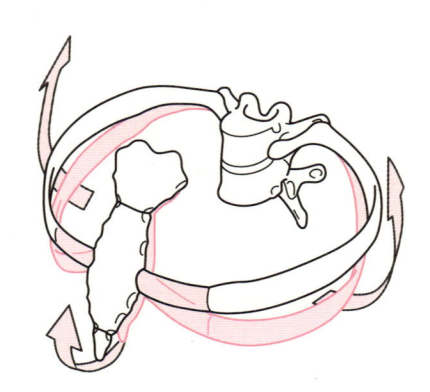

胸郭と横隔膜の動き

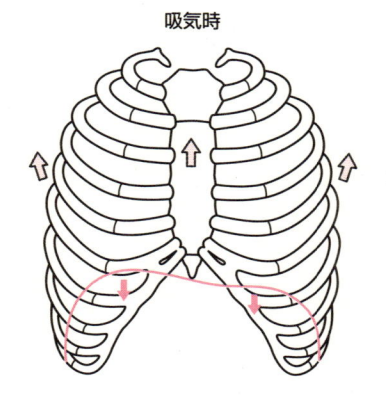

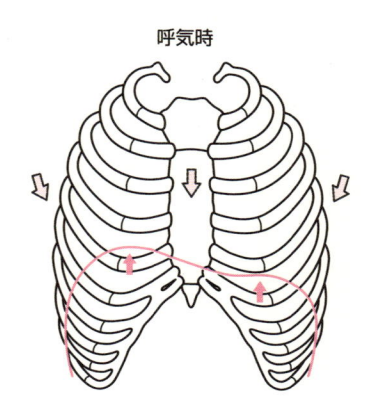

吸気時　　　　　　　　　呼気時

Column ▶ 呼吸のさまざま

呼吸という語は、いろいろな意味で使われます。もともとの意味は、息を入れたり出したりする呼吸運動です。英語のrespirationは、ラテン語のspiro（息をする）にre-（戻す）が加わってできた語です。日本語の「呼吸」も、息を出す「呼」と入れる「吸」を組み合わせた語です。

肺に吸い込んだ空気と、血液の間で行われるガスの交換も呼吸です。同じ意味で、サカナのエラで行われる、周りの水と血液の間のガス交換も呼吸です。このように、外界と血液の間で行われる呼吸を、特に「外呼吸」といいます。

現在の生物学では、肺と関係のないところで、「呼吸」という言葉を使います。全身の細胞は、血液から酸素を取り入れ、二酸化炭素を血液に渡します。このような細胞と血液の間で行われるガス交換は、細胞にとっての呼吸なので、特に「細胞呼吸」といいます。細胞の中では、酸素を使ってエネルギーを生み出す生化学的な反応が行われますが、これを特に「内呼吸」といいます。

呼吸の意味は、さらに広げられています。酸素と関係のない反応でも、有機物を分解してエネルギーを取り出す生化学的な反応が、すべて呼吸の中に含められます。そうすると、酸素を用いる「好気的呼吸」と、酸素を用いない「嫌気的呼吸」が区別されます。アルコール発酵や腐敗などが、嫌気的呼吸の例です。

「呼吸」という語は、単に空気を出し入れするというところから始まって、ついには空気とまったく関係のない意味にまで広がってしまったのです。

4-4 血液を送り出し続ける心臓

心臓は、休みなく拍動し、全身に血液を送り出し続けます。その量は1分間に5.5ℓ、1日で8,000ℓにもなります。心臓の鼓動は、心の緊張を反映します。心臓は、まさに「心たるべき」臓器です。

■■ 心臓の形はハート形か ■■

　ハートの形は、トランプのマークとして使われます。ハートは、心臓を意味しています。でも、ハート形は本当の心臓の形とは似ていません。心臓は意外とひねくれていて、その形も中身も、ハート形に例えられるような単純なものではないのです。

　ヒトの心臓は、重さが200〜300gの筋肉の袋です。左右のポンプに分かれていて、右のポンプは全身から戻った血液を肺に送り出し、左のポンプは肺から戻った血液を送り出します。そして左右のポンプともに、カベの薄い**心房**（しんぼう）とカベの厚い**心室**（しんしつ）との、二段階の部屋からできています。心臓には、合計4つの部屋があるはずです。しかし心臓の形を見ても、4つの部屋がどこにあるのか、少し見ただけではわかりません。

　心臓を前から見たときに、前面に大きく見えているのは**右心室**です。そして、その横に隠れるように見えているのは**左心室**です。右心室の上に重なって見えるのは**右心房**の一部、**左心房**は左上のほうにごくわずか見えています。

　心臓が右と左に分かれているにしては、右心ばかりが大きく見えています。心臓の中身は左右半分に分かれるのですが、心臓が左にねじれているので、右半分が前から大きく見えるのです。また心房が隠れているのは、心臓が後ろに倒れているからです。そのために心臓の下部にある心室が、前から大きく見えているのです。

4-4 血液を送り出し続ける心臓

図4-14　心臓の前面

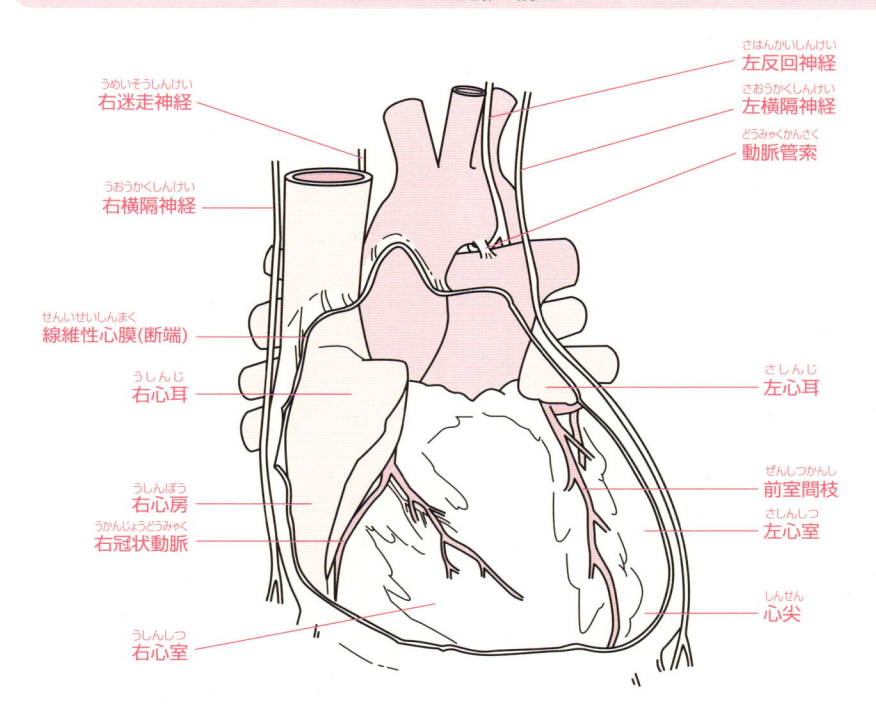

　心房と心室の境界面は、**心基底部**といって、心臓の基準となる大切な面です。心室は、この心基底部から下にぶら下がっています。心室のカベをつくる**心筋**は、心基底部の結合組織につながっています。そのため、心基底部からいちばん遠く離れた心室の先端部が、いちばんよく拍動する場所になっています。この場所を**心尖**といいます。心尖は、胸のカベにさわって、心臓の拍動をいちばんよく感じる場所にあります。胸の中央よりもやや左側にあります。心臓全体が後ろに傾いて、左にねじれているために、心尖の位置がズレているのです。

　傾きとねじれを戻してやると、心臓の形はかなりわかりやすくなります。それでも、ハート形とはずいぶんと違います。ハート形がつくられた頃には、心室だけを心臓だと考えていました。心室だけを取り出してみれば、確かにハート形によく似ています。実際、15世紀に描かれたヨーロッパの医学書では、心臓を単純なハート形であらわしています。レオナルド・ダ・ヴィンチの心臓の解剖図も、心室だけを描いています。その頃には、心房は、静脈の一部だと考えられていたのです。

4-4 血液を送り出し続ける心臓

図4-15 レオナルド・ダ・ヴィンチの心臓の図

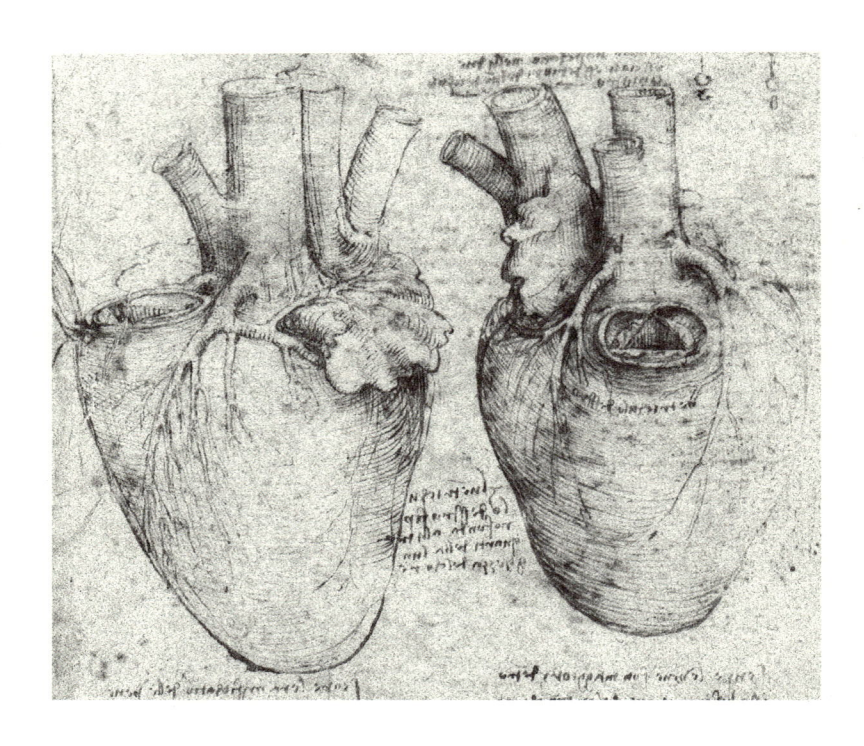

■■ 心臓の弁 ■■

　心臓がポンプの働きをするためには、心房と心室が規則的に収縮するだけでなく、逆流を防ぐ弁が必要です。心臓の弁は、左右それぞれのポンプに、心房と心室の間の房室弁、心室からの出口の半月弁の2種類があって、合計4個です。

　心臓の弁の位置は、心基底部を見るとよくわかります。肺動脈弁がいちばん前に、そのすぐ後ろに大動脈弁があって、縦に並んでいます。その左後に左房室弁があります。弁尖が2枚で、これは形がカトリックの司祭の帽子に似ているので、僧帽弁といいます。右後ろにあるのは、右房室弁です。弁尖が3枚で、三尖弁といいます。

4-4 血液を送り出し続ける心臓

図4-16　心基底部

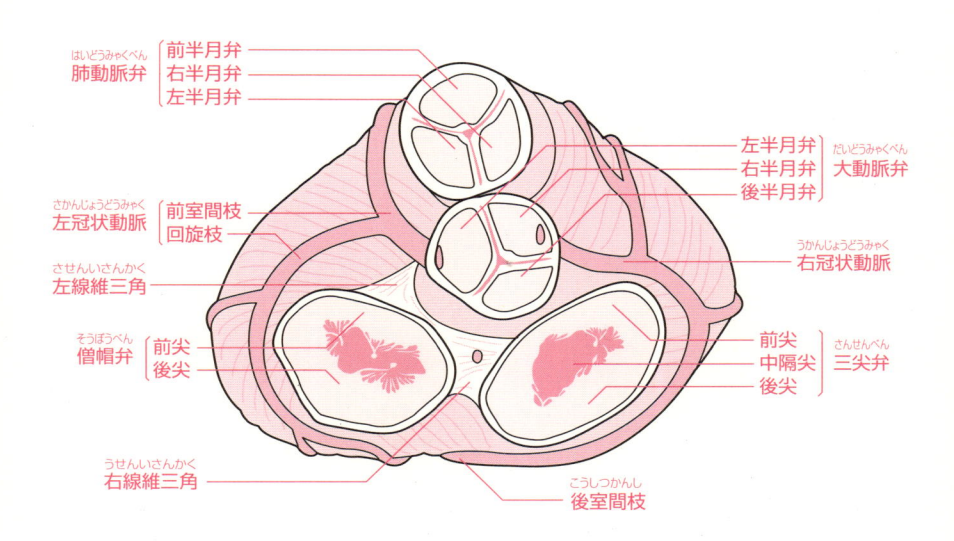

肺動脈弁 ─ 前半月弁／右半月弁／左半月弁
左冠状動脈 ─ 前室間枝／回旋枝
左線維三角
僧帽弁 ─ 前尖／後尖
右線維三角
大動脈弁 ─ 左半月弁／右半月弁／後半月弁
右冠状動脈
三尖弁 ─ 前尖／中隔尖／後尖
後室間枝

　4枚の弁の周囲には、リング状に囲む結合組織があって、**線維輪**と呼ばれます。また弁の間にも結合組織の発達した三角形の領域があり、**線維三角**と呼ばれます。線維輪と線維三角は、心臓全体の骨組みにあたる丈夫な構造で、「心臓の**線維性骨格**」と呼ばれます。心室の心筋線維も、心房の心筋線維も、すべてこの線維性骨格につながっているのです。

　右心房には、下半身からの血液を受け取る**下大静脈**と、上半身の血液を集める**上大静脈**が流入します。右心房の血液は、右房室弁(三尖弁)を通って**右心室**に流入し、そこから肺動脈弁を通って**肺動脈**に拍出されます。

　肺からの血液は、左右あわせて四本の**肺静脈**を通って**左心房**に戻り、左房室弁(僧帽弁)を通って**左心室**に入ります。左心室の収縮によって、血液は大動脈弁を通り抜け、**大動脈**から全身に送り出されます。

　心室の内面には、筋が柱のように盛り上がっています。その筋の柱の先端から腱が出て、房室弁のフチに付着しています。パラシュートのような形になっていて、腱の働きで、房室弁が心房側に反転するのが防がれています。

　これに対して大動脈と肺動脈の弁では、動脈のカベの周囲に3枚のポケット状の袋があります。心室から流れ出るときには、ポケットを素通りして流れていきますが、逆向きの流れはポケットに引っかかって、逆流を防いでいます。

4-4 血液を送り出し続ける心臓

図 4-17　心臓の内景

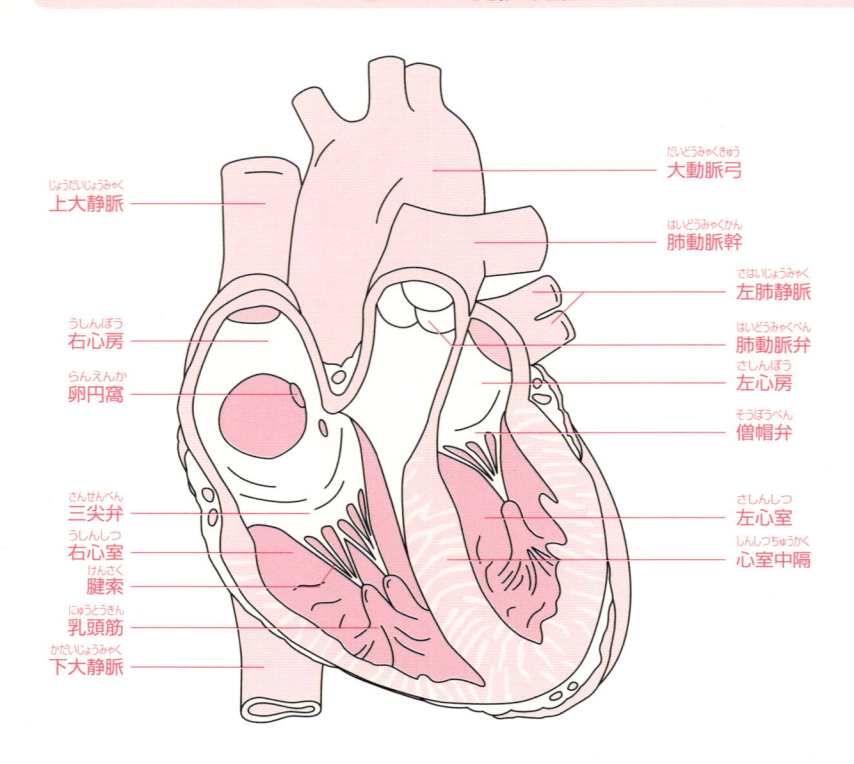

（図：心臓の内景。ラベル：上大静脈、大動脈弓、肺動脈幹、左肺静脈、右心房、肺動脈弁、卵円窩、左心房、僧帽弁、三尖弁、左心室、右心室、心室中隔、腱索、乳頭筋、下大静脈）

■■ 心臓の音を聞く ■■

胸壁に**聴診器**をあてて心臓の音を聞くと、**弁**の病気がよくわかります。

正常な心臓では、心拍動に対応して、Ⅰ音、Ⅱ音という二つの音が聞こえます。Ⅰ音とⅡ音の間のほうが間隔が短く、またⅠ音がⅡ音より低いので、二つの音の区別がつきます。どちらも、弁が閉じるときの音だと考えられています。

Ⅰ音は、心室が収縮期を始めるときに、心臓の下端あたりでよく聞こえます。房室弁が閉鎖するときの音に加えて、大動脈の基部や心室筋そのものの振動などが重なっていると考えられています。

Ⅱ音は、心室の収縮期の終わるときに、第二肋骨の高さの**胸骨縁**あたりでよく聞こえます。大動脈弁と肺動脈弁が閉じるときに生じる音です。

以上は、正常な心臓の音で、**心音**といいます。これ以外に聞こえる異常な心臓の音は、

心雑音といいます。これは、心臓の弁に異常があるときによく聞こえるので、病気を診断するための有力な手がかりになります。心音をくわしく調べるのに、胸にマイクロフォンをあてて記録をとる、**心音図**を用いることがあります。

収縮期に雑音が聞こえるのは、心室の出口の弁がせまくなっていて(**大動脈弁狭窄症**など)流れが妨げられるときや、心房と心室の間の弁がじゅうぶんに閉まらなくなっていて(**僧帽弁閉鎖不全症**など)逆流が起きるときです。それとは逆に、拡張期に雑音が聞こえるのは、心室の出口の弁がじゅうぶんに閉まらなくなっていて(**大動脈弁閉鎖不全症**など)逆流が起きるときや、心房と心室の間の弁がせまくなっていて(**僧帽弁狭窄症**など)流れが妨げられるときです。

心臓のリズムをつくる

心臓が規則正しく拍動するのは、神経によって周期的に刺激されているからではなく、自ら周期的に興奮する性質があるからです。心臓の筋細胞を取り出してきて試験管の中で培養すると、周期的に収縮するのを観察することができます。

でも、それぞれの筋細胞がバラバラに収縮していたのでは、力強く収縮する心筋にはなりません。細胞どうしが、2種類の方法で連結して、心筋をつくり上げています。第1は、機械的に心筋細胞の力をとなりに伝える結合で、**デスモゾーム**と呼ばれます。第2は、興奮の情報をとなりに伝える結合で、**ギャップ結合**と呼ばれます。この2種類の結合が組み合わさって、心筋の細胞の連結部にあたる**介在板**をつくっています。

こうして、心筋は協力して強く収縮することができます。しかしそれだけでは、心臓から血液を効率的に押し出すことはできません。心房の収縮と心室の収縮の間に、時間差をつけておかなければなりません。心房が心室に向かって血液を押し出し、それから少し時間をおいて、心室が動脈に向かって血液を送り出すのです。この時間差をつけて心臓を収縮させるのが、興奮を心臓全体に伝える**刺激伝導系**の働きです。

心臓の興奮は、右心房と上大静脈の境界近くの**洞房結節**で発生します。興奮はここから心房のカベを伝わって、右心房と右心室の境界近くの**房室結節**に達します。房室結節は、日本人の病理学者の田原淳がドイツ留学中に発見したもので、**田原結節**とも呼ばれます。興奮は房室結節のところできわめてゆっくり伝わり、少し時間がかかります。興奮は、ここから房室束を通り抜けて心室壁に達します。心室壁内では、心筋の中に埋まった**プルキンエ線維**を通って、心室の筋肉全体に興奮が伝えられます。

4-4 血液を送り出し続ける心臓

図4-18　刺激伝導系

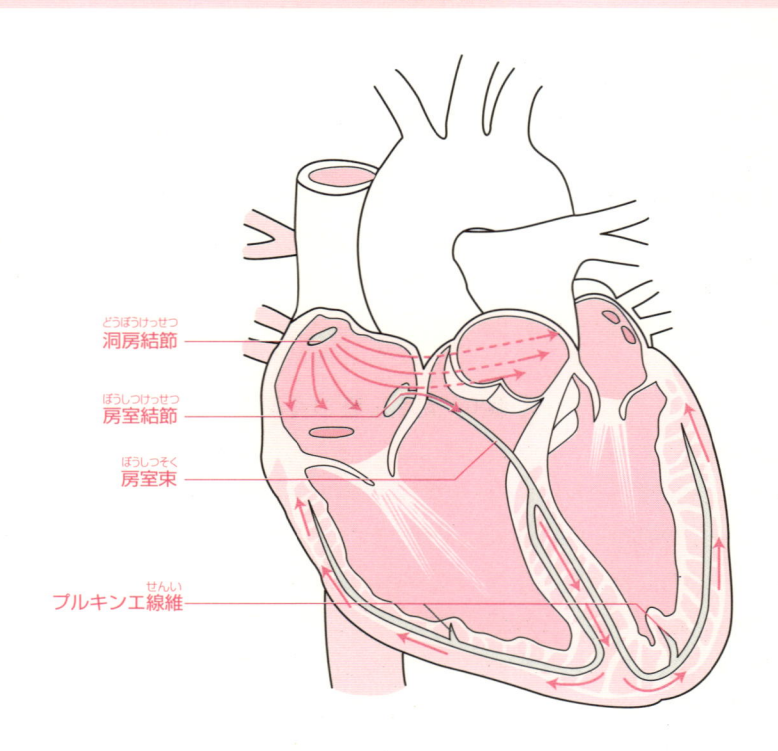

- 洞房結節（どうぼうけっせつ）
- 房室結節（ぼうしつけっせつ）
- 房室束（ぼうしつそく）
- プルキンエ線維（せんい）

■■ 心臓の電気活動を見る ■■

　心臓の刺激伝導系の興奮や、心筋細胞の興奮は、電気的な活動です。これを検査するのが、**心電図**（しんでんず）という方法です。

　心臓の電気的な活動を調べるには、どうすればよいのでしょうか？　最も確実なのは、胸に針を刺して、心臓のごく近くに電極を置くことでしょう。でも、そんなことは、危なくて気軽にできるものではありません。実用的な検査にするために、もっと簡便な方法で心臓の電気活動を知ることはできないのでしょうか？

　現在行われている心電図法は、両手首と左足首に3個の電極をつけて、さらに胸の前面に6個の電極を装着して測定します。このうち基準となる重要な電極は、両手と左足のものです。3個の電極を手足につけるだけで、心臓の電気活動が測定できるのです。この方法を開発したのは、オランダの生理学者のアイントーフェンで、彼は1924年にノーベル生理学医学賞を受賞しています。

4-4 血液を送り出し続ける心臓

図4-19 心電図

心電図の電極の装着の仕方

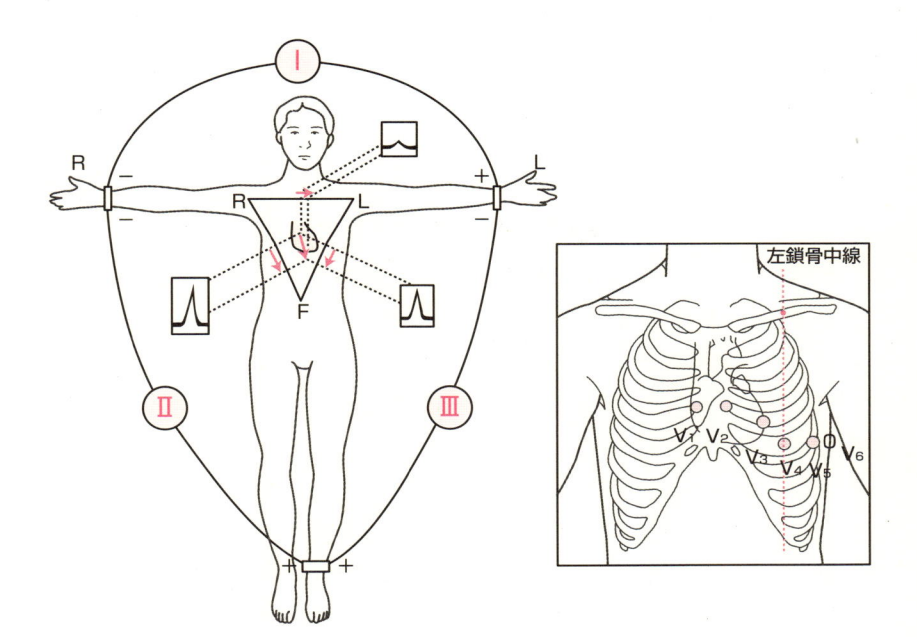

左鎖骨中線

心電図の代表的な波形

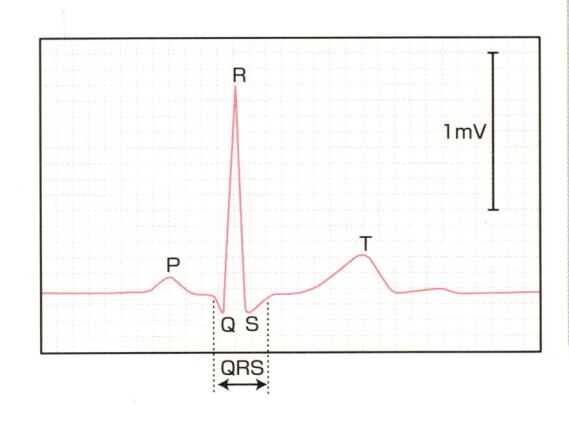

P波
心臓の周期の最初とみなされる小さな波。心房の筋が興奮することによって起こる。

QRS群
P波から0.12〜0.20秒遅れてあらわれる鋭いスパイク状の波。興奮が心室筋に広がるのに対応する。

T波
QRS群からやや遅れてあらわれる丸い山型の波。心室筋の興奮が終わって静止状態に戻るのに対応する。

4 ノドと胸——生命を支える息と鼓動

4-4 血液を送り出し続ける心臓

　正常の心電図では、大きな鋭い波のほかに、小さな波がいくつかあらわれ、PからTまでの名前がつけられています。

　心電図では、心臓の電気的興奮の異常を検出できます。たとえば、期外収縮では、余分な収縮がときどき加わります。心房と心室の間で刺激伝導系がブロックされると、PQの間隔が不規則になります。また、心房や心室の収縮のリズムの異常もわかります。また、**心筋梗塞**により心室筋が障害されると、ST部分が上昇したり、T波に異常が見られたりします。

■■ 心筋に血液を供給する ■■

　心臓そのものに血液を送る動脈を、**冠状動脈**といいます。冠状動脈は、左右２本あって、左心室から大動脈が出た直後、大動脈弁のすぐ上あたりから分れます。冠状動脈は、心房と心室の境界に沿って、心臓をとりまくように走ります。またこれらの枝から、左右の心室の間に沿って下行する枝が分れます。心臓を冠のようにとりまくので、「冠状動脈」と呼ばれるわけです。

　冠状動脈に送られる血流は、一分あたり250㎖ほどで、心臓から拍出される血液量の４％に過ぎませんが、心臓が消費する酸素の量は、全身の１１％にもなります。血液中の酸素を利用する割合では、心臓は全身の臓器の中で最も高いのです。

　しかも心臓が消費する酸素の量は、激しい運動の際には、安静時の９倍にも増えます。冠状動脈は、心筋の活動状態にあわせて、血流量を増やしてやらなければなりません。実際、交感神経を刺激して心臓の活動を高めると、冠状動脈の**平滑筋**は自動的にゆるんで、血管抵抗を減らします。これは、心臓の筋肉が酸素を消費したときにできる物質と、交感神経の刺激の両方が、平滑筋を弛緩させる働きを持っているからです。

　冠状動脈が多少せまくても、普段の生活にはあまり問題はありません。ただし、運動をして心臓の拍出量を増やそうとするときに、心筋に酸素をじゅうぶんに送れなくなります。心筋が酸素不足になると、息苦しさや痛みを覚えます。このように酸素消費の増加にあわせて冠状動脈の血流をじゅうぶんに増やせない状態を、**狭心症**といいます。

　冠状動脈がうんと細くなったり、また冠状動脈の平滑筋が異常に収縮したりして、心臓への血液の流れが悪くなると、心筋の一部が傷ついたり死んだりします。これが**心筋梗塞**という病気です。心筋梗塞の痛みと息苦しさは、とても激しいものです。

図4-20 冠状動脈

前面から見たところ

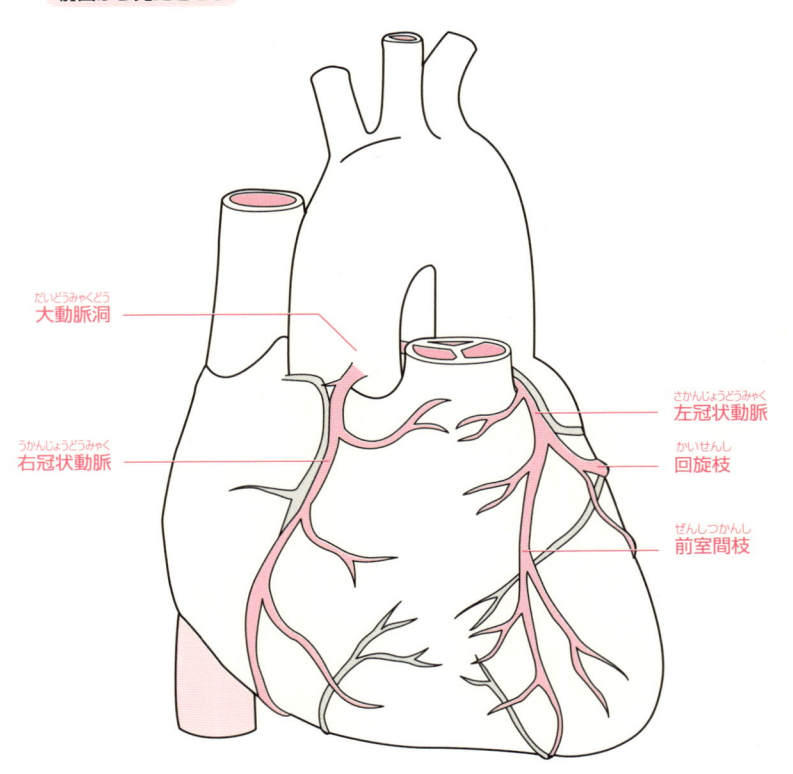

- 大動脈洞（だいどうみゃくどう）
- 右冠状動脈（うかんじょうどうみゃく）
- 左冠状動脈（さかんじょうどうみゃく）
- 回旋枝（かいせんし）
- 前室間枝（ぜんしつかんし）

上面から見たところ

前

- 前室間枝（ぜんしつかんし）
- 右冠状動脈（うかんじょうどうみゃく）
- 左冠状動脈（さかんじょうどうみゃく）
- 回旋枝（かいせんし）

4-4 血液を送り出し続ける心臓

Column ▶ 血液循環は400年ほど前に発見された

　心臓が動脈を通して血液を送り出し、静脈を通して血液が心臓に戻ってくる。心臓はポンプであり、動脈と静脈はパイプで、血液は全身を循環する—。こんなきわめてあたりまえのことを発見したのは、イギリスの解剖学者のウィリアム・ハーヴィー（1578～1657）で、1628年のことです。日本でいえば江戸時代、徳川第3代将軍の家光のもと鎖国に向かおうとしていた頃です。ヨーロッパではルネサンスを過ぎて、新大陸への移民が始まり、科学者ではガリレオが活躍していました。

　ハーヴィー以前の人たちは、心臓や血管があるのを見ても、その働きはまったく別のものだと考えていました。古代ローマの医師の君主とも呼ばれるガレノス（129～216）の説をそのまま信じていたのです。ガレノスは、神経と動脈と静脈がしばしば一緒に走っているのに注目し、3種類の液がこの3つの管を流れているのだと考えました。静脈の起点は腹部の肝臓、動脈の起点は胸部の心臓、神経の起点は頭部の脳です。肝臓は、腸から吸収した栄養分をもとに血液をつくり、静脈を通して全身に配ります。心臓は、肺を通して外界から吸い込んだ精気を血液に加えて動脈血をつくり、動脈を通して全身に配ります。脳は、鼻を通して吸い込んだ外界の精気を動脈血に加えて神経液をつくり、神経を通して全身に配ります。

　ガレノスの説は、現在の常識からすれば荒唐無稽のように見えるかも知れませんが、解剖学の観察をよく取り入れており、1500年以上にもわたって医学を支配し続けた、とてもよくできた説です。判断する基準が変わると、物事の見え方が180°変わってしまうことを教えてくれます。現在の判断も、そのうちにひっくり返るかも知れないという、科学のあり方にも反省を迫る、大切にしたいエピソードです。

chapter

5

腹も身のうち
――身体を養う胃腸、肝臓、腎臓

　ノドもと過ぎれば熱さを忘れて、あとはお腹にまかせておけばよい。とりあえず気をつかわなくても、適当になんとかやってくれる、お腹の内臓たちはシッカリ者です。胃腸は、取り込んだ食物をつぎつぎと消化・吸収してくれる、何でもこなす働き者です。肝臓は、取り込んだ栄養分の処理を一手に引き受けてくれる、ふところの大きな陰の主役です。腎臓は、尿をつくりながら身体の水分の量と成分を保ってくれる、責任感の強い管理人です。こういった個性豊かな内臓たちを収めているお腹の中をのぞいてみましょう。

5-1 胃は少しばかりデリケート

胃袋は、食べた物をとりあえずたくわえます。お腹の内臓の中では神経質で、ストレスが加わるとキリキリ痛んだりします。栄養分の消化と吸収のために、どれほど役に立っているのでしょうか。

■■■ 胃の形はちょっと不思議 ■■■

食道を下ってきた食物は、横隔膜（おうかくまく）を通り抜けたところで**胃**に入ります。胃袋というだけあって、胃は少しふくらんだ、変わった形をしています。

胃のいろいろな場所に名前がついています。食道につながる入り口を**噴門**（ふんもん）、右下のところで十二指腸（じゅうにしちょう）につながる出口を**幽門**（ゆうもん）と呼んでいます。

図5-1 胃の解剖

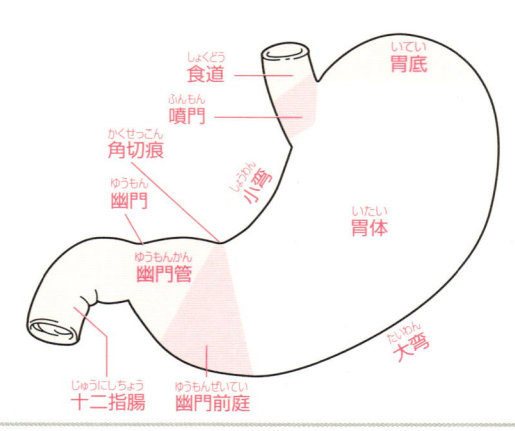

（食道（しょくどう）／胃底（いてい）／噴門（ふんもん）／角切痕（かくせっこん）／幽門（ゆうもん）／小弯（しょうわん）／幽門管（ゆうもんかん）／胃体（いたい）／十二指腸（じゅうにしちょう）／幽門前庭（ゆうもんぜんてい）／大弯（たいわん））

噴門（ふんもん）cardia
食道につながる胃の入り口。cardiaの名は、心臓（ギリシャ語でkardia）に近いことに由来する。

幽門（ゆうもん）pylorus
十二指腸につながる胃の出口。pylorusの名は、十二指腸から胃に逆流しないことから、地獄の門を護る頭の3つある番犬（ギリシャ語でpuloros）になぞらえたもの。

胃の左側に大きくふくらんだフチと、右の少しくぼんだフチを、「弯」と呼んでいます。ここにつながる薄い膜を「網」と呼んでいます。

大弯、大網（たいわん、たいもう）
胃の左側に大きくふくらんだフチと、そこからぶら下がるエプロン状の薄い膜。

小弯、小網（しょうわん、しょうもう）
胃の右側のへこんだフチと、そこから肝臓までの間にある薄い膜。

5-1 胃は少しばかりデリケート

　大網（たいもう）と**小網**（しょうもう）は、形が複雑でわかりにくいのですが、もともとは胃と前後の腹壁（ふくへき）との間をつなぐ腸間膜（ちょうかんまく）だったものです。**大弯**（たいわん）と**小弯**（しょうわん）はその腸間膜のつけねにあたる場所で、胃に向かう血管の通路になっています。

　胃にはまた、「底」（てい）と「角」（かく）があります。**胃底**は、胃の下のほうを指すのではなく、噴門の左側に盛り上がったいちばん高い部分です。胃を円錐に例えたときの円錐の底（すい）にあたり、いちばん幅が広くなっています。**胃角**（いかく）は、小弯の一部で、レントゲンで見たときに少しへこんで見えます。胃壁の平滑筋（へいかつきん）の収縮によって生じる切れ込みで、遺体を解剖しても見えません。

　解剖の図に描かれる典型的な胃の形はこんなものですが、本当の形は人によって実にさまざまです。遺体を解剖してみても、ひとつとして同じ形の胃はありません。生きている人では、身体の姿勢や、胃に入っている量によって、胃の形はダイナミックに変わります。胃下垂では、胃が骨盤の中にまで下がることがあります。**瀑状胃**（ばくじょうい）では、胃の上部が背中側に大きく垂れ下がって、そこに食物がたまります。そんな変わった形をしていても、特に困った症状が出ないことが多いのです。

図5-2　胃のさまざまな形

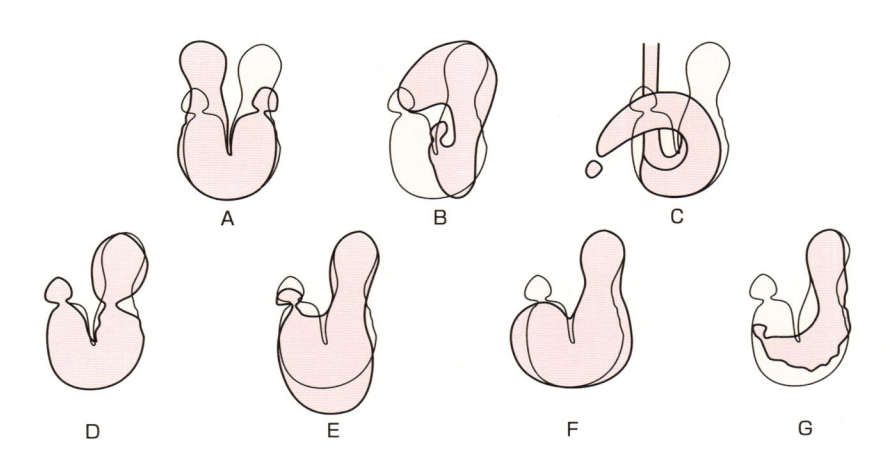

A：内臓逆位における逆転胃
B：瀑状胃（噴門部が右下方にある）
C：胃捻転（腸間膜性・短軸性捻転）
D：B型変形・砂時計胃（胃体部の潰瘍によってくびれる）
E：嚢状胃（線状潰瘍により小弯が顕著に短縮する）
F：潰瘍などによる幽門狭窄
G：やせた胃（スキルス胃癌などでみられる拡張しない胃）

5　腹も身のうち――身体を養う胃腸、肝臓、腎臓

胃は必要な臓器なのか

　ヒトの身体には数多くの臓器があります。どれも大切な自分の身体の一部です。粗末に扱ってよい臓器などあるはずがありません。中国の『孝経』という古典に、「身体髪膚之を父母に受く。敢えて毀傷せざるは、孝の始めなり」という言葉があります。「身体の髪一筋、皮膚一片まで、父母からもらった大切なものなので、傷つけてはならない」という意味です。とはいえ、重要な臓器とそうでない臓器があることも確かです。

　本当に必要かどうかは、その臓器を取り除いてみればわかります。世の中には、胃ガンや重症の胃潰瘍のために、胃を全部取り除いてしまう人もいます。胃の全摘をした人でも、見た目には元気で生きているようです。胃は、どうしても必要な臓器というわけではないようです。いったい、胃の働きは何なのでしょうか？　その答えは、胃を切り取った人に聞くとわかります。胃を全摘した人は、私の知り合いにも何人かいますが、「食べられる食事の量が減る」といっています。食べ過ぎると、気分が悪くなって、食べた物を吐いてしまうというのです。

　胃の働きは、食物を一時的にたくわえて、少しずつ**小腸**に送ることなのです。食物の消化・吸収を本格的に行うのは、胃につづく小腸ですが、その処理できる速度には一定の限界があるようです。それを上回る量の食物が小腸に入ると、気分が悪くなって吐いてしまうのです。

　私たちは、小腸のつごうに合わせて、少しずつ絶え間なく食べ続けるような生活をするわけにはいきません。社会の中でまともな生活をするためには、1日に3回の限られた食事の時間の中で、まとまった量の食物をお腹に収める必要があります。胃は、生命に不可欠というわけではありませんが、良好な社会生活のために役立つのです。

胃液は消化に役立つのか

　胃の粘膜は、**胃液**を分泌します。胃液には、塩酸が含まれていて強い酸性になっています。また**ペプシン**というタンパク質を分解する酵素も含まれています。胃液は、酸とペプシンの働きで、食物を消化します。とはいえ、胃液は、食物の消化にどうしても必要というわけではないようです。

　胃液に含まれるペプシンは、疎水性のアミノ酸の場所でタンパク質を切断する酵素ですが、タンパク質の鎖の10〜15％ほどしか切りません。胃を切除しても、タンパク質の消化が不足することはまずありません。胃液には、糖や脂質を消化する酵素は含まれていません。結局のところ、胃液が消化できるのは、タンパク質のごく一部だけと

いうことになります。胃液の主な働きは、食物の消化を助けることなのでしょうか？

　最近、胃液の働きについて注目すべき発見がありました。発見というよりも、気づかせられたといったほうがよいかも知れません。胃液の中で生きてゆける細菌がほとんどない、ということが明らかになったのです。これは、「ピロリ菌（Helicobacter pylori）が胃の粘膜の中で生き残り、胃ガンや難治性の胃潰瘍の原因となる」という研究に伴ってわかってきたことです。塩酸とペプシンを含む胃液は、細菌にとってはきわめて劣悪な環境で、この中で生き伸びるのは、ピロリ菌のような特殊なものだけなのです。

　胃の中は、水分があって37℃という、細菌にとって増殖に最適な条件がそろっています。何もしないで食物を放置しておけば、腐敗が起こるに決まっています。胃液の働きは、食物を消毒・殺菌して、腐敗を防ぐことなのです。

Column ▶ 五臓六腑（ごぞうろっぷ）

　五臓六腑というのは、漢方で扱われているさまざまな内臓のことです。五臓とは、心、肝、脾、肺、腎の5つの内臓を指し、六腑とは、大腸、小腸、胆、胃、三焦、膀胱の6つの内臓を指します。五臓というのは、肉質の臓器のことで、六腑とは、内腔のある臓器になります。ここから、身体全体という意味もあります。

　五臓六腑に含まれる11の臓器のうち、10までは対応するものがありますが、三焦（さんしょう）は何を指しているかよく分かりません。

　中国の古い医書に『黄帝内経（こうていだいけい）』があります。2000年ほど前に整理編纂されたとされており、そのうちの『霊枢』と『素問』が現在まで伝わっています。その『霊枢』には、三焦に上焦・中焦・下焦の3つがあり、それぞれ胸部、上腹部、下腹部にあるとされています。しかし形がないともいわれています。

　鎌倉時代に梶原性全が書いた『万安方』という医書に、中国の医書から写したと思われる内臓の図があります。胸腹部の内臓を、前面、後面、側面から描いた3枚の図です。ここに三焦以外の10の臓腑は描かれていますが、やはり三焦は見えません。

　江戸時代の山脇東洋（1705～1762）は、京都で刑死体を解剖し、その所見をまとめて『蔵志』を著しました。それに付された4枚の図のうちの2枚が、「九蔵前面図」、「九蔵背面図」と題されて、胸腹部の内臓を描いています。三焦はもちろん描かれていませんが、小腸と大腸の区別を見落として、9種類の内臓を描いています。

5-1 胃は少しばかりデリケート

図5-3　胃腺

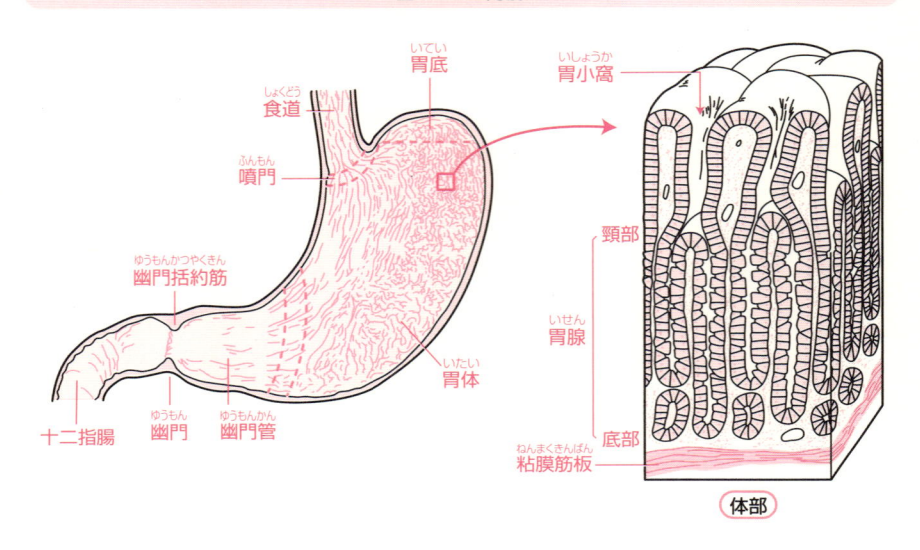

（図：胃の解剖図と胃腺の拡大図。ラベル：食道、胃底、噴門、胃小窩、幽門括約筋、頸部、胃腺、胃体、底部、十二指腸、幽門、幽門管、粘膜筋板、体部）

■■■ 胃腸はホルモンもつくる ■■■

ホルモンというと、**内分泌腺**から血液中に出されて、遠くの器官に作用する物質です。脳下垂体、甲状腺、副腎などが、代表的な内分泌腺です。実は、胃腸の粘膜でもホルモンがつくられているのです。**消化管ホルモン**といって、これまでに20種類ほどが見つかっています。

消化管ホルモンは、胃腸の粘膜上皮の細胞がつくっていて、主に胃腸に作用します。胃腸の運動や消化液の分泌などを調節するのが、主な働きです。下図に主なものを3つあげましょう。

図5-4　主な消化ホルモン

ガストリン（gastrin）	胃と十二指腸の粘膜でつくられ、胃腺に作用して胃酸とペプシンを分泌させる。
コレシストキニン-パンクレオザイミン（chlecystokinin-pancreozymin）	十二指腸と空腸上部の粘膜でつくられ、膵臓に作用して消化酵素を分泌させ、胆嚢を収縮させて胆汁を排出させる。
セクレチン（secretin）	十二指腸と空腸上部の粘膜でつくられ、膵臓に作用して水分を分泌させる。

図5-5 ガストリンの作用

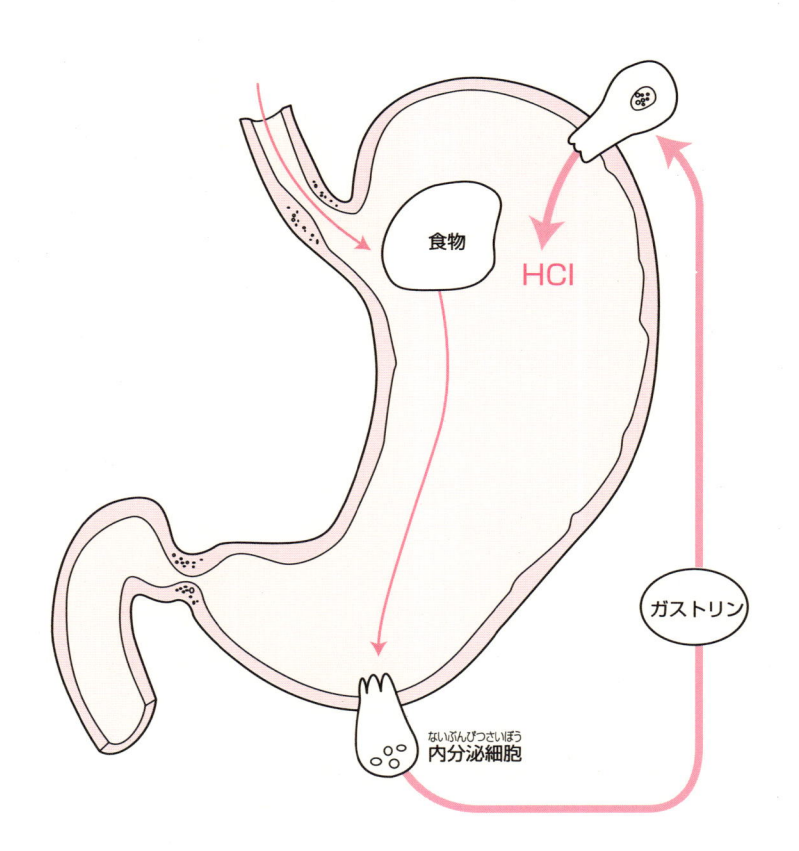

食物

HCl

ガストリン

内分泌細胞

　消化管ホルモンの一例として、たとえば**ガストリン**はこんな働きをしています。食物が胃の中に入ると、胃酸が薄まって胃液が中性に近づきます。粘膜の**内分泌細胞**はこれを感じ取ってガストリンを分泌します。ガストリンの刺激で胃酸とペプシンが分泌され、胃液は酸性になります。つまり、ガストリンは、食物が胃に入った量にあわせて、必要な量の胃酸とペプシンを分泌させる働きをしているのです。

　関西でホルモン焼きという食べものがありますが、これは、豚の内臓を細かく切って串焼きにしたもので、内分泌腺とは特に関係がありません。消化管でホルモンがつくられることとも、関係はありません。

5-2 小腸はとぐろを巻いている

小腸は、栄養分の消化と吸収を行う、消化管の中でも最重要の部分です。6mもの長さがありながら、うまいぐあいにお腹の中に収まっています。内視鏡でもなかなか見ることのできない、胃腸の最奥部です。

■■■ 小腸の粘膜の広さはテニスコート ■■■

胃につづく**小腸**の最初の部分は、**十二指腸**です。長さが約25cmで、指の幅12本分ほどです。背中側のカベにしっかりと埋め込まれています。それにつづく長さ6mほどは、**空腸**および**回腸**といいますが、そのさかい目はよくわかりません。**腸間膜**というカーテンによって、背中側のカベからぶら下がっていて、自由に動くことができます。

小腸は、栄養分を消化・吸収する場所です。栄養を消化するための**消化液**は、腸の粘膜および膵臓から分泌されます。また栄養を効率的に吸収するために、小腸の粘膜の表面積は、いくつものしかけを組み合わせて、きわめて広くなっています。腸の上皮細胞が内腔に面する表面積は約200m²、テニスコートほどの広さになります。

小腸の粘膜を広くするしかけの第1は、小腸がとても長いことです。長さが6mもあります。こんな長い小腸が、もつれないでお腹の中にどうやって収まっているのでしょうか？ それについては、次のところでくわしく述べます。

図5-6 長い小腸はどうやってお腹に収まっている？

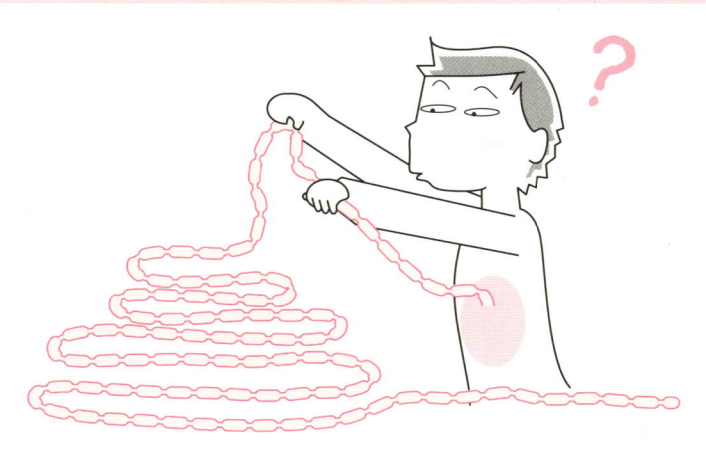

5-2 小腸はとぐろを巻いている

図5-7 小腸の解剖

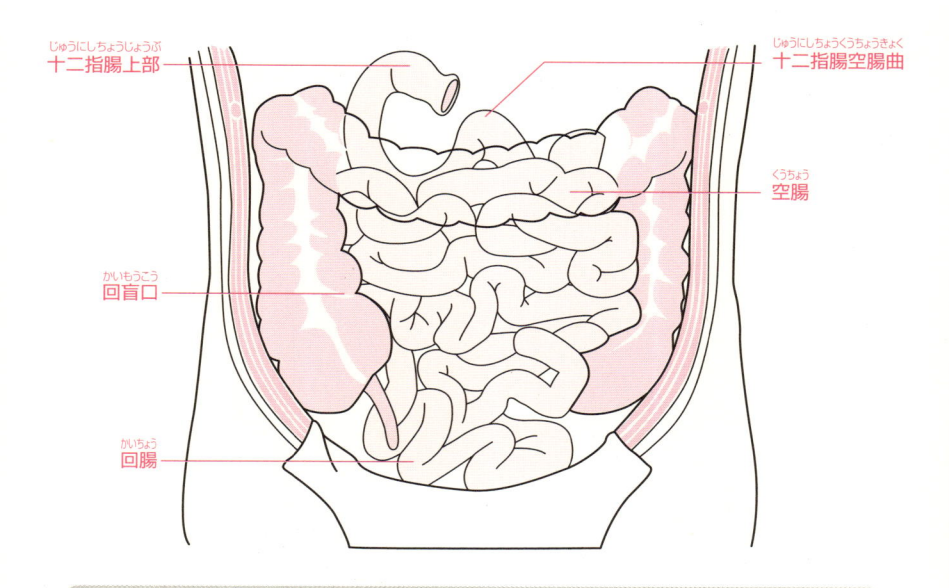

十二指腸上部
十二指腸空腸曲
空腸
回盲口
回腸

十二指腸（じゅうにちょう）duodenum
小腸の最初の部分で、後腹壁に固定されている。その名は、紀元前4世紀頃のヘロフィルスが十二本指（ギリシャ語で duodekadaktulos）と呼んだことから由来する。

空腸（くうちょう）jejunum
腸間膜を持つ小腸の前半部。回腸よりも粘膜のヒダや絨毛がよく発達している。解剖をするとカラッポで、古代にギリシャ語で空腹の腸（ラテン語で intestinum jejunum）と呼ばれていた。

回腸（かいちょう）ileum
腸間膜を持つ小腸の後半部。リンパ組織がよく発達している。『解体新書』で、オランダ語のOmgebogen Darm(曲がった腸の意、ドイツ語の原著では Krummdarm）を回腸と訳した。

　粘膜を広げるしかけの第2は、小腸の内面にある**輪状ヒダ**です。円周方向に走っていますが、完全に一周することはありません。

　第3のしかけは、粘膜の表面に生えている、**腸絨毛**という細かな突起です。突起の高さは1mm以下で、虫メガネでかろうじて見えるほどの細かさです。

　第4は、腸絨毛の表面をおおっている**腸上皮細胞**に備わっています。腸上皮細胞の内腔面には、**刷子縁**というフチ取りがあります。細かな微絨毛が密に生えそろったものです。その細胞膜の表面積が、テニスコート1面分になるのです。

5-2 小腸はとぐろを巻いている

図 5-8 小腸粘膜の広げ方

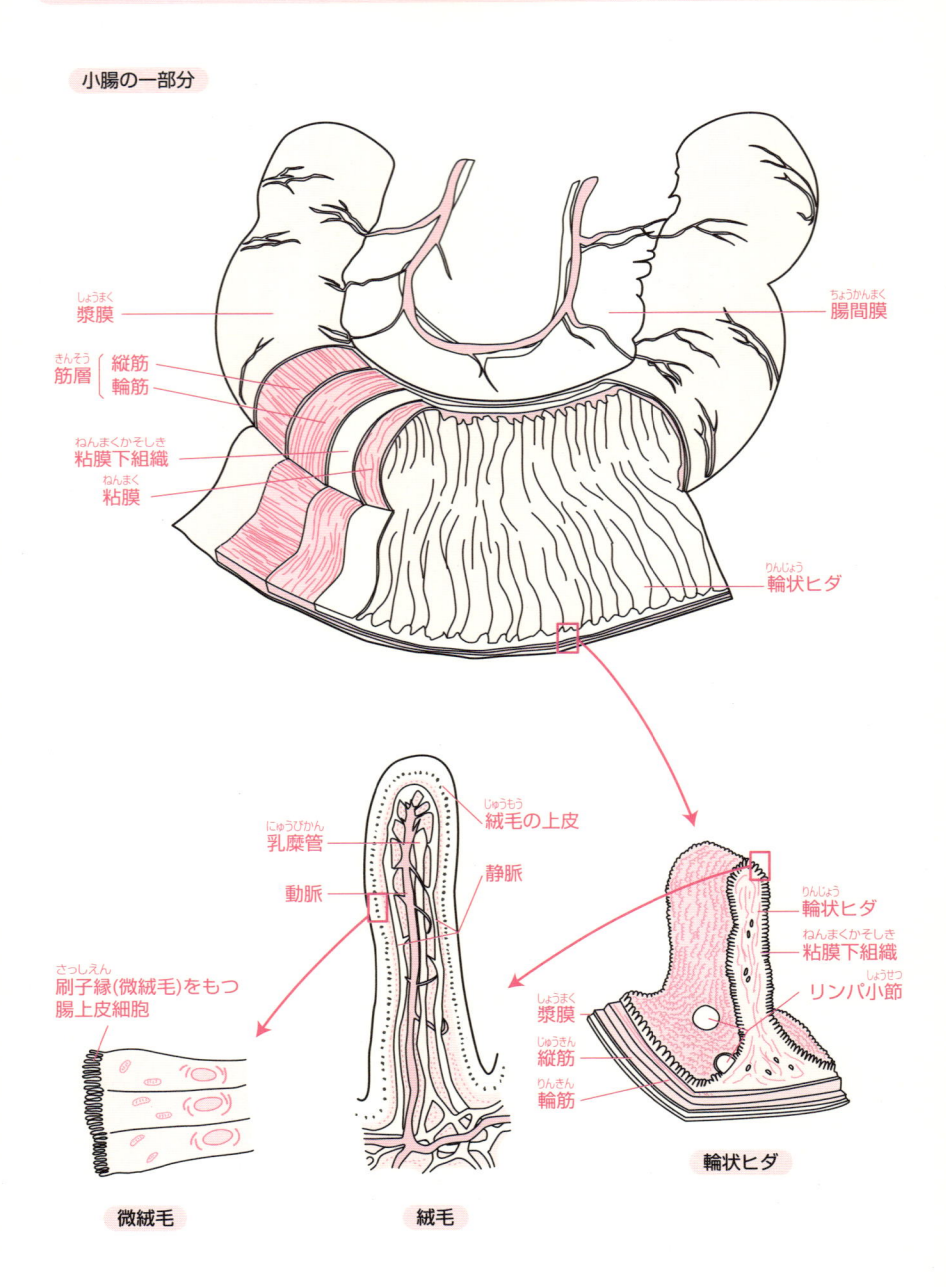

小腸の一部分

- 漿膜（しょうまく）
- 筋層（きんそう）｛縦筋／輪筋｝
- 粘膜下組織（ねんまくかそしき）
- 粘膜（ねんまく）
- 腸間膜（ちょうかんまく）
- 輪状ヒダ（りんじょう）

刷子縁（微絨毛）をもつ腸上皮細胞（さっしえん）

微絨毛

絨毛
- 絨毛の上皮（じゅうもう）
- 乳糜管（にゅうびかん）
- 動脈
- 静脈

輪状ヒダ
- 輪状ヒダ（りんじょう）
- 粘膜下組織（ねんまくかそしき）
- リンパ小節（しょうせつ）
- 漿膜（しょうまく）
- 縦筋（じゅうきん）
- 輪筋（りんきん）

162

■■ 長い小腸をどうやってお腹に収めるか ■■

　小腸をお腹の中に収めるには、長いホースを丸めて箱に押し込めるようなわけにはいきません。小腸は生きた器官なので、動脈と静脈、さらにリンパ管や神経が入り込んでいます。腹腔に腸をムリに詰め込むと、血管が折れ曲がって血液が届かなくなり、腸もふさがって食物が詰まってしまいます。

　ヒトのお腹はこの問題を、**腸間膜**を使って解決しています。空腸および回腸は、お腹の後壁から腸間膜というカーテンのようなものでぶら下げられています。カーテンのつけねのカーテンレールにあたる部分は、お腹の左上から右下まで、20cmほどの長さしかありません。しかし、そのカーテンのスソの長さが、6mにもなるのです。

図5-9　腹膜

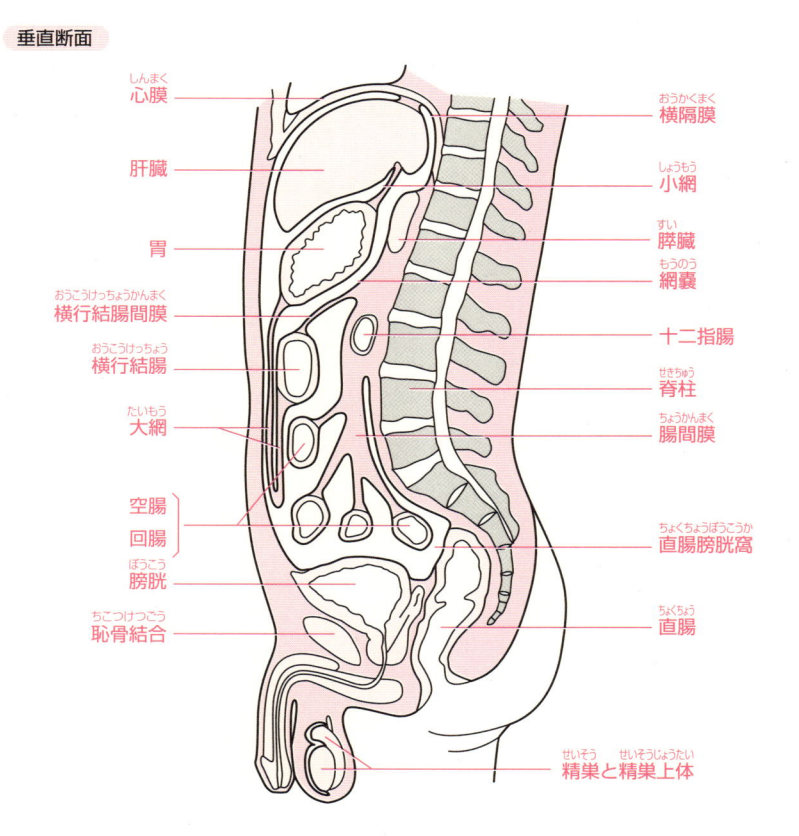

垂直断面

心膜／肝臓／胃／横行結腸間膜／横行結腸／大網／空腸／回腸／膀胱／恥骨結合／横隔膜／小網／膵臓／網嚢／十二指腸／脊柱／腸間膜／直腸膀胱窩／直腸／精巣と精巣上体

5-2 小腸はとぐろを巻いている

水平断面

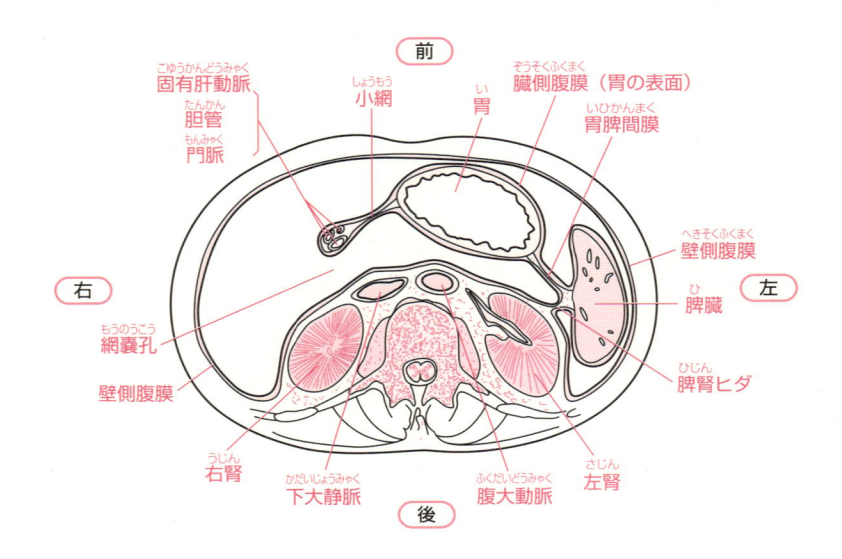

　この**腸間膜**は、なかなかよくできた構造です。まず腸間膜の両面は、空腸と回腸の表面と同様に、**腹膜**によっておおわれています。腸そのものと腸間膜とが腹膜におおわれているおかげで、6ｍもの長さの小腸が、お腹の中で蠕動運動をして動いても、もつれることも擦れることもなく、収まっているのです。それから、腸に血液を送る**動脈**と、腸からの血液を肝臓に送る**門脈**が、お腹の後ろのカベから腸間膜を通って腸に出入りします。血管はカーテンの中を通っているわけですから、ムリに引き伸ばされたり、押しつぶされたりという心配もありません。

　大切なのは、腸間膜の両面も、腸の表面も、それから腹腔の内面も、腹膜というサラサラした膜でおおわれていることです。肺の表面をおおっている胸膜と同じ性質の膜で、**漿膜**と呼ばれます。

■■ 三大栄養素とは何か ■■

　小腸では、ヒトの身体が必要とする栄養分を吸収します。その成分は、**タンパク質**、**脂質**、**炭水化物**、ビタミン、ミネラルの5種類に分類されます。その中でも特に、タンパク質、脂質、炭水化物を、**三大栄養素**といいます。この3種類は、酸素を使って分解して活動のエネルギー源になったり、身体を構成する物質になったりするので、大量に利用されます。ビタミンとミネラルは、必要とする量が少ないのです。

　三大栄養素は、**炭素**(C)、**水素**(H)、**酸素**(O)の3種類の元素が中心になってできています。酸素を使って分解すると、二酸化炭素と水を発生します。肺で酸素を吸い込んで、二酸化炭素を吐き出すのは、全身の細胞で三大栄養素を分解してエネルギーを取り出しているからです。タンパク質はこのほかに**窒素**(N)も含んでいるので、窒素を含む分解産物は**尿素**になり、腎臓から尿として排出されます。

図5-10　三大栄養素

糖質：デンプン

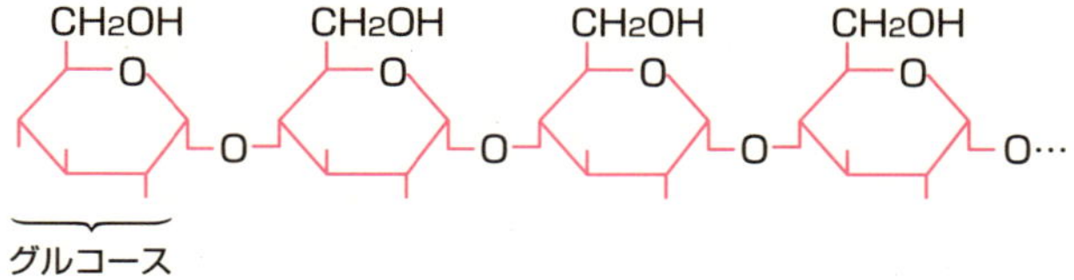

CH_2OH — CH_2OH — CH_2OH — CH_2OH

グルコース

タンパク質

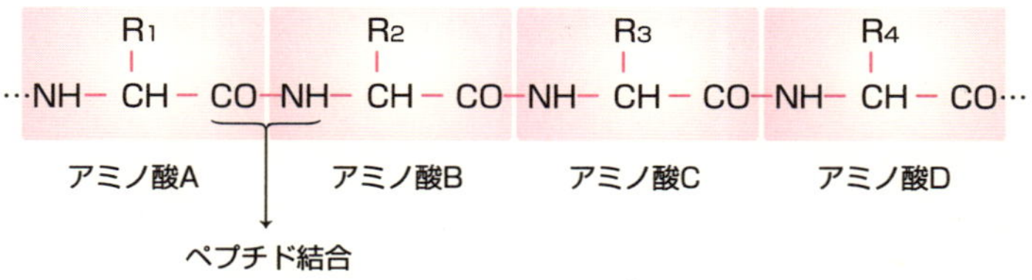

…NH—CH—CO—NH—CH—CO—NH—CH—CO—NH—CH—CO…

　　　R_1　　　　　R_2　　　　　R_3　　　　　R_4

アミノ酸A　アミノ酸B　アミノ酸C　アミノ酸D

ペプチド結合

5-2 小腸はとぐろを巻いている

脂質：トリグリセリド

$$\begin{array}{c} \text{O} \\ \| \\ \text{CH}_2-\text{O}-\text{C}-\text{R}_1 \\ \text{O} \quad | \\ \| \quad | \\ \text{R}_2-\text{C}-\text{O}-\text{CH} \quad \text{O} \\ | \quad \| \\ \text{CH}_2-\text{O}-\text{C}-\text{R}_3 \end{array}$$

トリグリセリド

> **タンパク質**
> 20種類のアミノ酸がペプチド結合によって手をつないで、鎖状になったもの。膵臓と腸から出される消化酵素によって分解され、バラバラのアミノ酸となって吸収される。
>
> **脂質**
> 水に溶けにくい有機物で、グリセロール（3価のアルコール）と脂肪酸（長い炭素鎖を持つ酸）がエステル結合をしたものが中心となる。消化酵素によってエステル結合が切断され、グリセロールと脂肪酸になって吸収される。
>
> **炭水化物**
> ブドウ糖などの単糖が元本となり、グリコシド結合によって2個がつながったものを二糖、多数がつながったものを多糖という。ショ糖は二糖、デンプンは多糖である。消化酵素によってグリコシド結合が切断され、単糖となって吸収される。

身体の中に取り込まれた三大栄養素は、いろいろな使われ方をします。

アミノ酸は、遺伝子の情報に従ってつながれて、身体に必要なさまざまな種類の**タンパク質**になります。細胞の内外で化学反応を行う酵素も、筋細胞を収縮させる細胞骨格も、骨や靱帯をつくるコラーゲンも、特有のタンパク質からできています。

脂質は、リン酸を1つ含んだ**リン脂質**となって、細胞膜の成分として広く使われます。脂質の一種の**コレステロール**も、細胞膜の成分になります。

炭水化物では、**ブドウ糖**が細胞のエネルギー源として非常によく使われます。また細胞表面には、必ずといってよいほど糖が結合していて、細胞の働きを調節しています。

■■ 腸はどうやって食物を運ぶか ■■

胃腸のカベには、平滑筋でできた**筋層**が備わっています。おおむね、内側の**輪走筋**と、外側の**縦走筋**の2層になっています。この筋層が収縮や弛緩をして、内容を先に進める**蠕動運動**をするのです。

平滑筋は、身体を動かす骨格筋と同様に筋細胞の一種ですが、性質がまったく違います。第1に、平滑筋は長さがいい加減です。骨格筋には、基準の長さがあって、極端なムリをしても2倍の伸び縮みができればよいほうです。平滑筋には基準の長さがなく、3倍や5倍の伸び縮みはあたりまえです。第2に、収縮のしかたがいい加減です。平滑

筋は、収縮のスピードもゆっくりしていますし、収縮の力も骨格筋とは比べものにならないくらい小さいのです。第３に、収縮するキッカケがいい加減です。平滑筋には、細胞ごとに神経がいき届いているわけではなく、自律神経から出された伝達物質のほかに、ホルモンや、まわりからの力や、いろいろなことが原因となって収縮します。あまりにもいい加減な平滑筋ですが、これくらいのほうが、腸の蠕動運動をアバウトに行うのに適しているのです。

腸の蠕動運動では、指令を送る神経細胞もアバウトです。中枢神経にある神経細胞から、こまごまと指令が送られるのではなく、腸のカベの中にある神経細胞が判断して、蠕動運動を指令しています。腸のカベでは、２層の筋層の間と、粘膜の下の結合組織の中で、神経細胞がネットワークをつくっています。それぞれ**筋層間神経叢**（きんそうかんしんけいそう）(Auerbach 神経叢)、**粘膜下神経叢**（ねんまくかしんけいそう）(Meissner 神経叢)といいます。蠕動運動を指令するのは、筋層間神経叢のほうです。

中枢からの指令は、**交感神経**（こうかんしんけい）および**副交感神経**（ふくこうかんしんけい）を通して、腸のカベの神経叢に伝えられます。蠕動運動を全体的に活発にしたり、抑制したりといった指令を届けています。

図 5-11　腸壁の構造

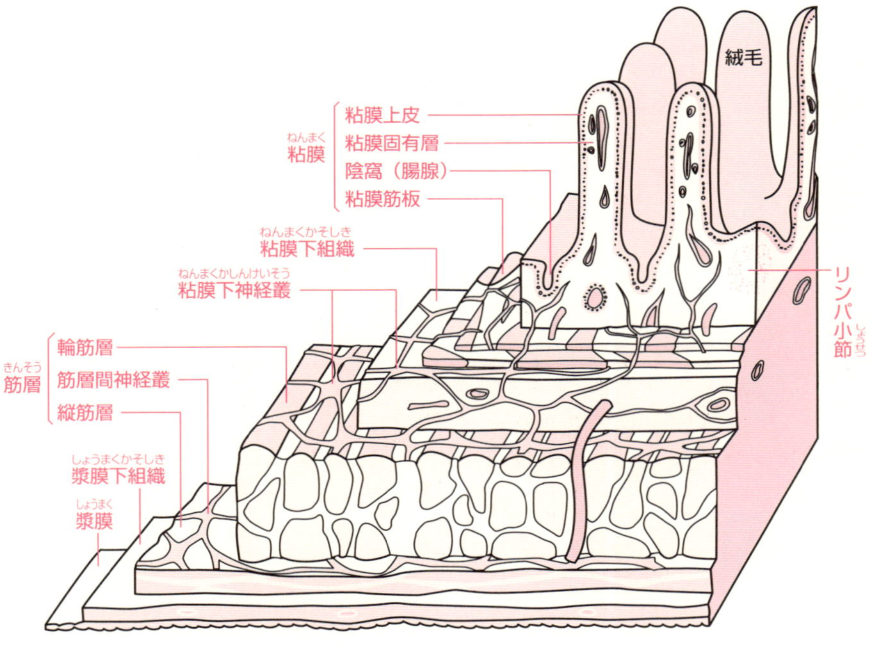

5-3 膵臓

膵臓は、十二指腸にくっついた形で、腹壁の背面にある目立たない臓器です。消化酵素を含む膵液を十二指腸に分泌します。またインスリンという大切なホルモンをつくる働きもしています。

■■ 膵臓の形 ■■

胃につづく**十二指腸**は、カタカナの「コ」の字を左右逆にしたような形で走り、空腸につながります。逆の「コ」に、**膵臓**がはまり込んでいます。十二指腸も空腸も腹壁の背面にあるので、その前にある胃や大腸を取り除いて、ようやく見えてきます。十二指腸にはまり込んだ部分が膵臓の頭で、そこから左に向かって伸びているのが膵臓の尾です。

図5-12 膵臓と十二指腸

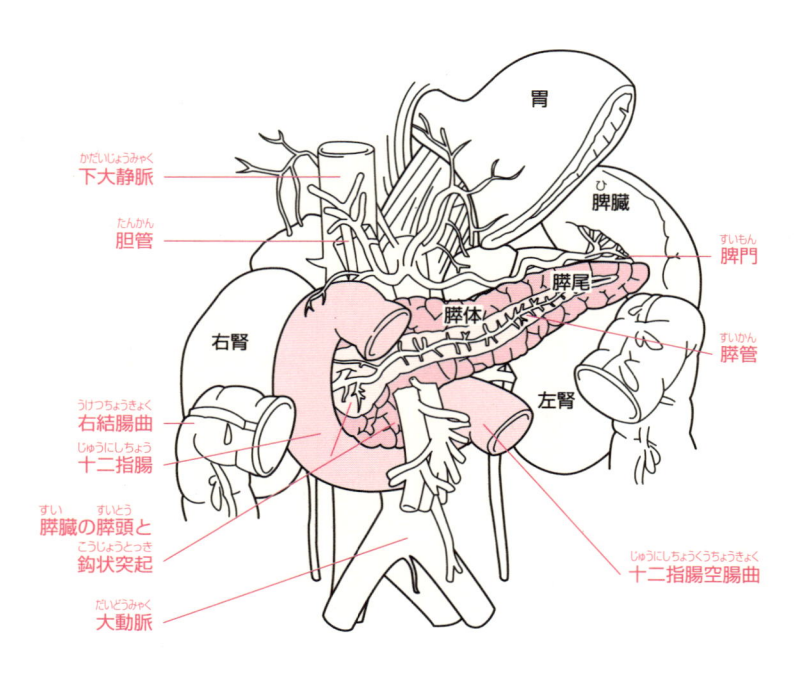

ラベル: 胃、下大静脈、胆管、脾臓、脾門、膵尾、膵体、膵管、右腎、左腎、右結腸曲、十二指腸、膵臓の膵頭と鈎状突起、大動脈、十二指腸空腸曲

膵臓の導管を**膵管**といい、膵臓の中を横に走って、十二指腸の逆「コ」の字の縦棒のところに開きます。十二指腸のこの場所で、膵臓に向かう側のカベに、**大十二指腸乳頭**(Vater 乳頭)というちっぽけなでっぱりがあります。膵管は、肝臓と胆嚢からやってきた**総胆管**と合流して、この乳頭に開いています。出口のところを平滑筋が発達して取り囲んでいて、必要があるまで、胆汁が十二指腸に出ないように止めています。

膵臓(pancreas)の「膵」という字は、江戸時代の蘭医の宇田川玄真(1769～1834)が新たにつくったもので、『医範提綱』の中で用いています。pancreasの由来は、「完全な肉」という意味のギリシャ語です。古代ローマのガレノス(129～216)の医学書に見られます。

■■ 膵臓がつくるホルモン ■■

膵臓では、**インスリン**という重要なホルモンがつくられています。**糖尿病**は、インスリンが不足して起こる病気で、血液中のブドウ糖濃度が高くなり、尿の中に糖があふれ出てきます。

インスリンをつくる内分泌細胞は、膵液をつくる細胞とは、分かれて集まっています。内分泌細胞の集団は島状に固まっているので、**膵島**(Langerhans島)といいます。インスリンは、細胞がブドウ糖を取り込むのを助ける働きをしています。食物を豊富にとったときに、身体に栄養をたくわえる働きです。インスリンが不足すると、全身の細胞はブドウ糖を細胞内に取り入れることができなくなり、たとえ血液中に豊富にブドウ糖があっても、それを利用できない状態になります。

膵島から出される別のホルモンに、**グルカゴン**があります。これはインスリンとちょうど逆の働きで、細胞がブドウ糖を新たにつくって放出するようにします。食べもののないときに、身体にたくわえた栄養を利用する働きです。

たいていの動物は、食べものが豊富にあるときも欠乏するときもあり、インスリンとグルカゴンのバランスがとれています。しかし現代人は、食べものがありあまっているために、インスリンばかりが使われすぎたために起こるのが、糖尿病だといわれています。

5-3 膵臓

図5-13 膵島

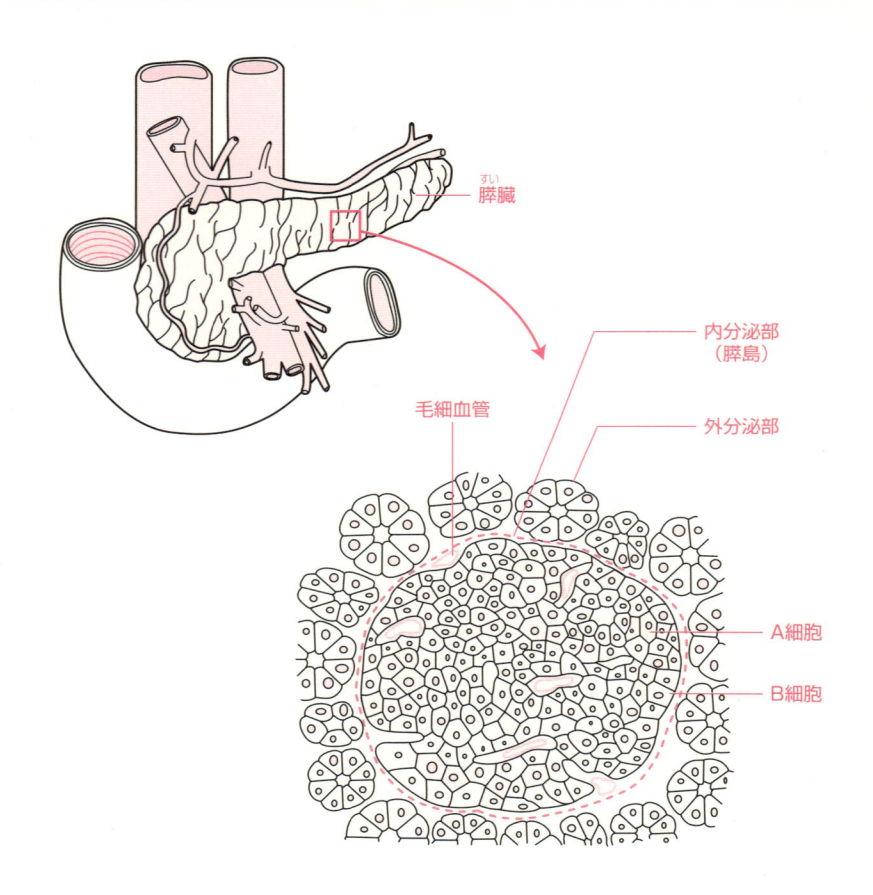

（図：膵臓、内分泌部（膵島）、外分泌部、毛細血管、A細胞、B細胞）

　糖尿病は、たいへんな病気ですが、適切に治療をすればこわくはありません。**血糖値**（血液中のブドウ糖濃度）を調べて、必要なインスリンを毎日補充すれば、激しいスポーツも可能です。ただ、治療をしないで放置すると、生命にかかわる取り返しのつかないことが起こります。

　糖尿病では、血液中にブドウ糖が高濃度にあるために、細胞外のコラーゲン線維などに糖がくっつき、結合組織が弱くなってしまいます。そのため、血管のカベがこわれ、あちこちで出血したり、血管がふさがったりします。治療をしないでそのまま放置しておくと、脳や腎臓などの重要な臓器で血管がつぶれて、生命が脅かされるのです。

5-4 消化の後始末をする大腸

大腸は、消化器の中で、胃についで神経質な臓器です。緊張すると下痢になったり、油断していると便秘になったり。消化をすませた残りカスを処理してウンコをつくるのが、大腸の働きです。

■■■ 大腸の形 ■■■

大腸は、小腸に比べるとちょっと太い腸で、長さは1.5mほどです。始まりは腹の右下にある**盲腸**で、ここにミミズのような形の**虫垂**がくっついています。そこから**結腸**となって上へ、左へ、下へと進み、ややねじれて骨盤に入ります。大腸の最後の部分は**直腸**で、**肛門**となって外に開きます。

図5-14　大腸の解剖

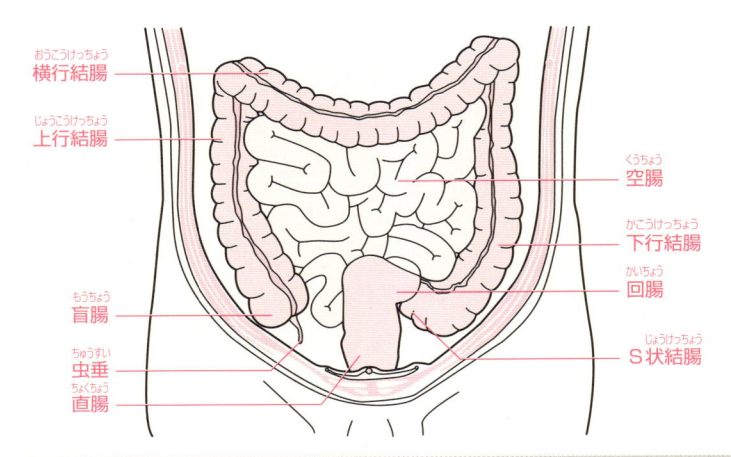

（図中ラベル：横行結腸、上行結腸、盲腸、虫垂、直腸、空腸、下行結腸、回腸、S状結腸、直腸）

盲腸（もうちょう）cecum
大腸の始まりの行き止まりの部分、側面に回腸が開いている。古代からギリシャ語で盲目の腸と呼ばれていた。

結腸（けっちょう）colon
大腸の大部分で、表面に3本の結腸ヒモが見られる。『解体新書』では「縮腸」と訳していたが、宇田川榛斎の『医範提綱』から「結腸」と呼ばれるようになった。古代にギリシャ語でkolonと呼ばれていた。

直腸（ちょくちょう）rectum
大腸の最後の部分で、骨盤内を下る。古代にギリシャ語でまっすぐな腸と呼ばれていた。

5-4 消化の後始末をする大腸

■■ 大腸の働き ■■

　大腸では、腸液の分泌も栄養の吸収も、小腸ほど活発には行われません。大腸で吸収される水分の量は、小腸の20分の1から30分の1ほどにすぎません。大腸は、いったいどのような役わりをしているのでしょうか？

　食物が口から入って小腸を通り抜けるまでの間に、消化管から分泌される液の量は、意外に多いものです。口から取り込まれる水の量は、1日あたり1.5ℓほどですが、**唾液**が1.5ℓ、**胃液**が3ℓ、**胆汁**と**膵液**をあわせて1.5ℓ、そして**腸液**が2.4ℓほども加えられます。そのうちの95％は、小腸で吸収されます。小腸で吸収される液の量は、一日あたり8ℓにもなります。その大部分は、実は、飲んだり食べたりした水分ではなく、消化管から分泌されたものなのです。

　こうして食物が大腸にたどりつく頃には、栄養分の吸収が終わって、ドロドロのお粥のような状態になっています。大腸の働きは、お粥状の内容物から水分を吸収して、しっかりした**糞塊**を形成することです。大腸で水分がよく吸収されないと、下痢になってしまいます。

■■ ウンコの成分は何 ■■

　大腸を通ってでき上がった**糞塊**には、消化されないで残った食物の残りカスのほかに、腸の粘膜から脱落した上皮細胞、腸内細菌、および細菌がつくり出したさまざまな物質が含まれています。

　大腸の中には、細菌がたくさん住みついています。腸内細菌には、消化されずに残った炭水化物やタンパク質などを分解する働きがあります。大便は、特有の色や臭いを持っていますが、これは腸内細菌の分解作用によって生じた物質が、その原因になっています。細菌がアミノ酸を分解して生じたインドールやスカトールは、大便の悪臭のもとになります。また胆汁の中の**ビリルビン**が分解されて、ステルコビリンやウロビリノーゲンという物質が生じ、大便の特有の色のもとになります。肝臓の病気で、ビリルビンが腸に排出されなくなると、便が白っぽくなってしまいます。

5-5 肝臓は内臓の陰の主役

肝臓は、人体で最大の内臓です。これなしでは生きていけない、とても重要な内臓なのですが、その働きはひと言ではいいあらわせません。内臓の陰の主役といってもよいでしょう。

■■ 肝臓の大きさ、形、色、手ざわり ■■

肝臓は、重さが1～1.5kgほどもあって、人体で最大の臓器です。上腹部のやや右寄りにあって、胸と腹のさかいとする横隔膜のすぐ下にくっついています。肋骨の陰にほとんど隠れているのですが、息を吸ったときにはやや位置が下がって、肋骨の下から少しのぞきます。

肝臓の色は暗赤色です。特に筋張ったところはなく、軟らかくて、さわってみるとグニャグニャした感触です。ようするに、スーパーマーケットの肉売り場でお目にかかるレバーと同じです。私たちの肝臓も、この材質でできているのです。

そんなグニャグニャした肝臓ですから、形を支える力がありません。肝臓の上面が丸くなっているのは、横隔膜の下にはまり込んでいるため、肝臓の下面がデコボコしているのは、腎臓や胃の上に載っているためです。

肝臓には、出入りする血管が3本あります。普通の臓器では、動脈と静脈の2本の血管だけ出入りするので、肝臓では1本余分です。腹部内臓全体からの血液が、1本の**門脈**に集まって、肝臓に注ぎ込んでいるのです。

肝臓に入る**肝動脈**と門脈は、肝臓の下面にある**肝門**というくぼんだ場所から入っていきます。同じ場所から、胆汁を運ぶ**総肝管**も出ています。肝臓の後部には、下半身からの血液を運ぶ**下大静脈**が、肝臓にはりつくように通っています。ここに3本ほどの**肝静脈**が開いています。

5-5 肝臓は内臓の陰の主役

図5-15　肝臓の解剖

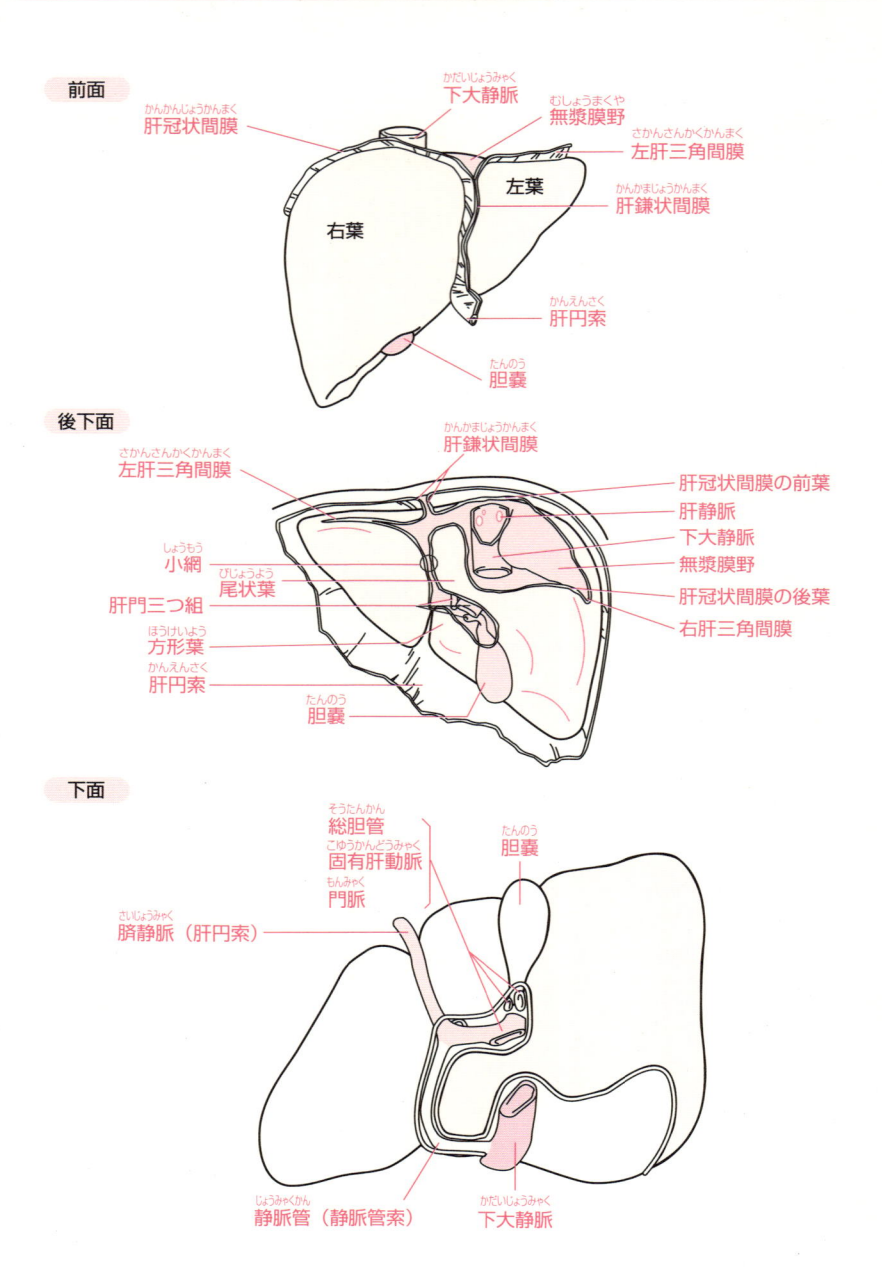

前面

- 下大静脈（かだいじょうみゃく）
- 肝冠状間膜（かんかんじょうかんまく）
- 無漿膜野（むしょうまくや）
- 左肝三角間膜（さかんさんかくかんまく）
- 右葉
- 左葉
- 肝鎌状間膜（かんかまじょうかんまく）
- 肝円索（かんえんさく）
- 胆嚢（たんのう）

後下面

- 左肝三角間膜（さかんさんかくかんまく）
- 肝鎌状間膜（かんかまじょうかんまく）
- 肝冠状間膜の前葉
- 肝静脈
- 下大静脈
- 無漿膜野
- 小網（しょうもう）
- 尾状葉（びじょうよう）
- 肝門三つ組
- 肝冠状間膜の後葉
- 右肝三角間膜
- 方形葉（ほうけいよう）
- 肝円索（かんえんさく）
- 胆嚢（たんのう）

下面

- 総胆管（そうたんかん）
- 固有肝動脈（こゆうかんどうみゃく）
- 門脈（もんみゃく）
- 胆嚢（たんのう）
- 臍静脈（肝円索）（さいじょうみゃく）
- 静脈管（静脈管索）（じょうみゃくかん）
- 下大静脈（かだいじょうみゃく）

5-5 肝臓は内臓の陰の主役

■■ 肝臓をつくる細胞 ■■

肝臓の断面をよく見ると、直径1mmほどの小さなもようが見えます。これは**肝小葉**と呼ばれる肝臓の組織の単位です。肝小葉の周辺部の**グリソン鞘**という結合組織は、肝動脈、門脈および胆管の枝を含んでいます。また肝小葉の中心にある**中心静脈**は、肝静脈につながります。

肝小葉の中では、肝細胞が板状に集まり、その板が中心静脈から周辺に向かって、放射状に配列しています。この板は、**肝細胞索**といい、その両面が幅広い血管になっています。動脈と静脈をつなぐ血管なので、毛細血管にあたるのですが、あまりにも広くて形が不規則なので、**類洞**と呼ばれます。血液は、グリソン鞘の肝動脈と門脈の枝から、中心静脈に向かって、類洞の中を流れていきます。

図5-16 肝小葉

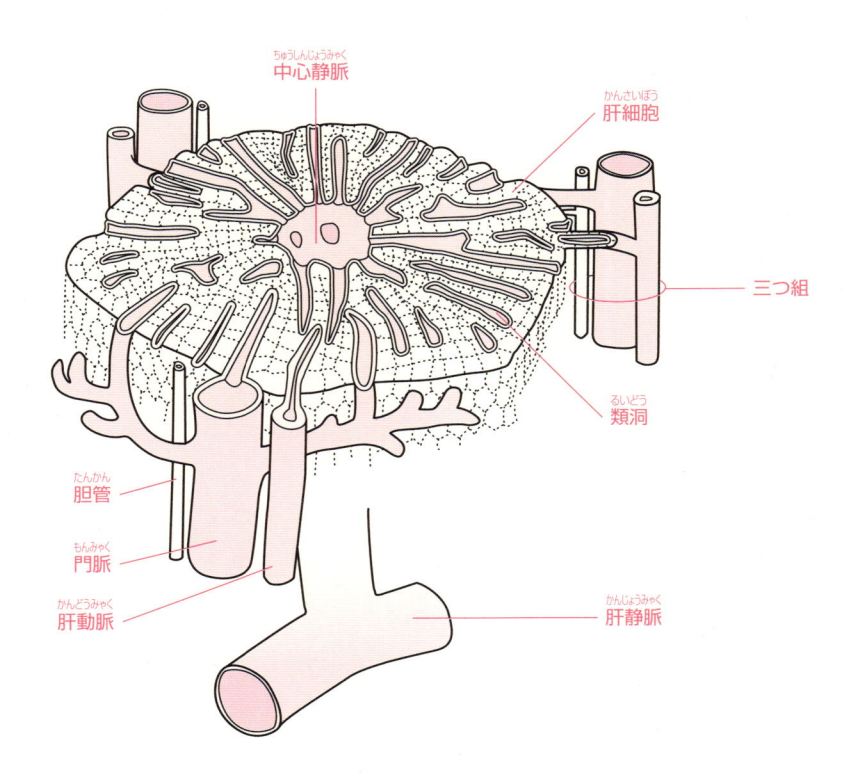

5-5 肝臓は内臓の陰の主役

　肝細胞索では、となり合う肝細胞の間に、細い管がつくられています。これが胆管の始まりにあたる**毛細胆管**で、肝細胞はここに向かって**胆汁**を分泌します。胆汁は、毛細管を通ってグリソン鞘に運ばれ、そこで胆管の枝に注ぎます。

　肝臓の働きはとても幅広いものですが、その働きの中心は**肝細胞**です。肝臓の一部が外科手術などで失われると、肝細胞は増殖して、ほとんどもとの大きさにまで肝臓を再生することができます。病気によって一部の肝細胞が死んでも、同じように肝臓の組織は再生します。しかし、炎症などによる傷害が何度もくり返して起こると、肝細胞は失われて、結合組織の線維が肝臓の組織の中に増えます。これが**肝硬変**という状態で、こうなると肝臓は、健康なもとの状態に戻ることができません。

■■ 肝臓と胃腸を結ぶ赤い糸 ■■

　肝臓の働きはあまりにも幅広いので、ひと言ではいいあらわしにくいものです。それでも、肝臓と胃腸をつないでいる２本の糸を手がかりにして整理すると、肝臓の機能のあらましがスッキリと見えてきます。

　肝臓と胃腸をつないでいるのは、「**赤い糸**」と「**黄色い糸**」です。赤い糸は、胃腸の血液を肝臓に運ぶ**門脈**です。黄色い糸は、胆汁を運ぶ**胆管**で、肝臓と胆嚢から十二指腸につながっています。

　まず、第一の赤い糸の門脈から見ていくことにしましょう。

　腹部にはいろいろな臓器があります。そのうちの大部分が、血液を門脈に送り出して肝臓に届けます。胃から直腸までの消化管のすべて、膵臓、脾臓がこれに含まれます。門脈と関係のない腹部の内臓は、腎臓と副腎くらいです。

　肝臓には、肝動脈から直接入る血液に、ほかの臓器を経由して門脈から入る血液が加わるので、膨大な量の血液が流れ込みます。心臓からの拍出量の２７％が肝臓に入ると見積られています。

　胃腸で吸収された栄養分は、門脈を通してまず肝臓に注ぎます。この門脈と肝臓の関係は、肝臓が栄養素を処理するのに、非常に好つごうです。まず腸で吸収される栄養素のうち、ブドウ糖を例にとりあげます。

5-5 肝臓は内臓の陰の主役

図5-17　門脈

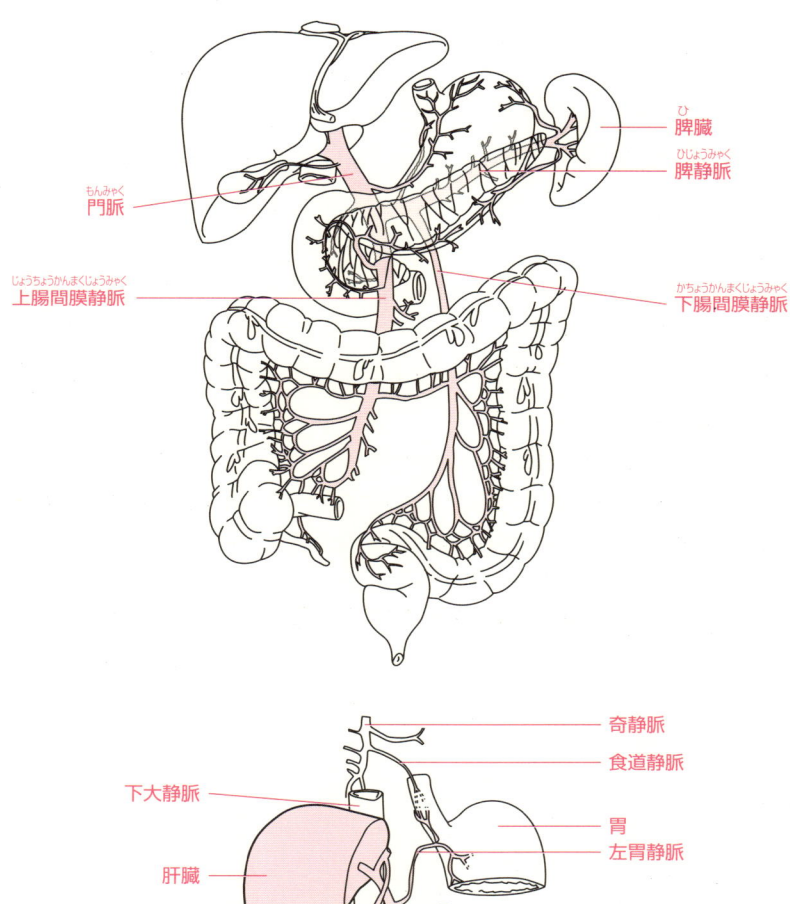

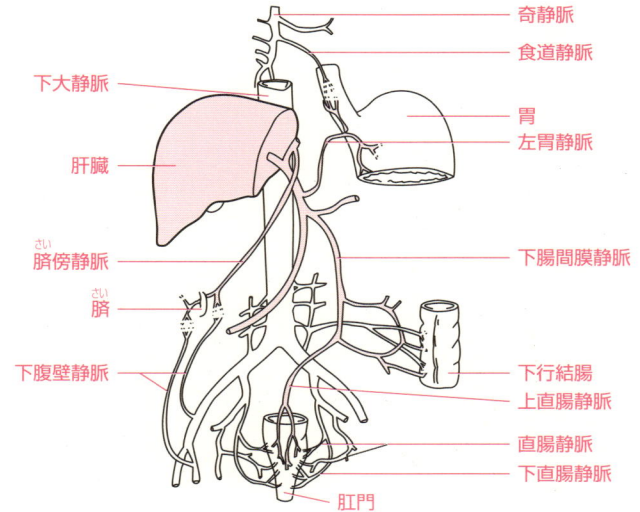

- 脾臓(ひ)
- 脾静脈(ひじょうみゃく)
- 門脈(もんみゃく)
- 上腸間膜静脈(じょうちょうかんまくじょうみゃく)
- 下腸間膜静脈(かちょうかんまくじょうみゃく)

- 奇静脈
- 食道静脈
- 下大静脈
- 胃
- 肝臓
- 左胃静脈
- 臍傍静脈(さい)
- 下腸間膜静脈
- 臍(さい)
- 下腹壁静脈
- 下行結腸
- 上直腸静脈
- 直腸静脈
- 下直腸静脈
- 肛門

5　腹も身のうち──身体を養う胃腸、肝臓、腎臓

栄養素を一手に処理する肝臓の仕事

ブドウ糖は、全身の細胞が使うエネルギー源なので、血液中の濃度をできるだけ一定に保つ必要があります。食事の直後には、腸で大量のブドウ糖が吸収されて血液中の濃度が高くなりますが、しばらく空腹でいると、ブドウ糖濃度は下がります。肝臓は、門脈を通ってきたブドウ糖を取り込み、これをつなげて**グリコーゲン**という多糖類にして、しばらくたくわえます。空腹時には、グリコーゲンを分解してブドウ糖を取り出し、血液中に放出します。こうして肝臓は、血液中のブドウ糖濃度を一定に保つ働きをしているのです。

腸で吸収された**アミノ酸**は、特に肝臓でたくわえられるというわけではなく、全身に流れていきます。ただし、血液中には、アルブミンを始めさまざまな**タンパク質**が含まれていますが、そのほとんどは肝臓がつくっています。また脂質を含んだ**リポタンパク質**の代謝も、肝臓で独占的に行われます。

肝臓では、人体における**三大栄養素**の代謝が中心的に行われています。こんないい方をすると、わかりやすいかも知れません。「人体の情報処理の中枢は脳であり、人体の物質流通の中枢は心臓であり、人体の物質代謝の中枢は肝臓である」と。

図5-18 人体の3つの中枢

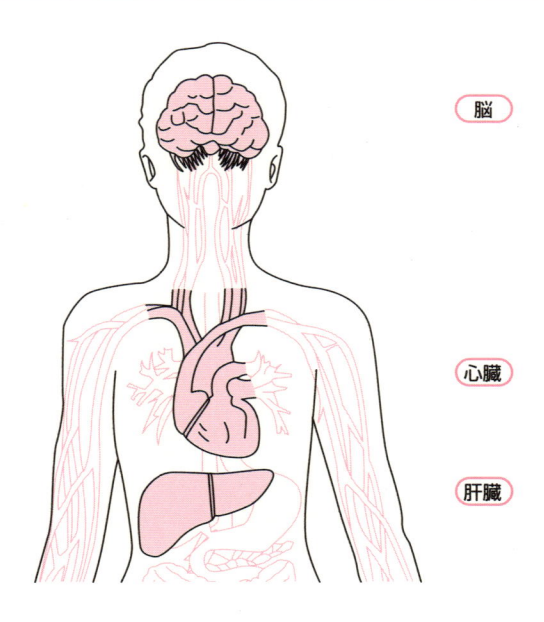

■■■ 肝臓と胃腸をつなぐ黄色い糸

　肝細胞でつくられた**胆汁**は、肝臓内の胆管を通して**肝門**に集まり、そこから**総肝管**を通して運ばれていきます。総肝管から分かれた**胆嚢管**という管の先に、**胆嚢**がついています。胆嚢はいったい何をしているのでしょうか？

　空腹のときには、総胆管の十二指腸への出口は、平滑筋の働きで閉じています。肝臓から出た胆汁は、出口がないので胆嚢に戻り、そこで一時的にたくわえられます。その間に、胆嚢は胆汁から水分を吸収して、濃い胆汁をつくります。食事をすると、胆汁が十二指腸に送り出されます。胆汁には消化酵素が含まれていません。胆汁は、どうやって消化を助けるのでしょうか？

　胆汁にはいろいろな成分が含まれていますが、その代表的なものは、**胆汁酸**と**胆汁色素**です。

　胆汁酸は、**コレステロール**の代謝産物で、界面活性剤の働きを持っていて、脂肪の消化産物と混ざって**ミセル**を形成します。ミセルができると、脂肪の消化産物は腸上皮細胞の表面に近づきやすくなり、脂肪の吸収が助けられます。

　胆汁色素の主なものは**ビリルビン**で、赤血球のヘモグロビンに含まれる**ヘム**の代謝産物です。腸の中に出たビリルビンは、腸内細菌によって代謝されて、一部は腸で吸収されて血液中に戻りますが、残りの部分は茶色のウンコの色のもとになります。

図 5-19　胆嚢と胆管

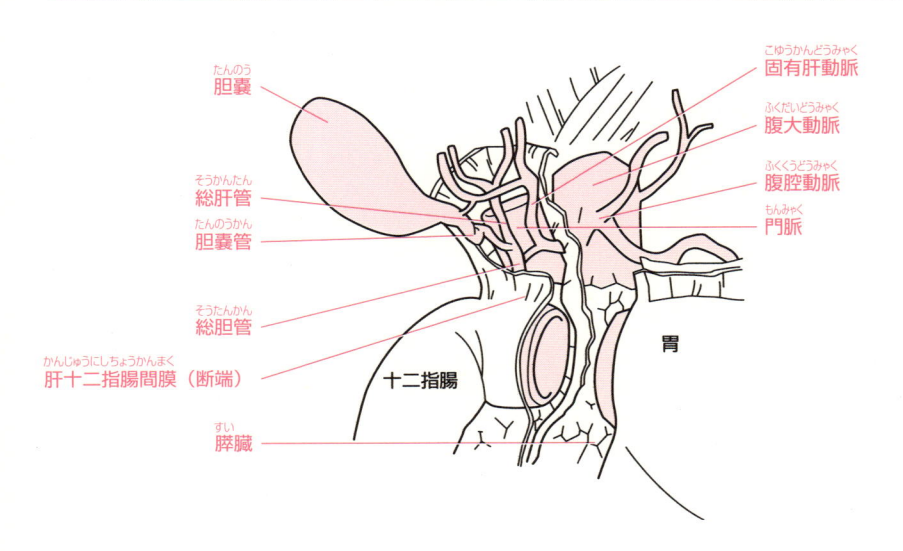

5-5 肝臓は内臓の陰の主役

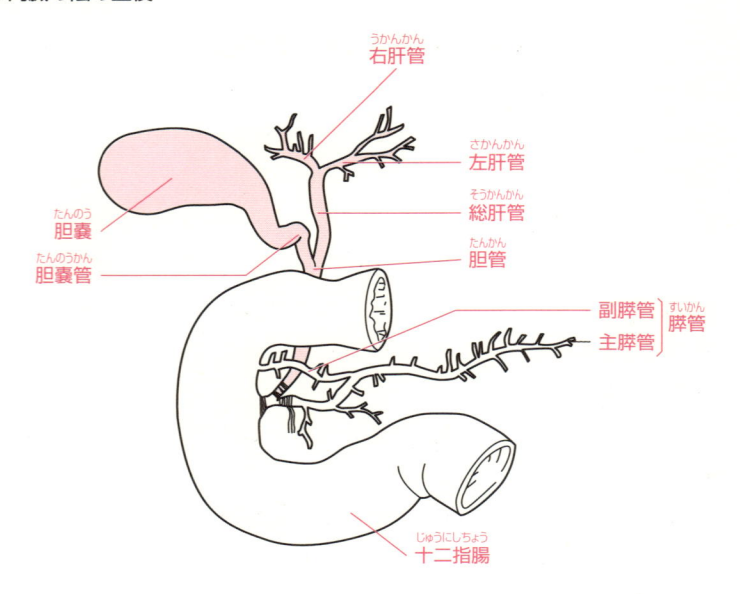

右肝管
左肝管
総肝管
胆嚢
胆管
胆嚢管
副膵管
主膵管 } 膵管
十二指腸

■■ 不要なものを排泄するのも肝臓の仕事 ■■

　肝臓は、脂肪の吸収を助けるのと、ウンコの色のもとにするために、**胆汁**をつくっているのでしょうか？　そうだとすれば、胆汁を出さなくても、あまり大事にはならないようです。しかし実際には、胆管がふさがったり、肝硬変で胆汁がつくれなくなったりすると、重大なことが起こります。全身の結合組織が、ビリルビンによって黄色く染まり、全身の皮膚を見るだけで病気だとわかります。これが、**黄疸**という状態です。

図5-20　胆汁はウンコに色をつけるため？

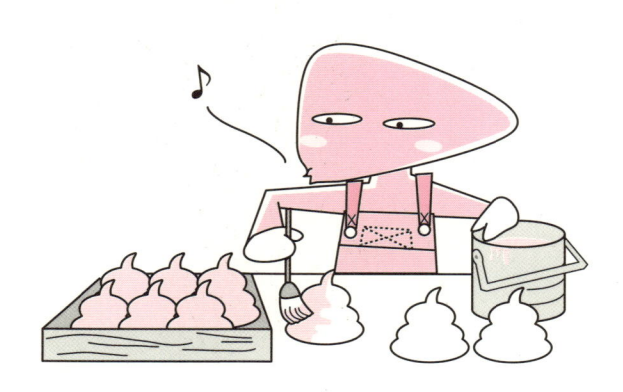

5-5 肝臓は内臓の陰の主役

　肝臓は、不要な物質を、胆汁として腸に排泄しているのです。排泄物に含まれる胆汁酸が、たまたま脂肪の吸収を助けてくれているのです。

　注射や内服で投与された薬剤は、いつまでも身体の中に残っているわけではありません。身体から薬剤を排泄する器官は、主に肝臓と腎臓の2つです。薬剤の種類によって、どちらの臓器で主に排泄されるかは異なります。肝臓と腎臓の機能が低下しているときには、いつまでも薬剤が身体の中に残るので、投与量に注意する必要があります。

　肝臓は、排泄器官としての側面も持っています。こんないい方をすると、わかりやすいかも知れません。「肝臓と腎臓は、人体の排泄器官の双璧である」と。

図5-21　2つの排泄器官

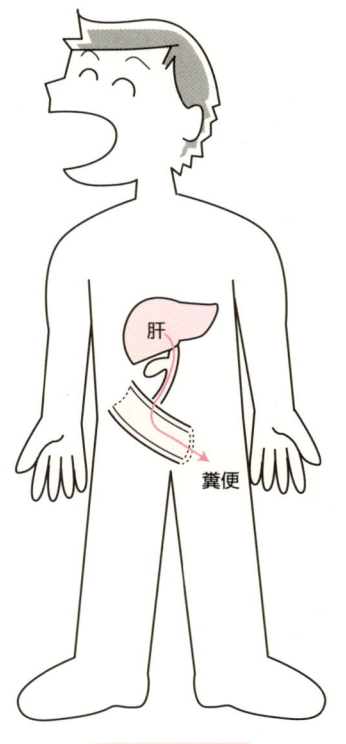

肝 → 糞便　　　　　腎 → 尿

肝臓・胆管・小腸　　　腎臓・尿管・膀胱

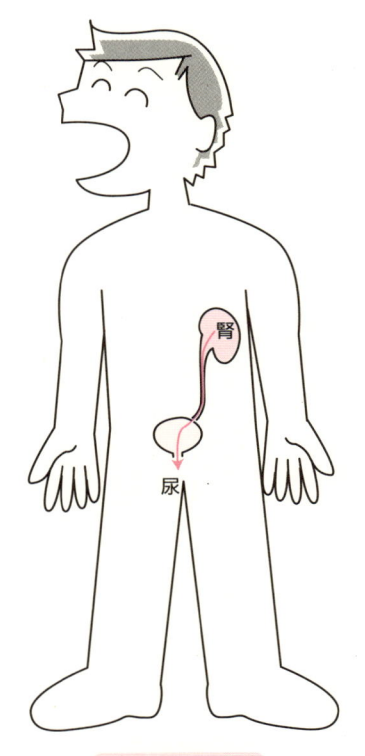

5-6 腎臓は責任感の強い、人体の水の管理人

腎臓は、左右の2つをあわせても、250〜300gほどの小さな臓器です。しかし、人体の中の水の量や塩分の濃度を一定に保つために、ありとあらゆる手段を講じる、責任感の強い誠実な臓器です。

■■ 腎臓の大きさ、形 ■■

腎臓は、左右に1つずつあって、それぞれ150gほどの大きさです。形はソラマメに似て、背骨に近い側がへこんでいます。背中側の腹壁の中で脂肪に埋まっています。肋骨にほとんど隠れるくらいの高さにあります。

図5-22 泌尿器

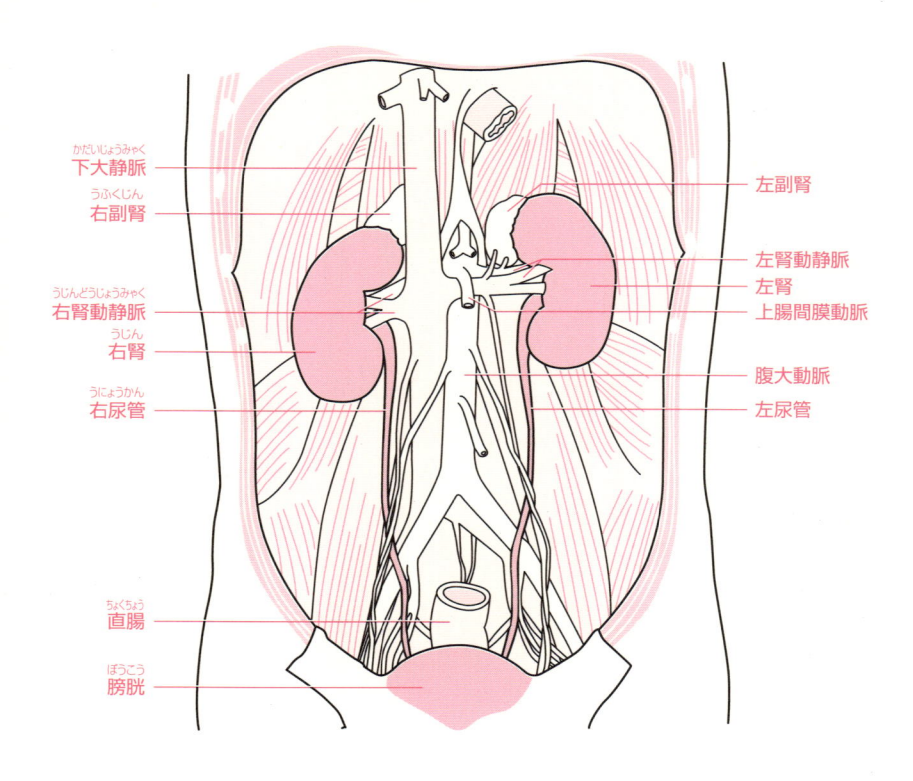

5-6 腎臓は責任感の強い、人体の水の管理人

　腎臓の表面は丸みを帯びて、丈夫な皮膜におおわれています。腎臓の内部は**腎洞**という空洞になっていて、内側に向いたへこみを通して、外につながっています。血管や尿管は、この空洞を通して腎臓に出入りします。大動脈と大静脈から、太い**腎動脈**と**腎静脈**が真横に分かれて腎臓にやってきます。心拍出量の23％もの血液が、腎臓に送られます。尿管は、腎臓から出て下っていき、骨盤の中の膀胱に開いています。

　腎臓の断面をつくると、内部の構造が見えてきます。皮膜に近い外側の領域が**皮質**で、腎洞に向かう領域が**髄質**になっています。色は、皮質のほうが赤みを帯びています。髄質は、十数個の円錐形に集まっているので**腎錐体**と呼ばれ、腎洞に向かって突き出しています。腎臓でつくられた尿は、腎錐体の先端部の**腎乳頭**から流れ出します。その尿を受け取るのが、**腎杯**という小さなコップ状の袋です。腎杯は根本のところで互いにつながり、腎洞の中に広がる**腎盂**になります。尿は、腎盂から**尿管**を通って腎臓の外に出ていきます。

図5-23　腎臓

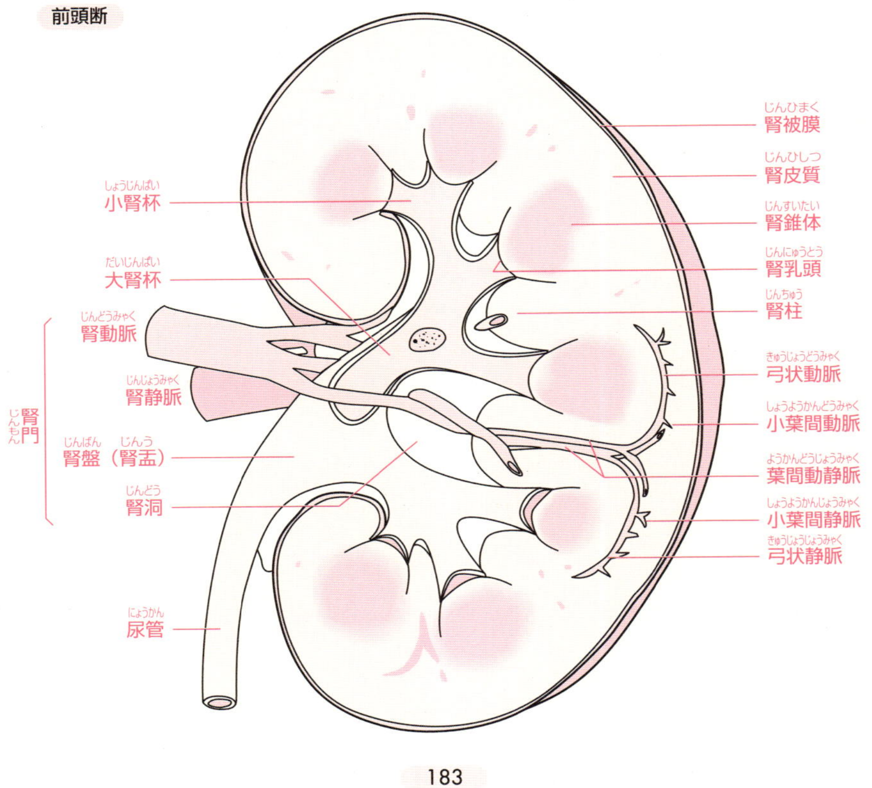

前頭断

- 小腎杯
- 大腎杯
- 腎動脈
- 腎静脈
- 腎盤（腎盂）
- 腎洞
- 尿管
- 腎門
- 腎被膜
- 腎皮質
- 腎錐体
- 腎乳頭
- 腎柱
- 弓状動脈
- 小葉間動脈
- 葉間静脈
- 小葉間静脈
- 弓状静脈

5-6 腎臓は責任感の強い、人体の水の管理人

■■ 腎臓は何のために尿をつくるのか ■■

　腎臓(じん)の仕事は、**尿**をつくることです。成人の尿量は、1日あたり1,000〜1,500㎖、尿の比重は1.015〜1.025、pHは4.8〜7.5くらいです。では、この程度の尿をつくっていれば、腎臓は正常に働いているといえるのでしょうか？

　実は、この程度の尿をつくるべきだという目標が、あらかじめ決まっているわけではないのです。腎臓は、身体の状態にあわせて、尿の量と成分を調節して、体内の水分の量と塩分の濃度を一定に保つ働きをしているのです。もし腎臓の働きが悪くなると、体内の水分量が増えて血圧が高くなったり、体液の塩分の組成が異常になって、死に至ったりします。人体の中で水分と塩分が一定に保たれている現象を、**ホメオスタシス**（homeostasis）、または「内部環境の**恒常性**(こうじょうせい)」といいます。

　身体の中に水分を出し入れする臓器は、腎臓のほかにもいくつかあります。飲食物を取り入れる**消化器**、呼吸とともに水分を出す**呼吸器**、皮膚から汗を出す**皮膚**などです。これらでは、ホメオスタシスとは別の目的で、水分と塩分が出入りしています。たとえば、炎天下でうんと汗をかくと、体内の水分が不足して、少量の濃い尿がつくられます。ビールなどを飲んで水分がタップリ身体に入ると、多量の薄い尿がつくられます。

　身体の状態にあわせて、ホメオスタシスのために水分と塩分を調節するのが、腎臓の仕事です。まさに腎臓は、責任感の強い、誠実な臓器なのです。

図5-24　ビールを飲むと、オシッコに行きたくなる

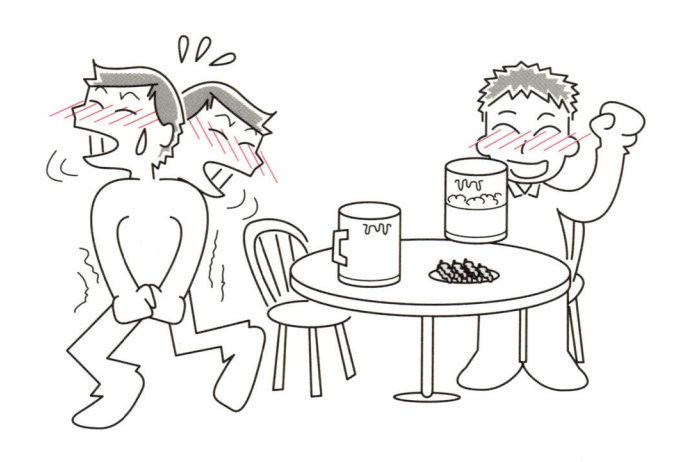

5-6 腎臓は責任感の強い、人体の水の管理人

図5-25 内部環境の恒常性

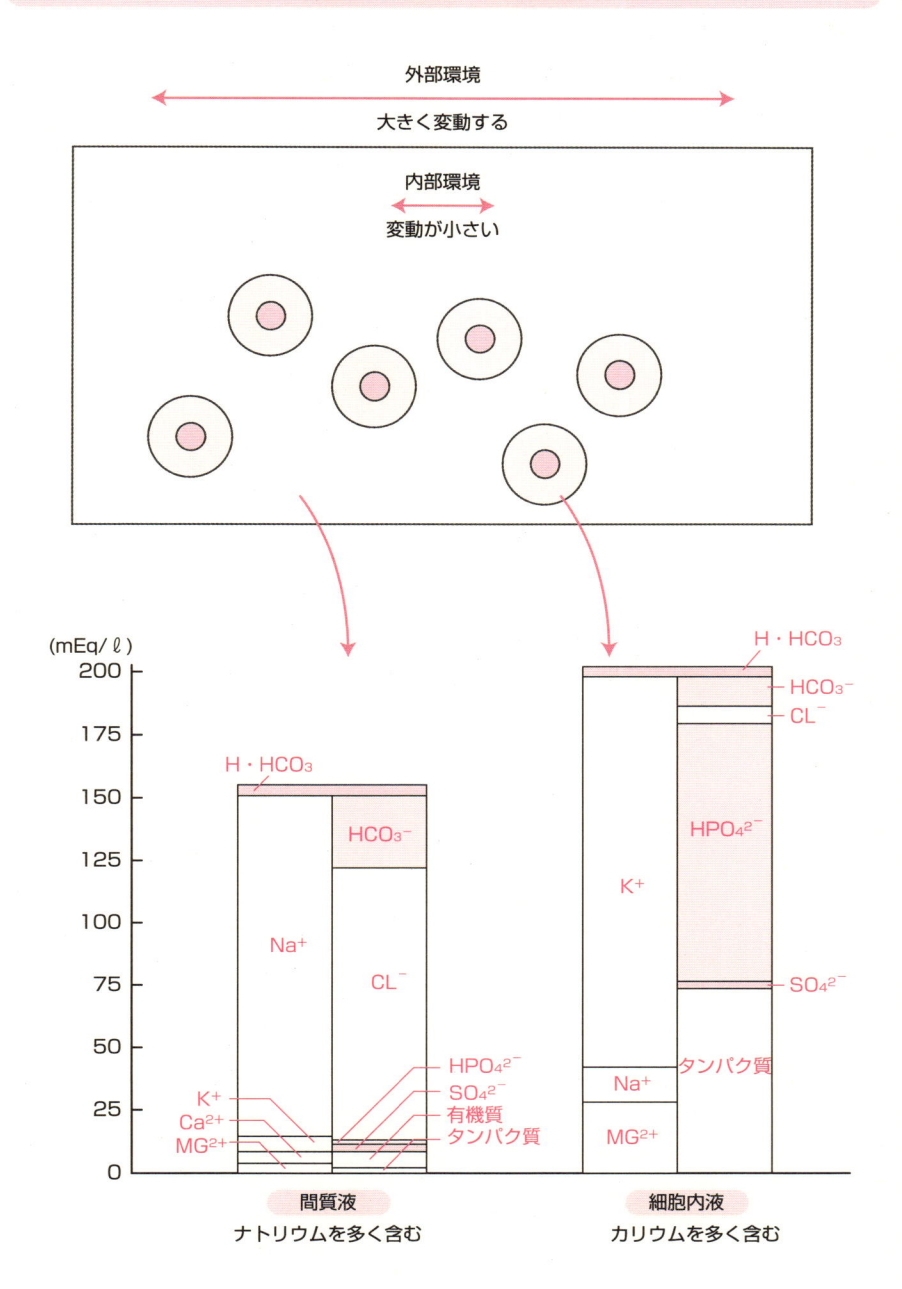

外部環境
大きく変動する

内部環境
変動が小さい

間質液
ナトリウムを多く含む

細胞内液
カリウムを多く含む

5-6 腎臓は責任感の強い、人体の水の管理人

■■ 尿をつくる2段階方式 ■■

腎臓では、身体の状態にあわせて、尿の成分と量を、大幅かつ迅速に変えることが必要です。そのために腎臓では、2段階方式で尿をつくっています。

この2段階方式は、一見するとムダなようですが、尿の成分や量を、きわめて簡単に変えることができます。たとえば、尿の量を2倍にするには、**尿細管**での**再吸収**を、99％から98％にごくわずかだけ減らしてやればよいのです。

腎臓に大量に血液が流れ込むのは、腎臓の細胞がそれだけ酸素や栄養分を必要としているからではありません。尿をつくるという目的のために、大量の血液から**糸球体**で**濾過**をしているのです。

図5-26 尿の生成機構

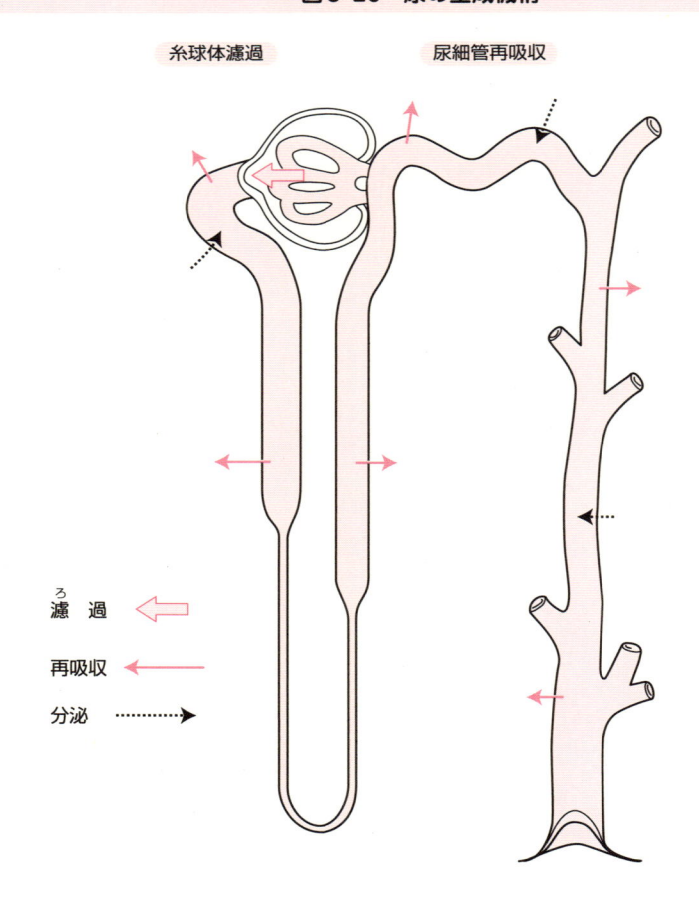

糸球体濾過　　尿細管再吸収

濾過 ⇐
再吸収 ←
分泌 ┄┄▶

5-6 腎臓は責任感の強い、人体の水の管理人

> **糸球体での濾過**
> 腎臓に送られる大量の血液を濾過して、糸球体が最初の尿をつくり、尿細管に流し込みます。その量は1日あたり200ℓにもなります。
>
> **尿細管での再吸収**
> 尿細管を尿が流れる間に、その99％が回収されて血液に戻ります。最終的にできる尿は、1日あたり1〜1.5ℓほどになります。

血液から尿を濾過する糸球体

ヒトの**糸球体**は、顕微鏡で見ると、カベのきわめて薄い**毛細血管**が、糸玉のように集まったもので、とても精巧にできた濾過装置になっています。大きさは、0.2㎜ほどで、肉眼でかろうじて見えるほどの大きさです。左右の腎臓をあわせて100万個ほどあります。

図5-27　糸球体

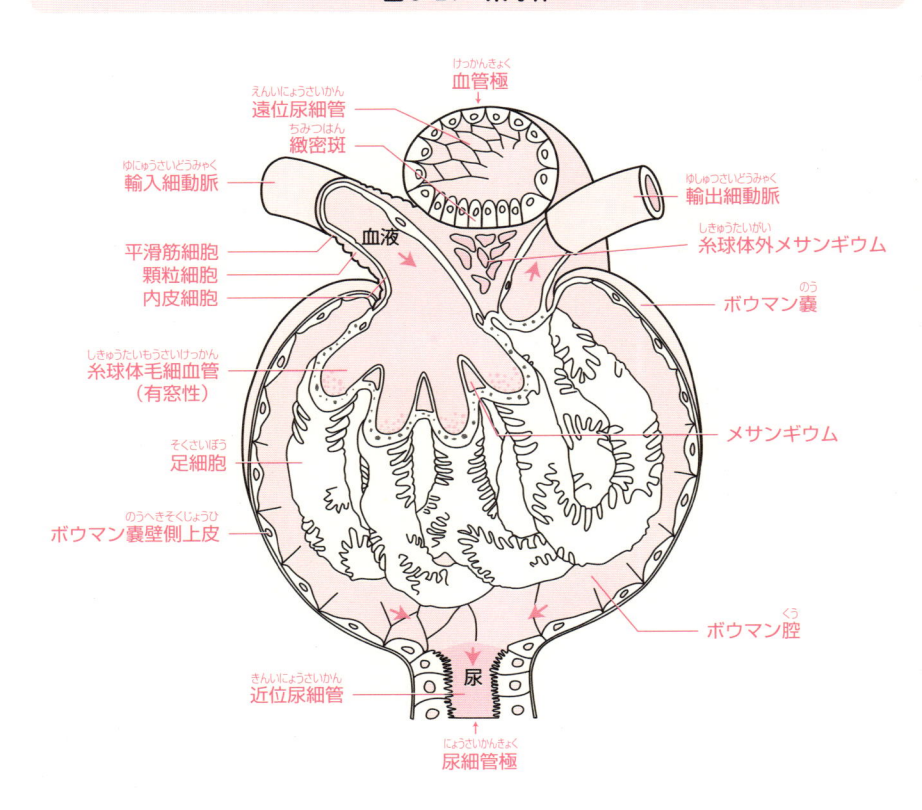

（図の説明ラベル）
- 血管極
- 遠位尿細管
- 緻密斑
- 輸入細動脈
- 輸出細動脈
- 血液
- 平滑筋細胞
- 顆粒細胞
- 内皮細胞
- 糸球体外メサンギウム
- ボウマン嚢
- 糸球体毛細血管（有窓性）
- メサンギウム
- 足細胞
- ボウマン嚢壁側上皮
- ボウマン腔
- 近位尿細管
- 尿
- 尿細管極

5-6 腎臓は責任感の強い、人体の水の管理人

　糸球体での濾過は、毛細血管の中の血圧を原動力として行われます。尿の濾過を行うために、糸球体には、大量の血液が、高い血圧で流れる必要があります。腎臓の中の血管は、この目的のために、実に巧妙に配置されています。

　腎臓の中の血管系は、ちょっと変わっています。動脈を通ってきた血液は、まず濾過のために糸球体に注ぎます。そこから細い動脈を通って出た後、**尿細管**の周囲の毛細血管に注ぎます。つまり、腎臓の中の血管は、糸球体の中と尿細管の周囲で、2度、毛細血管をつくります。糸球体での濾過に必要な大量の血液と高い血圧が、このような血管の配置によって確保されています。

　糸球体の毛細血管の血圧は、高ければよいというものではありません。血圧が少しでも高過ぎれば、繊細な糸球体はこわれてしまい、低過ぎれば、尿の濾過が止ってしまいます。糸球体より上流と下流の動脈のバランスによって、糸球体の血圧が調節されています。上流の**輸入細動脈**が収縮すると、糸球体の血圧が下がり、濾過の量も増えます。下流の**輸出細動脈**が収縮すると、逆のことが起こります。

■■ 糸球体の形を決める力 ■■

　糸球体の濾過装置のカベは、電子顕微鏡でようやく見えるくらい、きわめて薄くできています。孔のたくさん開いた薄っぺらな**内皮細胞**、細かな線維がフェルトのようにからみあった**糸球体基底膜**、そして**足細胞**の細かな突起という、3つの層からできています。濾過装置のカベには、❶タンパク質を通さない、❷水の濾過を調節する、❸張力を発してカベを支える、という3つの働きがありますが、そのどれをとっても、基底膜と足細胞が主役になっています。糸球体の内部には、毛細血管の細胞のほかに、**メサンギウム細胞**という結合組織の細胞があります。この細胞は、基底膜を内向きに引っぱる働きをしています。

　糸球体の内部には、濾過の原動力となるための高い圧力があります。この圧力によって、濾過装置のカベは外向きに膨張する力を受けています。それに対して、メサンギウム細胞が基底膜を内向きに引っぱって、バランスを保っています。濾過装置のカベは、両方の力に引っぱられて、風の力を受ける船の帆のようにふくらみます。

　糸球体の複雑な形は、外向きと内向きの微妙な力のバランスの上に成り立っています。糸球体は、とても繊細でこわれやすい構造なのです。小さな傷は修理されますが、完全にこわれた糸球体は再生できません。糸球体は、年令とともに少しずつこわれて減っていくのはそのためです。

5-6 腎臓は責任感の強い、人体の水の管理人

図 5-28　糸球体の力学

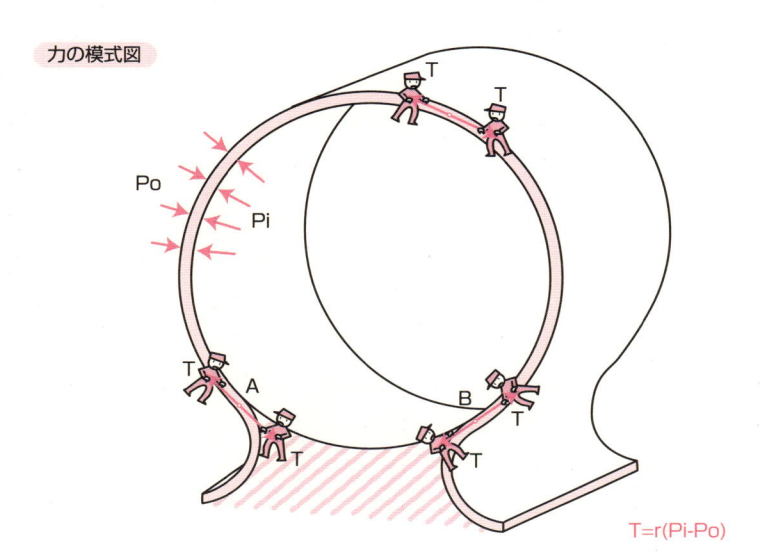

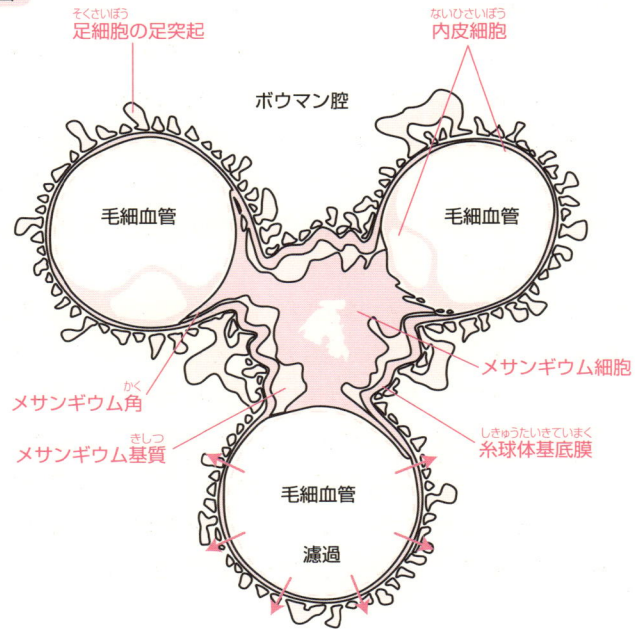

力の模式図

Po
Pi
T
A
B

$T = r(Pi - Po)$

糸球体の形の図

足細胞（そくさいぼう）の足突起
内皮細胞（ないひさいぼう）
ボウマン腔
毛細血管
毛細血管
毛細血管
メサンギウム細胞
メサンギウム角（かく）
メサンギウム基質（きしつ）
糸球体基底膜（しきゅうたいきていまく）
濾過

5-6 腎臓は責任感の強い、人体の水の管理人

■■ 尿の成分を調節する尿細管 ■■

尿細管は、皮質と髄質の中で複雑な走り方をしています。皮質の中にある糸球体から始まって、皮質と髄質の中を1往復半して、最終的に髄質の乳頭の先端に終わります。

腎臓をつくる単位として、「**ネフロン**」という名前を聞いた人は多いでしょう。ネフロンというのは、糸球体と**遠位尿細管**までの尿細管をあわせたものです。糸球体から始まって、ここまでの尿細管は、分岐も合流もしない一本道です。これに対して**集合管**は、何度も合流をくり返します。糸球体と枝分かれのない尿細管の部分が尿をつくる腎臓をつくる単位だと考えられ、集合管が尿を集めるための分岐する導管系だと考えられたのです。

■■ 尿細管の仕事 ■■

複雑な走り方と、何種類もの細胞を使って、**尿細管**がしている仕事の大きな目標は、❶濃い尿をつくること、❷尿の成分を必要に応じて調節することです。

ヒトの身体では、呼吸や皮膚からの蒸発によって、水分が失われがちです。そのため濃い尿をつくって、身体の中の塩分の量は一定に保つ必要があります。濃い尿をつくるしくみは、ちょっと複雑です。

尿の濃縮は、**髄質**で行われます。髄質の中で**ヘンレループ**が一往復していますが、ここで巧妙なことが行われます。ヘンレループの**下行脚**では尿から水分が引き抜かれて塩分の濃度が高くなり、**上行脚**では尿から塩分が引き抜かれて濃度が低くなります。こうして、ヘンレループの先端に向かうほど、つまり髄質の深い部分に向かうほど、塩分の濃度が高くなるのです。また、尿素の濃度もこれに加わって、髄質の先端部では、濃い塩分と尿素のつくる浸透圧は、血液の5倍にもなります。尿が集合管に入り髄質を通り抜けるときに、髄質の中の高い浸透圧によって、水分を引き抜かれます。

尿の成分を調節するのは、主に**集合管**の働きです。集合管の細胞は、ホルモンの指令を受けて、再吸収する塩分の量や種類を変えることができます。たとえば、下垂体の後葉から出される**バソプレシン**というホルモンは、集合管の細胞膜にアクアポリンという水チャネルを加えて、水を通しやすくします。その結果、集合管で尿の濃縮が行われ、濃い尿がつくり出されます。また副腎皮質から出される**アルドステロン**というホルモンは、集合管の遺伝子に働いてナトリウムポンプなどを増やし、塩分の再吸収力を高めます。その結果、体内の塩分量が増えて、血圧が上昇します。

5-6 腎臓は責任感の強い、人体の水の管理人

図5-29　尿細管

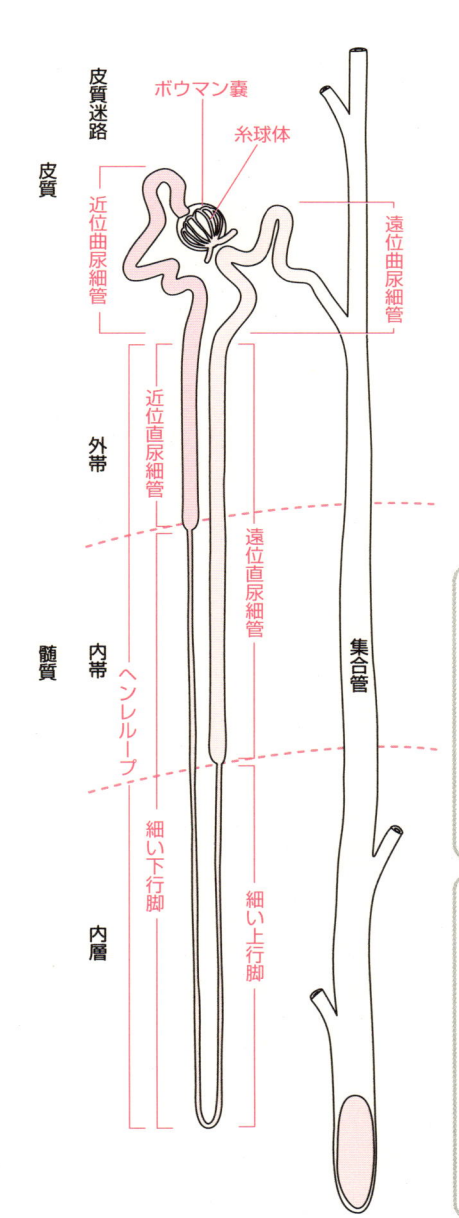

（図中ラベル）

皮質迷路／皮質／外帯／内帯／内層（髄質）

ボウマン嚢／糸球体／近位曲尿細管／遠位曲尿細管／近位直尿細管／遠位直尿細管／ヘンレループ／細い下行脚／細い上行脚／集合管

近位曲部（きんいきょくぶ）
皮質の中をクネクネ曲がる。

ヘンレループ
髄質の中に下り、Uターンして皮質に上る。

遠位曲部（えんいきょくぶ）
皮質の中をクネクネ曲がる。

集合管（しゅうごうかん）
合流して髄質を下り、乳頭に終わる。この複雑な走行の間に、尿細管をつくる細胞の種類も変わります。

近位尿細管（きんいにょうさいかん）
栄養分のすべて、尿の量の半分ほどを再吸収する。尿の濃度は変えない。

中間尿細管（ちゅうかんにょうさいかん）
ヘンレループの下部にあって、濃い尿をつくるのを助ける。

遠位尿細管（えんいにょうさいかん）
主に塩分を再吸収して尿素を濃縮し、濃い尿をつくるのを助ける。

集合管（しゅうごうかん）
ホルモンなどの作用を受けて、最終的に尿の成分を調節する。

5-6 腎臓は責任感の強い、人体の水の管理人

図5-30 尿の濃度と調節

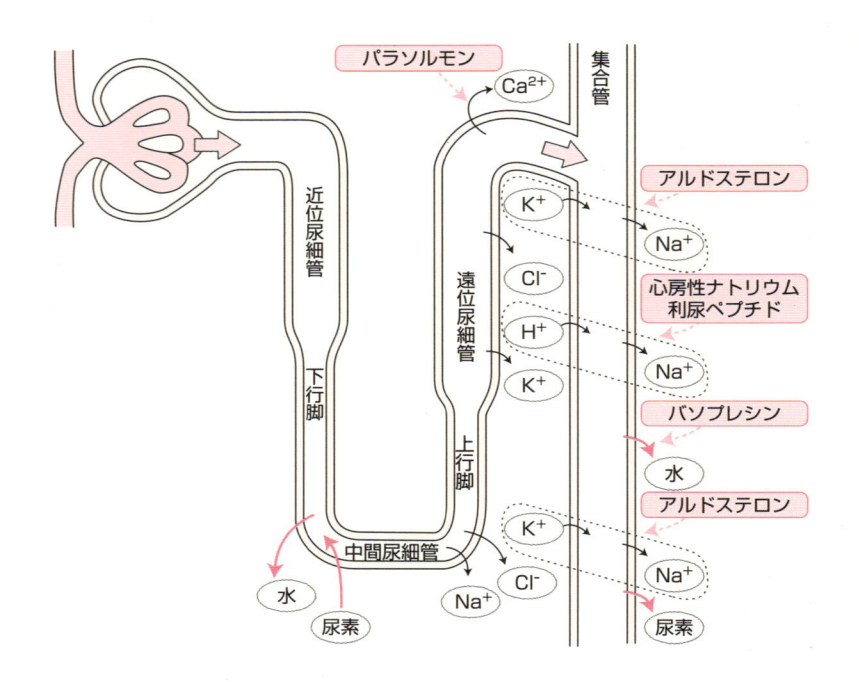

遠位尿細管と集合管では、ホルモンにより尿の組織が調整される。

■■ 腎臓は全身の血圧を調節する ■■

　腎臓の働きにとって、血圧を一定に保つことは、きわめて重要です。血圧が低すぎると、糸球体の濾過がまったく止まってしまいます。腎臓には、じゅうぶんな血圧を確保するために、全身の血管に指令を送るしくみが備わっています。これをしているのが、**傍糸球体装置**です。

　傍糸球体装置には、糸球体に血管が出入りするあたりの、いくつかの細胞が含まれます。その中で、輸入細動脈のカベにある顆粒細胞から、**レニン**というタンパク質が血液中に放出されます。レニンは、血漿の中に含まれる**アンジオテンシノーゲン**という物質を分解して、最終的に**アンジオテンシンⅡ**という物質を生み出します。これは、全身の動脈を収縮させて、強力に血圧を上げる働きがあります。アンジオテンシンⅡは、さら

5-6 腎臓は責任感の強い、人体の水の管理人

に副腎皮質から**アルドステロン**を放出させて、体内の塩分量を増やします。これもまた血圧を上げる結果になります。

レニンは、糸球体の血圧が下がり過ぎたときに放出されます。糸球体の血圧を確保するために、全身の血圧を上げるのです。本来は、腎臓の機能のために備わっているしくみですが、時として行き過ぎもあります。歳を取ると、血圧は多少とも高くなっていきます。高血圧は、脳血管障害や心臓病などの**生活習慣病**の大きな危険因子です。高血圧の人では、血液中のレニン濃度が高くなっていることがかなり多いのです。

図5-31 傍糸球体装置

レニンの作用

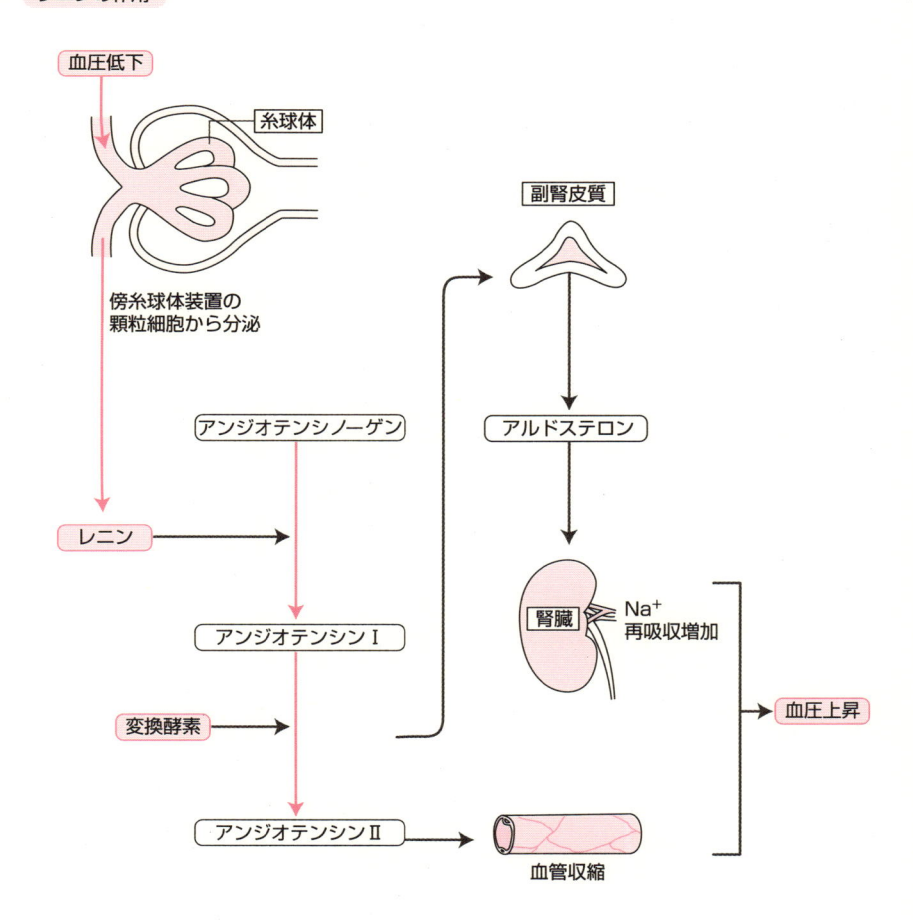

血圧低下 → 糸球体 → 傍糸球体装置の顆粒細胞から分泌 → レニン → アンジオテンシノーゲン → アンジオテンシンⅠ → 変換酵素 → アンジオテンシンⅡ → 血管収縮 → 血圧上昇

副腎皮質 → アルドステロン → 腎臓 Na⁺再吸収増加 → 血圧上昇

5-7 謎の臓器、脾臓

脾臓は目立たない、不思議な臓器です。古代ローマでは、脾臓は憂鬱な性質の黒胆汁を吸収するとされていました。数十年前までは、脾臓は摘出しても生命にかかわりがないと考えられていたのです。

■■ 脾臓の大きさ、形 ■■

脾臓は、左上腹部の背側よりにある握りこぶしを薄くしたような臓器で、重さは100gほどです。ちっぽけで、胃腸の陰に隠れているので、目立ちません。しかし、かなり大きな動脈が脾臓に入っています。**腹腔動脈**は、**腹大動脈**から分かれて、胃、肝臓、膵臓などに血液を送る動脈ですが、その3本に分かれた枝のいちばん大きいのが**脾動脈**です。脾臓からの静脈血は、**脾静脈**から門脈を通って肝臓に流れ込みます。

脾臓は、強い皮膜によって囲まれています。脾臓の中は、**赤脾髄**と**白脾髄**とが混ざっています。赤脾髄は、**静脈洞**と呼ばれる太い毛細血管で占められていて、そこに赤血球が充満しています。白脾髄は、樹状細胞やリンパ球など、免疫系の細胞が集まっています。

図5-32 脾臓

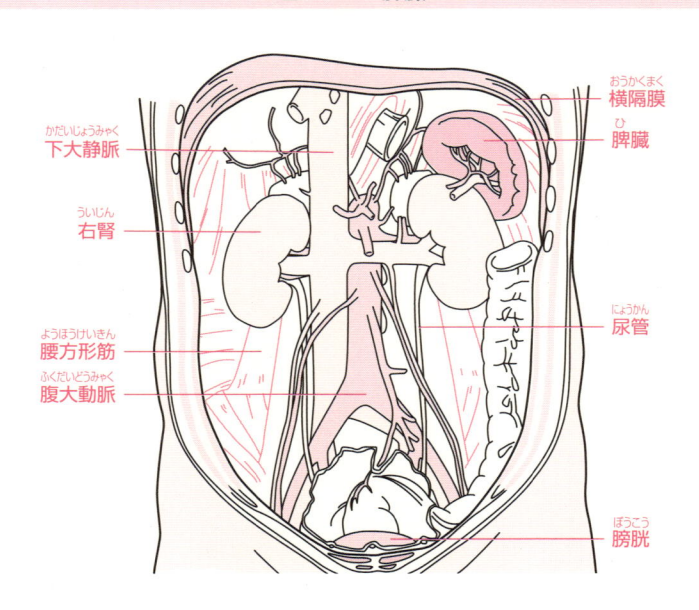

(図中ラベル：横隔膜、脾臓、下大静脈、右腎、腰方形筋、腹大動脈、尿管、膀胱)

5-7 謎の臓器、脾臓

■■ 脾臓の働き ■■

　成人の脾臓は、大きく2つの仕事をしています。❶古い赤血球をこわす仕事と、❷免疫反応の仕事です。

　脾臓に入った動脈は、枝分かれをして、**赤脾髄**に注ぎ、そこで老化した赤血球がこわされます。ブドウ糖濃度が低い、pHが低い、赤血球が充満しているなどの悪条件で、古くなって変形したり、細胞膜が硬くなったりした赤血球がこわれて、マクロファージに処理されます。脾臓を摘出すると、異常な形の赤血球が、血液中にあらわれてきます。

図5-33　脾臓の組織構造

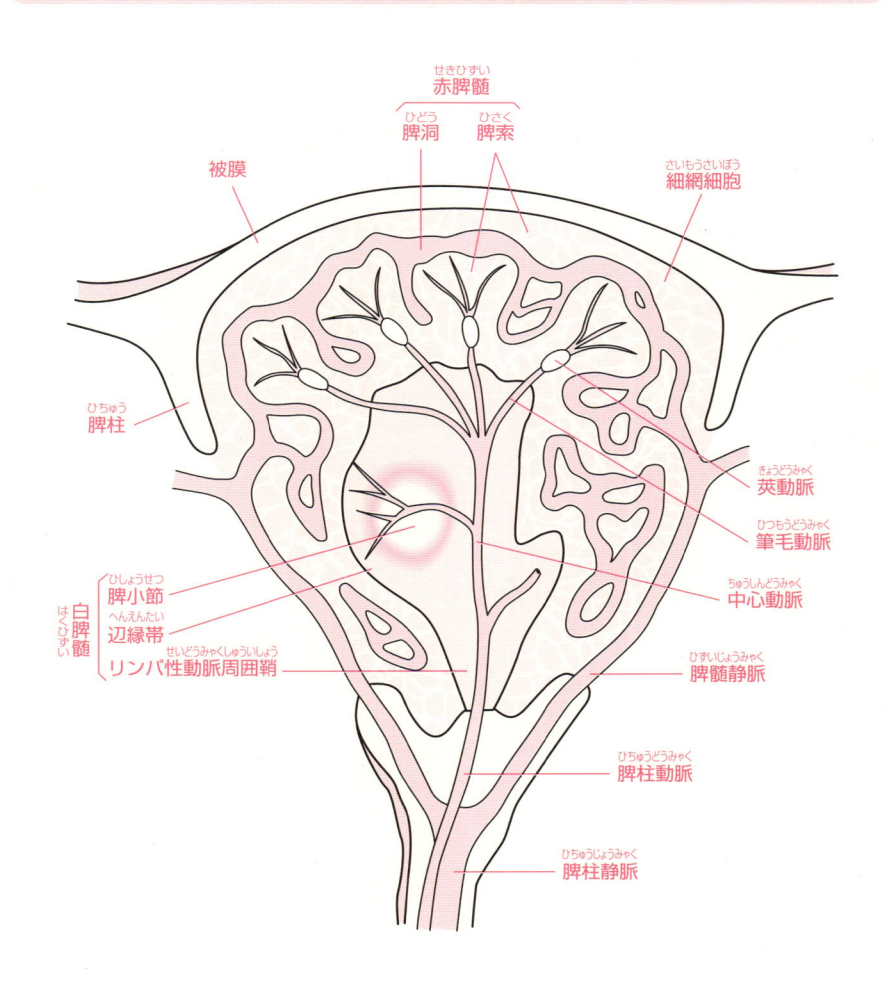

（図：脾臓の組織構造　ラベル：被膜、赤脾髄、脾洞、脾索、細網細胞、脾柱、莢動脈、筆毛動脈、中心動脈、脾小節、辺縁帯、リンパ性動脈周囲鞘、白脾髄、脾髄静脈、脾柱動脈、脾柱静脈）

5-7 謎の臓器、脾臓

白脾髄(はくひずい)は、免疫系の樹状細胞を含み、また**リンパ球**がたくさん常駐しています。血液中の抗原を樹状細胞が取り込んで、その抗原を細胞表面に提示します。その抗原を認識したリンパ球が、抗体を産生したり、特異的な細胞性免疫を行ったりします。全身のリンパ節や消化管粘膜のリンパ組織とともに、重要な免疫の器官です。胎児期には、脾臓で造血も行なわれています。

脾臓を摘出しても、すぐには生命に影響が出ません。しかし免疫力が低下し、特に小児で脾臓を摘出すると、感染症を起こしやすくなり、生命にかかわります。脾臓はなるべく残しておいたほうがよいのです。それでも、血液の病気や肝硬変(かんこうへん)などで、どうしても脾臓の摘出をせざるを得ないときがあります。

Column ▶ 腎臓で尿が作られることを証明した人

腎臓で尿がつくられることは、誰もがあたりまえだと思うでしょう。しかし動物実験を行って、腎臓で尿がつくられることをわざわざ証明した人がいるのです。古代ローマのガレノス(129～216)という医師です。なぜそんな昔のことが分かるのかというと、ガレノスが書いた『自然の機能について』という本の中に、その実験のことがくわしく書かれているのです。

尿がどこでつくられるかということについて、その当時、2つの意見がありました。1つはヒポクラテスなどの意見で、腎臓でつくられて尿管を通って膀胱に運ばれ、そこに蓄えられるというものです。もう1つはアリストテレスなどの意見で、カメなどの一部の動物では膀胱はあっても腎臓が見あたらないことから、膀胱で尿がつくられるというものです。

ガレノスが行った実験は、現代から見ればとても乱暴なものです。生きているイヌのお腹を切り開いて、尿管をしばったり切ったりの処置をし、そのあと包帯をしてしばらく放置するというものでした。尿管をしばると、それより腎臓に近い側に尿がたまって尿管がふくれるとか、しばったところより腎臓に近い側で尿管を切ると、お腹の中が水浸しになるとか、そんな実験です。ガレノスはそのことを、きわめて冷静に、筋道立てて述べています。現在ではとても許されない野蛮な実験ですが、奴隷の剣闘士をどちらか死ぬまで戦わせるとか、キリスト教徒を猛獣の餌食にするとかしていた、そんな古代の話です。現代人の感覚を押しつけて非難するようなことではありません。

chapter

6

おしり
──隠しておきたい場所

　おしりは、恥ずかしい場所です。身体のどんな部分も、時と場合によって見えることがありますが、おしりの穴だけは必ず隠しています。お尻に関することは、人の生き方そのものにかかわる奥深いところがあります。男性と女性が仲よくなる、子供を授かり育んでいく、それは大きな喜びをもたらしてくれますが、悩みの種にもなり得ます。ウンコとオシッコは、毎日の生活に伴って必ず生じるもので、その不調は他人に相談できずに一人で抱え込んでしまって、深刻なものになりがちです。

6-1 本当のおしりはどこ？

おしりは、胴体の下の端のあたりのことです。両脚のつけねの筋肉がふくらんでいて、その間にはさまれた谷のところに、穴が開いています。いったい、どの範囲が「おしり」なのでしょうか

■■ 2種類のシリがある ■■

「シリ」という言葉は、いろいろな場面で使われます。「尻の穴が小さい」、「尻ぬぐいをする」、「尻餅をつく」、「尻切れトンボになる」などなど。漢字では、「尻」のほかに、「臀」の字もシリと読みます。この2つの漢字は、意味が違っています。シリというのは、ヒトの身体でいったいどの部分を指すのでしょうか。実は、これがかなりあいまいです。

「尻」という字は、胴体の下の端で、とくにシリの穴、すなわち**肛門**のある部分を指します。両脚にはさまれた谷間のあたりです。「けつ」とか「おいど」とも呼ばれます。「けつ」は漢字では「穴」と書き、まさにお尻の穴のことを指しています。「おいど」は女性が使う言葉で、あえて漢字で書くと「御居所」になります。

もう一方の「臀」の字は、胴体の下の端で、特に肉が豊かにふくらんでいる部分を指します。「しりもちをつく」、あるいは「しりを叩く」場所です。医学では**殿部**といいます。「臀」という字が常用漢字に含まれていないために、代わりに「殿」の字を使っています。いわゆるヒップにあたります。

■■ 英語と日本語のシリの違い ■■

英語のhipは、ほぼ日本語の「臀」に相当しますが、言葉のニュアンスや由来には、多少ズレがあるようです。Hipは、腰のくびれのウエスト（waist）より下で、太ももより上の横にふくらんだ部分を指します。そこには、骨格も含まれていて、hip boneといえば**骨盤**のこと、hip jointといえば**股関節**のことです。一方、臀や殿部はもっぱら肉のふくらみを指していて、骨格の意味あいはありません。

6-1 本当のおしりはどこ？

図6-1　おしりの外形

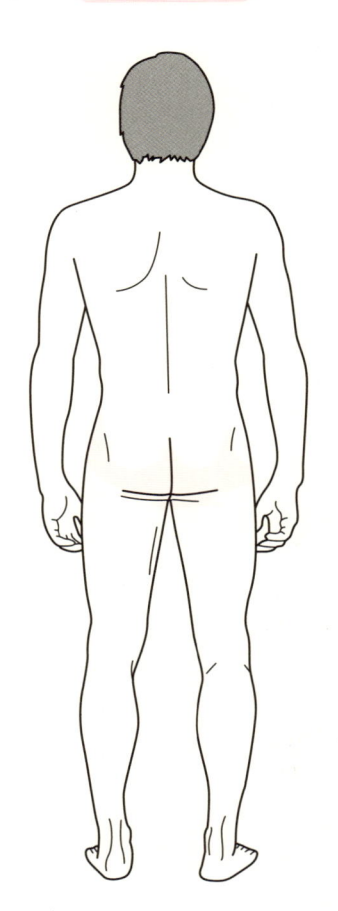

男性の身体　後面　　　　女性の身体　後面

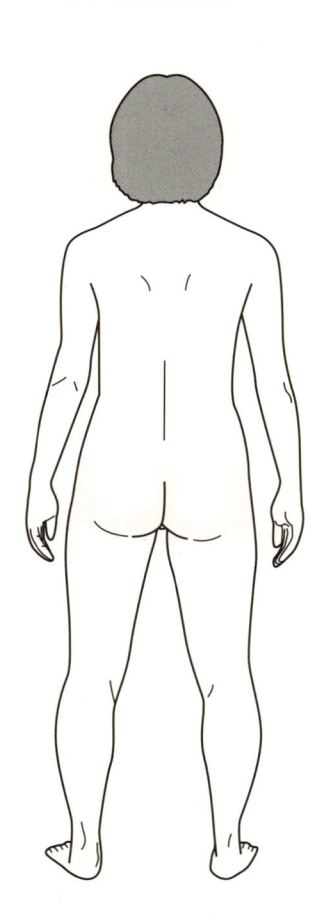

　シリの骨格には、「腰」の字を使うことがあります。「腰をかける」といえばお尻を何かに乗せることですし、「腰を屈める」といえば股関節を曲げて上体を前に倒すこと、「腰まわり」といえばヒップのまわりのことです。「腰」という漢字は、もともとは胴体のくびれの部分、すなわちウエストを指す字だったそうですが、ウエストのまわりのことを腰まわりとはいいません。**腰骨**（ようこつ）といえば、ウエストの下にある骨、すなわち骨盤の上の部分を指します。

6-1 本当のおしりはどこ？

　ところが医学では、腰というのはお腹の領域の背中側の部分を指す、と決まっています。骨盤と胸郭の間の部分を**腰椎**といいます。ですから、医学をよく知っている人は、「腰を曲げる」や「腰骨」という言葉を聞くと、いったい何を指すのか判断ができなくて、少し気持ち悪いものに感じてしまいます。

図6-2　腰とおしり

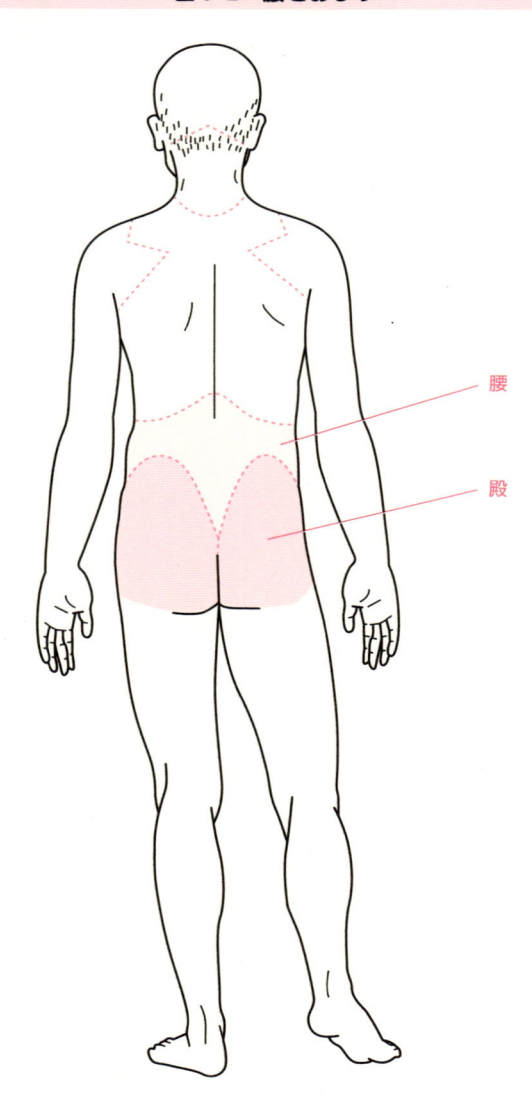

6-1 本当のおしりはどこ？

■■ シリの解剖 ■■

　ヒトの身体を後ろから見ると、殿部のふくらみがよく見えます。殿部とその上の腰部との間では、骨盤の上縁の**腸骨稜**がさかい目になっています。殿部とその下の下肢との間は、溝になっていて区別ができます。この殿部のふくらみの下には、**大殿筋**という巨大な筋肉があります。この筋肉と骨盤の骨格については、第2章の脚と足のところに少しくわしく書いておいたので、そちらを見てください。

図6-3　骨盤とおしりの筋肉

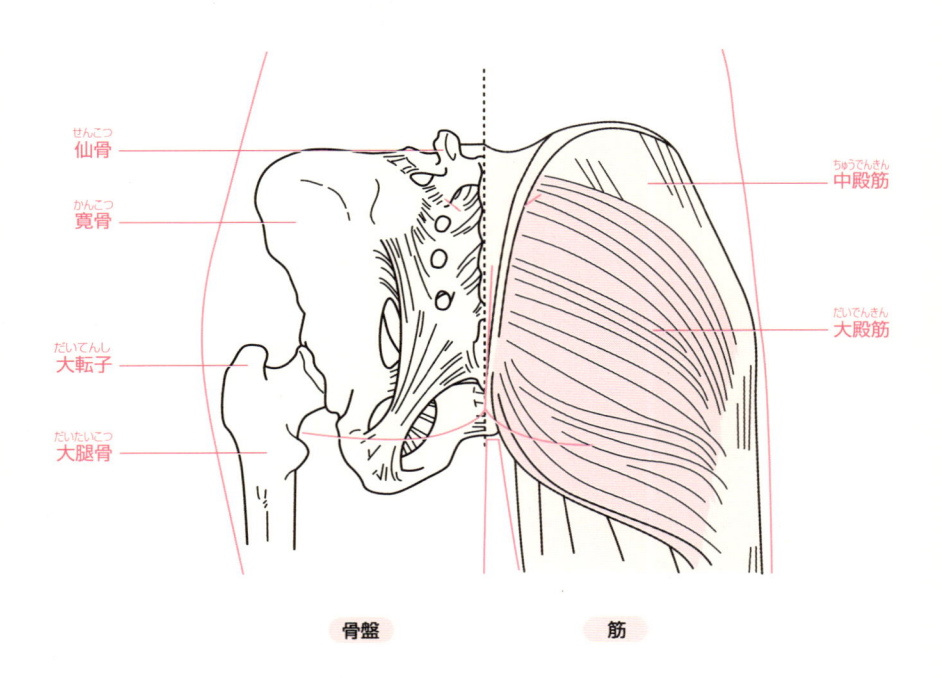

仙骨
寛骨
大転子
大腿骨
中殿筋
大殿筋

骨盤　　　　筋

　胴体の下で左右の脚の間の部分を、**会陰**といいます。いわゆる、股間とか股座という部分です。ここには、オシッコの出口の尿道とウンコの出口の肛門が開いていて、男性と女性の生殖器の一部が見えています。
　医学でいう会陰は、もう少しせまい範囲です。前方の尿道と後方の肛門とにはさまれ、左右の坐骨結節にはさまれたひし形の領域です。ここがいわゆる陰部、あるいは恥部です。女性の生殖器がここに開いています。

6-1 本当のおしりはどこ？

　男性の生殖器で外に見えているは、**陰茎**と**陰嚢**の２つです。陰茎は、いわゆる「ちんちん」です。陰嚢はその裏にぶら下がっている袋で、その中に**睾丸**、すなわち**精巣**が収まっています。睾丸の通称が「きんたま」です。

　女性の生殖器は、**大陰唇**というヒダにはさまれた裂け目の中にあります。いわゆる「割れ目ちゃん」です。もっと日本語ではもっと正統的な言葉があるのですが、どうしても下品な意味になってしまうので、活字にして使うのははばかられてしまいます。この裂け目の中央に**膣**が開いていて、前の端に**尿道**が開いています。

図6-4　男女の会陰

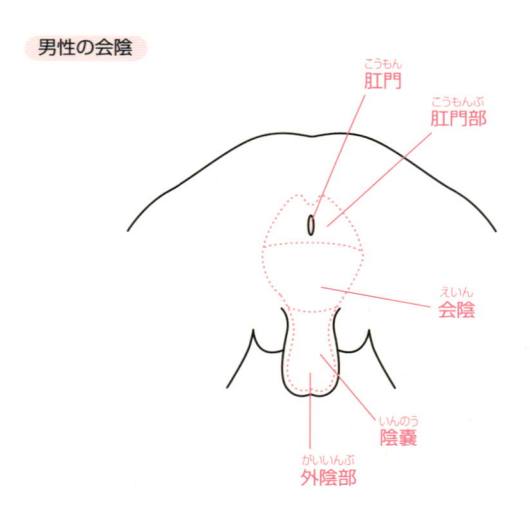

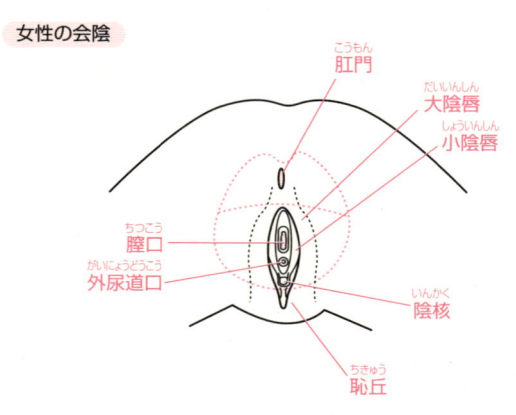

男性の会陰
- 肛門
- 肛門部
- 会陰
- 陰嚢
- 外陰部

女性の会陰
- 肛門
- 大陰唇
- 小陰唇
- 膣口
- 外尿道口
- 陰核
- 恥丘

6-2 ウンコの出口、肛門

口から取り入れた食物は、胃腸で消化されて、残りカスが大便となって出されます。大便は、いつでもどこでも出してよいものではありません。適切なときまで、排便を抑えるのが、肛門の働きです。

■■ 直腸と肛門 ■■

直腸というのは、その名の通り、まっすぐな腸です。英語の rectum も、「まっすぐな」という意味です。それまでお腹の中をグルリとひと回りしてきた**結腸**が、小骨盤の中に潜り込んで直腸になり、まっすぐに外に向かいます。まっすぐといっても程度の問題で、幾何学的に直線といえるほどまっすぐなわけではありません。横から見ると小骨盤の後壁に沿って湾曲しながら下り、小骨盤の底に達したところで急に向きを変えて床を貫き、外に出ます。ここが**肛門**です。

結腸も直腸も同じ大腸なのに、名前が違うのは、わけがあります。結腸のカベには、外から見てコロコロしたふくらみがいくつもあるのですが、直腸のカベは平らになっています。結腸のカベがふくらみをつくっているのは、**結腸ヒモ**があるからです。結腸ヒモは、縦走の**平滑筋**がカベの３カ所に集まったもので、カベのこれ以外の場所は輪走の平滑筋だけを持っています。結腸ヒモのところだけ縦走の平滑筋が縮むので、カベの残りの部分がふくれ出すのです。

直腸が骨盤の床を貫くところを**肛門**といいます。英語のanusは、もともとはラテン語で「指輪」という意味がありました。実際、肛門となって床を貫くところで、輪状の筋肉が発達していて、大便が漏れるのを防いでいます。**肛門括約筋**といいます。肛門括約筋の上３分の１ほどは平滑筋でできていて、反射的に収縮します。下３分の２ほどは骨格筋でできていて、意志によって収縮させることができます。

6-2 ウンコの出口、肛門

図6-5　直腸と肛門

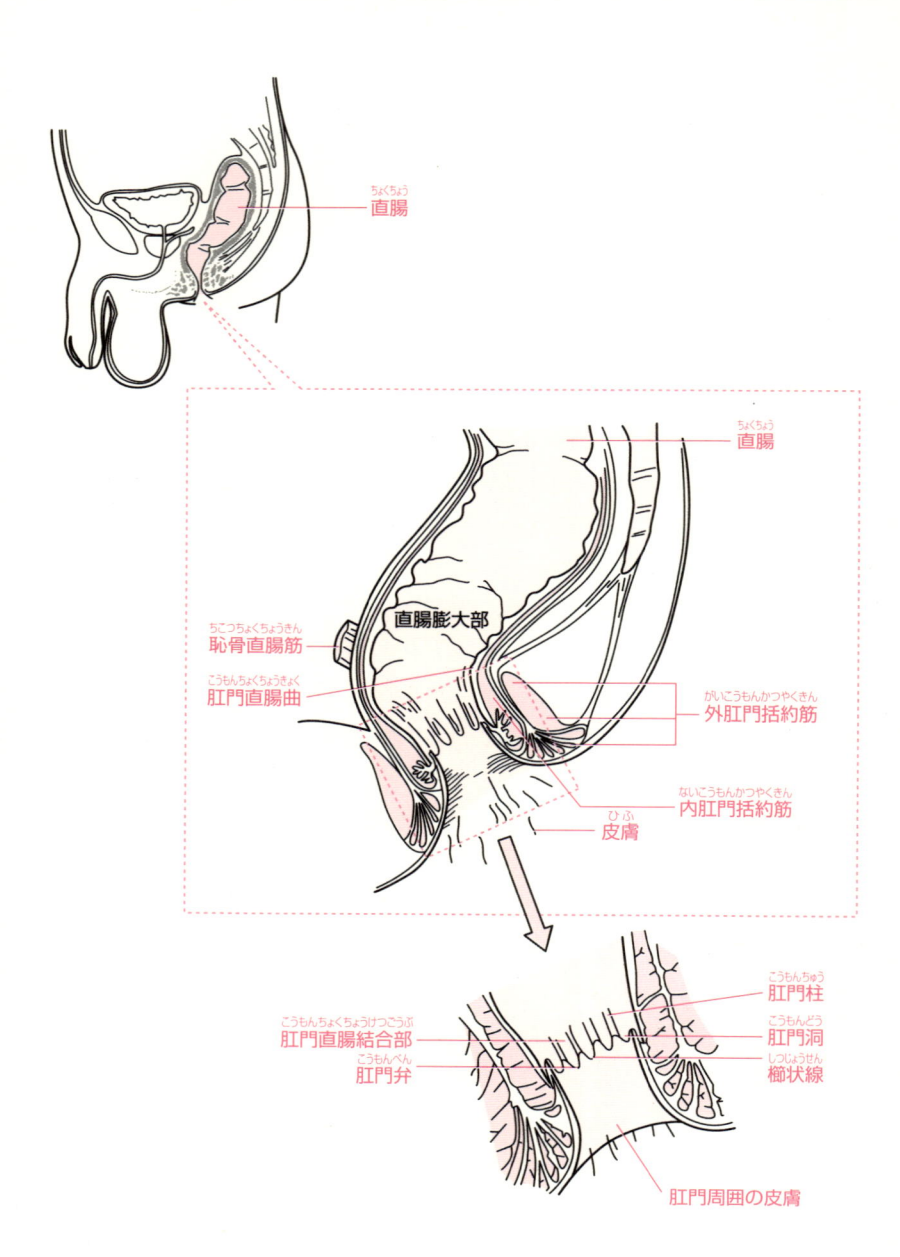

- 直腸
- 直腸
- 直腸膨大部
- 恥骨直腸筋
- 肛門直腸曲
- 外肛門括約筋
- 内肛門括約筋
- 皮膚
- 肛門直腸結合部
- 肛門弁
- 肛門柱
- 肛門洞
- 櫛状線
- 肛門周囲の皮膚

■■■ 便意と排便 ■■■

　大便を出したくなることを、**便意**といいます。結腸の後半部にあった大便が、**蠕動運動**によって直腸の中に入ってくると、カベが押し広げられて便意として感じるのです。健康な人は、朝の目覚めとともに胃腸が動き出し、朝食、身じたく、排便をすませてから出かけます。腸の反応が過敏な人は、精神的な緊張によって日中の思わぬときに胃腸が動いて、便意がガマンできなくなることがあります。食事をすると、胃に入った食物がカベを押し広げ、それが刺激となって反射的に胃腸の蠕動運動を引き起こすこともあります。どんなときに便意を感じるのかを気をつけて観察していると、自分の身体がどんなときに反応するかがわかって、おもしろいものです。

　便意を感じたからといって、すぐに排便できるとは限りません。いつでも大便をして許されるのは、おむつをしている赤ちゃんくらいのものです。トイレに入って準備ができるまで、排便をこらえてガマンすることになります。便意を感じると、反射的に直腸のカベの**平滑筋**は収縮し、**内肛門括約筋**はゆるみます。そのままだと排便が始まってしまうので、**骨格筋**でできた**外肛門括約筋**を収縮させて、大便が出ないようにします。

　排便をするときに大便を押し出す力は、直腸のカベの平滑筋が出しています。それだけでは足りないので、お腹のカベの筋肉を収縮させ、**腹圧**を高めて排便を助けています。誰しもトイレで経験していることですが、このときに必ず口と鼻を閉じて空気が漏れないようにしています。息を込めて腹に力を入れる「息む」という動作です。口と鼻から空気が漏れると、腹圧が下がって、大便を押し出す力が不足するからです。

■■■ 下痢と便秘とオナラ ■■■

　大腸では、ウンコのもとから水分を吸収して、固いウンコをつくるという働きがあります。小腸から大腸に入る水分の量は、1日あたり1.5ℓほどですが、これがそのまま肛門から出ると、**下痢**になってしまいます。大腸ではその水分の大半を吸収して、ウンコを固くします。

　大便の固さは、いつでも同じとは限りません。体調によってゆるい日と固い日があります。風邪などで胃腸の調子が悪くなると、大便がとてもゆるくなり、下痢になります。大腸で水分がじゅうぶんに吸収されないで、液体状のままで排便されたものです。

　ウンコをガマンしていると、大腸で水分が吸収されて、ウンコが固くなってしまいます。そうすると、トイレでウンコを出すのが苦しくなります。これが長くつづくのが、**便秘**という状態です。

6-2 ウンコの出口、肛門

　ウンコは、数日間出すのをガマンすることができます。オナラは、まったく出さないですますこともできます。ウンコやオナラをガマンすると、身体には何か影響があるのでしょうか？
　ウンコやオナラに含まれる**腐敗産物**は、大腸で少しずつ吸収されます。そして肝臓で解毒され、腎臓から排出されていきます。ですから、ウンコやオナラを多少ガマンしても、健康な人なら特に影響はありません。しかし肝臓の働きが悪い人には、影響があります。むしろウンコやオナラは、身体から外に出るべきものなので、ガマンしないで積極的に出してしまったほうが、健康にはよいのです。ただし、人の迷惑になるので、控えめにしたほうがよいでしょう。

■■ 痔のいろいろ ■■

　痔は、一つの病気ではありません。肛門とその周囲に起こる病気を、広く、「痔」といいならわしています。だから、痔にはいろいろな種類があります。痔の最も代表的なものは、**いぼ痔**と**切れ痔**です。どちらも、肛門からの出血を伴います。痔という意味の英語の hemorrhoids は、もともとは出血しやすいという意味のギリシャ語から由来しています。
　いぼ痔は、正式には**痔核**といい、肛門周囲の静脈がコブのようにふくれて、粘膜や皮膚を持ち上げてふくれ出してきたものです。肛門周囲には、静脈がよく発達していて、また内臓に向かう静脈と体壁に向かう静脈のさかい目にあって、流れがとどこおりやすいのです。排便のときに圧力がかかると、静脈のカベが傷つき、ふくらんで痔核になるのです。痔核のできる場所が、肛門から少し奥に入った**歯状線**をさかいにして内側なのか外側なのかによって、内痔核と外痔核に区別します。
　切れ痔は、**裂肛**といい、肛門の粘膜に亀裂ができて、出血をするものです。息んだり、固い大便を出したりしたときに、出血と痛みが起こります。
　これらとは別の種類の痔に、**痔瘻**があります。これは、肛門の中の粘膜と、周囲の皮膚との間をつなぐ**瘻管**ができて、そこから分泌物や膿が出て、下着が汚れたりします。その多くは肛門の粘膜の粘液腺が細菌感染を起こして生じたもので、放置しておくと細菌感染が広がり複雑になってくるので、手術によって瘻管を取り除きます。

6-3 オシッコをためる膀胱、オシッコの出口の尿道

膀胱は、腎臓から送られた尿を、一時的にたくわえられます。たまった尿は、尿道を通して外に出されます。肛門の近くにあるので誤解しがちですが、オシッコはそんなに不潔なものではないのです。

■■ 膀胱という平滑筋の袋 ■■

膀胱は、カベが平滑筋でできた袋で、小骨盤の前半部にあり、恥骨結合のすぐ後ろに接しています。カラッポのときには、隠れて見えませんが、中に尿がたまったときには、前から見て恥骨結合の上に顔をのぞかせます。尿意を感じたときに、このあたりを指で押すと、膀胱が圧迫されて、ますます尿を出したくなります。

膀胱の「膀」の字も「胱」の字も、これ以外ではお目にかかることのない漢字です。その歴史はきわめて古く、中国最古の医学書といわれる『黄帝内経霊枢』にも、平安時代に編纂された『医心方』にも、五臓六腑の一つとして膀胱があげられています。やまとことばとして古くは「ゆばりぶくろ」と呼ばれていました。平安時代に成立した『和名類聚抄』という百科全書に出ています。

膀胱は英語でurinary bladderです。Bladderというのは袋状の器官を指し、膀胱以外でも胆嚢(gall bladder)、サカナの鰾(swim bladder)もあります。特に膀胱はその代表で、単にbladderといえば、膀胱のことを指します。

■■ 男女の尿道 ■■

膀胱の下は、**尿道**につながっています。尿道は、男性と女性で長さがまったく違います。男性の尿道は、陰茎を貫いてその先端部で開いているので、全長は16〜18cmほどもあります。女性の尿道は、長さ4〜6cmほどで、会陰で膣の少し前に開いています。男性の長い尿道と、女性の短い尿道とでは、どちらの性能が優れているのでしょうか？

男性の尿道のほうが優れている点は、なんといっても膀胱に細菌感染が起こりにくいことでしょう。女性の短い尿道では、短い尿道を通して細菌が感染し、**膀胱炎**を起こしやすいのです。それともう一つ、男性の尿道が優れているのは、陰茎の先から、尿を遠くに飛ばすことができることでしょう。この働きで、立ち小便ができるのです。

6-3 オシッコをためる膀胱、オシッコの出口の尿道

図6-6 尿管、膀胱、尿道

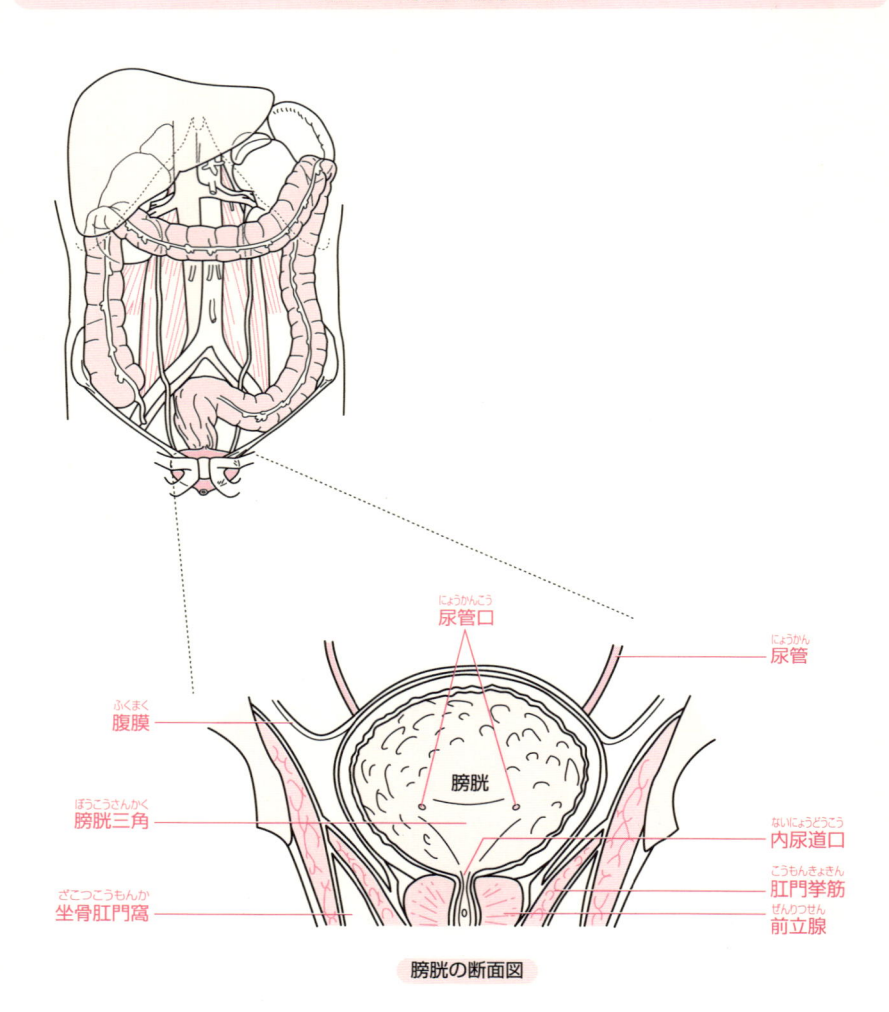

（図中ラベル）
- 尿管口（にょうかんこう）
- 尿管（にょうかん）
- 腹膜（ふくまく）
- 膀胱
- 膀胱三角（ぼうこうさんかく）
- 内尿道口（ないにょうどうこう）
- 肛門挙筋（こうもんきょきん）
- 坐骨肛門窩（ざこつこうもんか）
- 前立腺（ぜんりつせん）

膀胱の断面図

　では女性の尿道は劣っているかというと、そんなことはありません。短いということは、途中で詰まりにくいということです。男性の長い尿道は、特に膀胱のすぐ下の**前立腺**(ぜんりつせん)のところでしばしば圧迫されます。歳を取った男性は、多かれ少なかれ前立腺が肥大して、尿道の通りが悪くなります。トイレが混んでいて並ぶときには、たとえ列が短くても、お年寄りの後ろに並んではいけません。前立腺肥大によって尿道が細くなっている人は、排尿におどろくほど時間がかかります。

6-3 オシッコをためる膀胱、オシッコの出口の尿道

図6-7　男女の尿道

男性の骨盤の正中断

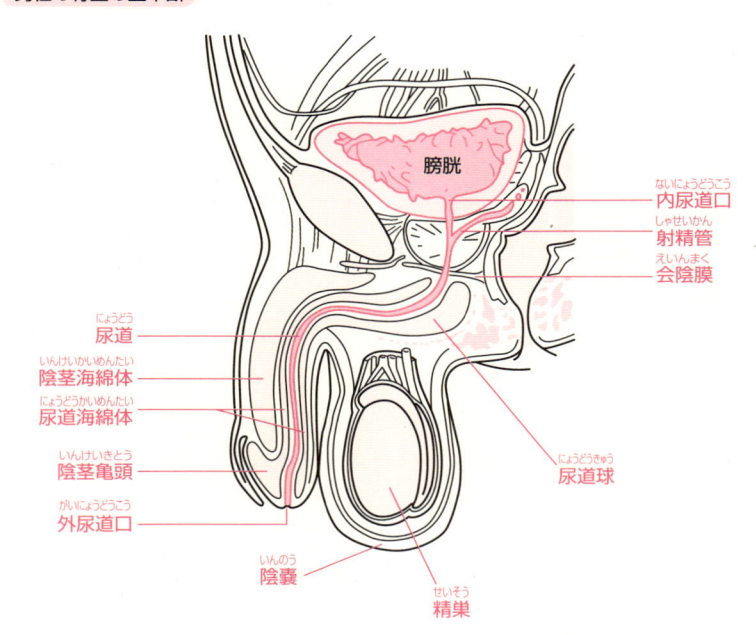

- 膀胱
- 内尿道口（ないにょうどうこう）
- 射精管（しゃせいかん）
- 会陰膜（えいんまく）
- 尿道（にょうどう）
- 陰茎海綿体（いんけいかいめんたい）
- 尿道海綿体（にょうどうかいめんたい）
- 陰茎亀頭（いんけいきとう）
- 外尿道口（がいにょうどうこう）
- 尿道球（にょうどうきゅう）
- 陰嚢（いんのう）
- 精巣（せいそう）

女性の骨盤の正中断

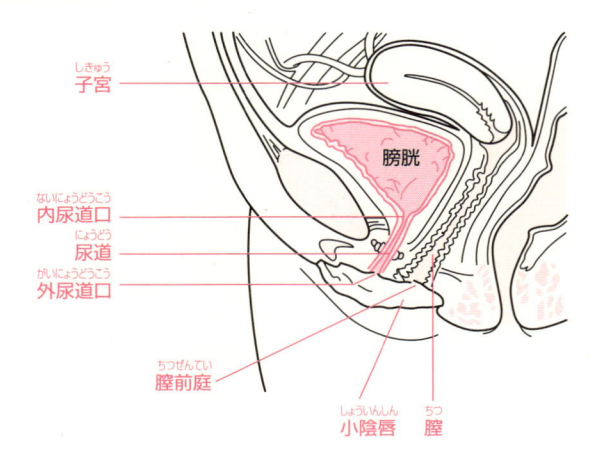

- 子宮（しきゅう）
- 膀胱
- 内尿道口（ないにょうどうこう）
- 尿道（にょうどう）
- 外尿道口（がいにょうどうこう）
- 膣前庭（ちつぜんてい）
- 小陰唇（しょういんしん）
- 膣（ちつ）

6　おしり――隠しておきたい場所

6-3 オシッコをためる膀胱、オシッコの出口の尿道

■■ 前立腺の病気 ■■

前立腺は、膀胱のすぐ下にある栗の実ほどの大きさの器官で、尿道のまわりを取り囲んでいます。尿道のこの部分には、**精巣**からの**精子**を運ぶ**精管**が開いています。前立腺から分泌される液は、**精液**の主成分になり、これに精子が加わって、受精のために女性の膣の中に送られるのです。

高齢者になると、前立腺にはいろいろな病気が起こります。歳を取ると誰でも前立腺が肥大して、尿道を圧迫する傾向があります。また前立腺の癌もかなり多くて、わが国の癌による死亡率順位では、胆嚢癌と並んで第8位くらいです。

男性で尿の出が悪いと前立腺の病気を疑いますが、このときに前立腺のようすを知るために**触診**を行います。体表からは触れることができないのですが、うまい方法があります。肛門から直腸に指を差し入れて、その前壁を探ると、前立腺に触れることができるのです。軟らかいのが良性の**前立腺肥大**、硬くてゴツゴツしたのが悪性の**前立腺癌**といった違いがあります。これ以外にも血液中の**腫瘍マーカー**を調べたり、直腸から超音波検査をしたり、さらには前立腺に針を刺して組織を採取し、顕微鏡で病理学的な診断も行います。

図6-8 前立腺の触診

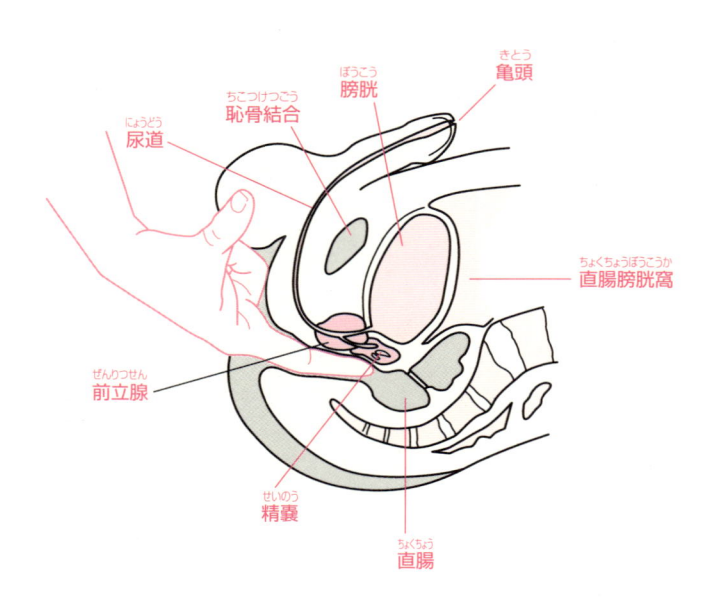

6-4 精子と精液をつくる男性の生殖器

男性の生殖器の中心は、陰嚢の中にある精巣です。精巣は精子をつくるだけでなく、男性ホルモンをつくって、男らしい体つきをつくります。精子を含む精液は、陰茎の先端から送り出されます。

■■ 精巣と睾丸の違い ■■

男性の股間に、**陰嚢**がぶら下がっています。皮膚の色が少し黒ずんでいて、表面がシワシワになっています。皮膚のすぐ下に平滑筋が発達していて、皮膚を引っぱっているためです。陰嚢の中には、**精巣**があります。**睾丸**ともいいます。精子をつくる場所です。

精巣と睾丸は、どちらも正しい名前です。ただし、意味あいが少し違っています。雄の動物で、精子をつくる器官を精巣といいます。特に哺乳類の精巣は、堅い被膜で包まれてボール状になっており、睾丸と呼ばれます。イヌでもウマでも、哺乳類の雄は丸い睾丸を持っており、ヒトと同じようにお腹から外にはみ出していることが多いのです。哺乳類以外の動物では、精巣には特に被膜がなく、お腹の中に収まっています。

睾丸を何かにぶつけたときの痛みは、なまやさしいものではありません。お腹の中にあったほうがよほど安全なのに、わざわざ陰嚢に入れてぶら下げているのは、睾丸を冷やす必要があるからです。精巣で精子が発育する適温は、37℃よりも低く、温度が上昇すると精子が形成されなくなります。

哺乳類の睾丸は食用にすることはまずありませんが、魚類の精巣は食用になります。それも高級な食材です。鍋料理にいれる白子は、サカナの精巣のことです。

6-4 精子と精液をつくる男性の生殖器

図6-9　精巣と陰嚢

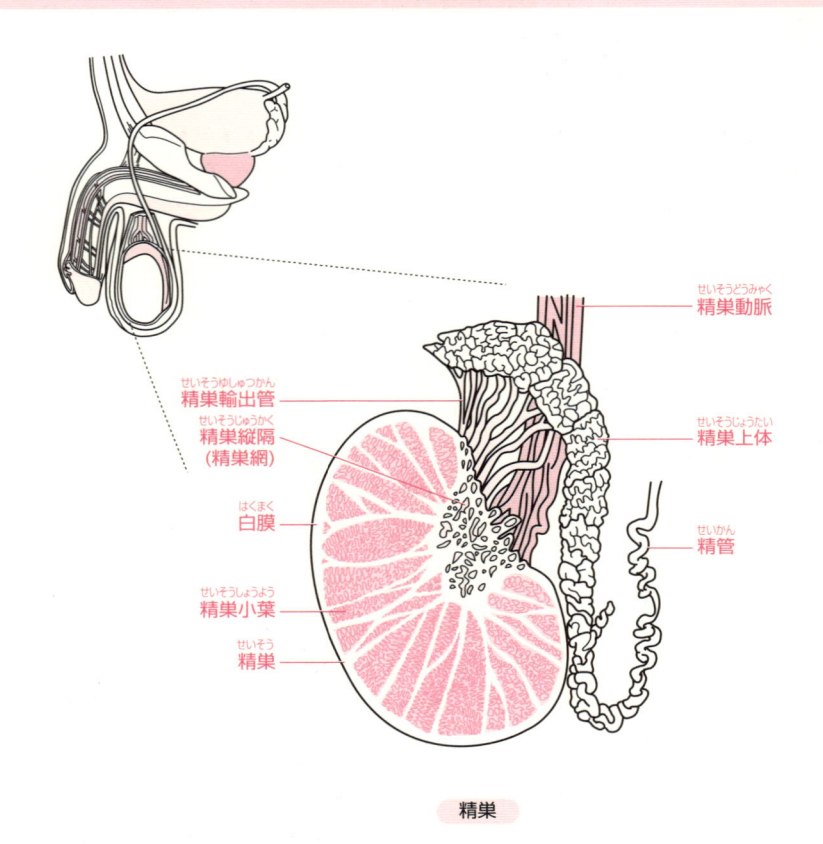

- 精巣輸出管（せいそうゆしゅつかん）
- 精巣縦隔（せいそうじゅうかく）（精巣網）
- 白膜（はくまく）
- 精巣小葉（せいそうしょうよう）
- 精巣（せいそう）
- 精巣動脈（せいそうどうみゃく）
- 精巣上体（せいそうじょうたい）
- 精管（せいかん）

精巣

■■ 精子をつくる精細管 ■■

　睾丸（こうがん）の中には、**精細管**（せいさいかん）という細い管が、ギッシリと詰まっています。睾丸は、3種類の特徴的な細胞を含んでいます。まず精細管のカベには、精子のもとになる**精細胞**（せいさいぼう）と、それを支える**セルトリ細胞**があります。精細胞は、絶えず分裂して、その一部が**精子**になっていきます。また精細管の間には、男性ホルモンを分泌する**間細胞**（かんさいぼう）があります。

　精子の形成は、思春期とともに始まり、ほぼ一生にわたって持続します。精子は、1日に3千万個ほどつくられます。1回の射精で放出される精子の数は、1〜4億個だといわれています。

6-4 精子と精液をつくる男性の生殖器

精子は、4～5μ(ミクロン)の頭に、長い尾がついた、変わった形をした細胞です。細胞全体の長さは、60μ(ミクロン)ほどです。精子の頭には、細胞核があり、子供をつくるための遺伝子を含んでいます。精子は、尾の運動によって、毎分1～4mmほどの速度で遊泳します。

睾丸でつくられた精子は、初めまったく運動しません。精子は、睾丸から**輸精路**(ゆせいろ)に出され、そこを通る間に、遊泳するようになり、受精する能力を獲得します。精子はこの輸精路の中で何週間でも生きていますが、射精されて体外に出ると、体温では24～48時間ほどしか生きていることができません。しかし、精子を−100℃で凍結すると、何年にもわたって保存することができます。

図6-10 精子

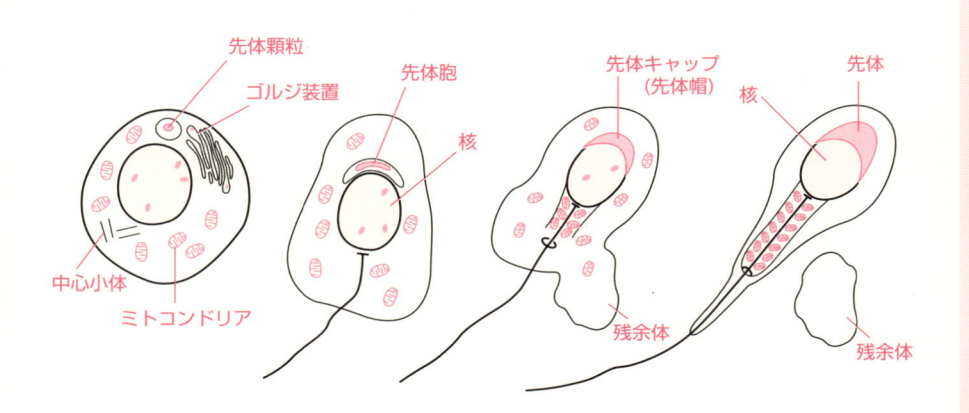

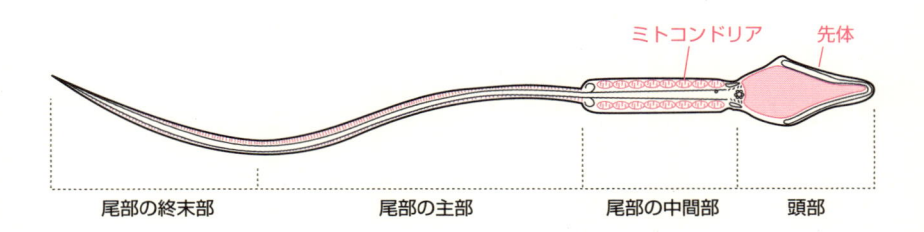

先体顆粒
ゴルジ装置
先体胞
核
先体キャップ（先体帽）
核
先体
中心小体
ミトコンドリア
残余体
残余体

ミトコンドリア
先体

尾部の終末部　　尾部の主部　　尾部の中間部　　頭部

6-4 精子と精液をつくる男性の生殖器

■■ 精管の長い道のり ■■

睾丸(こうがん)がお腹から出て陰嚢(いんのう)に収まったために、精子を運ぶ管が長い道のりをとることになりました。

精巣の上に、チョンマゲのように載っているのが**精巣上体(せいそうじょうたい)**です。ここに1本の管がグネグネとたたみ込まれています。精巣上体は下のほうで細くなって**精管(せいかん)**になり、向きを変えて上に向かいます。精巣でつくられた精子は、この精巣上体管に入り、精管を通ってお腹の中に入っていくのです。

陰嚢から上に向かう精管は、まず腹と大腿のさかい目あたりで筋肉のカベを貫いてお腹の中に入ります。この筋肉のカベを貫くところにあるトンネルを**鼠径管(そけいかん)**といいます。小さい赤ちゃんのときに生じた睾丸が、お腹から出て陰嚢の中に下るときに通った、まさにその道です。このトンネルの出入り口がゆるむと、ちょっと困ったことが起こります。お腹の中の腸が、このトンネルを通して外にはみ出してくるのです。**鼠径ヘルニア(そけい)**という病気です。小さな男の子によく起こりますが、中高年の男性でもときどき起こります。簡単な手術で治すことができます。

図6-11 精管

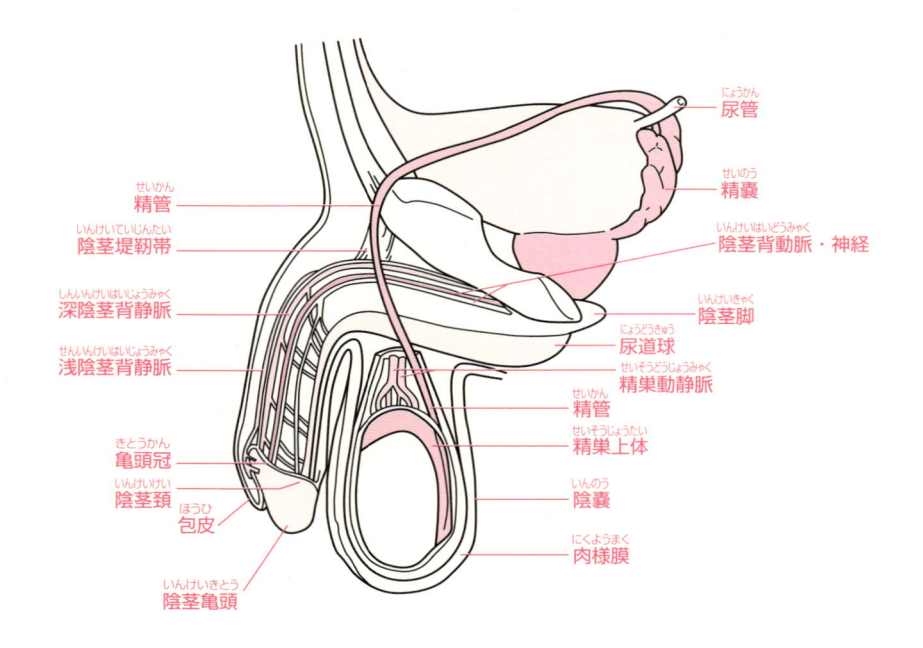

（図：男性生殖器の解剖図。ラベル：尿管(にょうかん)、精嚢(せいのう)、精管(せいかん)、陰茎堤靱帯(いんけいていじんたい)、陰茎背動脈・神経(いんけいはいどうみゃく)、深陰茎背静脈(しんいんけいはいじょうみゃく)、陰茎脚(いんけいきゃく)、浅陰茎背静脈(せんいんけいはいじょうみゃく)、尿道球(にょうどうきゅう)、精巣動静脈(せいそうどうじょうみゃく)、精管(せいかん)、精巣上体(せいそうじょうたい)、亀頭冠(きとうかん)、陰茎頚(いんけいけい)、包皮(ほうひ)、陰嚢(いんのう)、肉様膜(にくようまく)、陰茎亀頭(いんけいきとう)）

鼠径管から陰嚢までの間で、精管の周囲を血管や筋肉が包んで、**精索**という少し堅いヒモ状になっています。この筋肉を**挙睾筋**あるいは**精巣挙筋**といい、これが収縮すると、睾丸をスーッと引き上げます。意識的に動かすことはできませんが、大腿の内側の皮膚を軽くこすると、同じ側の睾丸が反射的に持ち上がるのを見ることができます。

■■ 陰茎の勃起のしくみ ■■

男性が性的に興奮すると、陰茎が大きく堅くなります。**勃起**といいます。垂れていた陰茎が持ち上がってきますが、べつに筋肉の力ではありません。血液の圧力によって持ち上がるのです。

陰茎には、2種類の海綿体が含まれています。**尿道海綿体**と**陰茎海綿体**です。

海綿体は、表面を堅い被膜におおわれ、内部はスポンジのように穴だらけで、血液を満たしています。海綿体は、堅い皮膜のために広がることができないので、内部に血液が充満すると堅くなって勃起し、血液が流出すると軟らかくなって縮みます。

海綿体からの出口となる静脈は、細いために流出量が限られています。流入する動脈をゆるめると、血液が海綿体に充満してすみやかに勃起し、動脈を縮めると、陰茎はゆっくりと縮んでいきます。バイアグラという薬剤は、海綿体に流入する動脈をゆるめるので、べつに性的に興奮しなくても、陰茎が勝手に勃起をしてしまうのです。

図6-12 陰茎

陰茎の外観

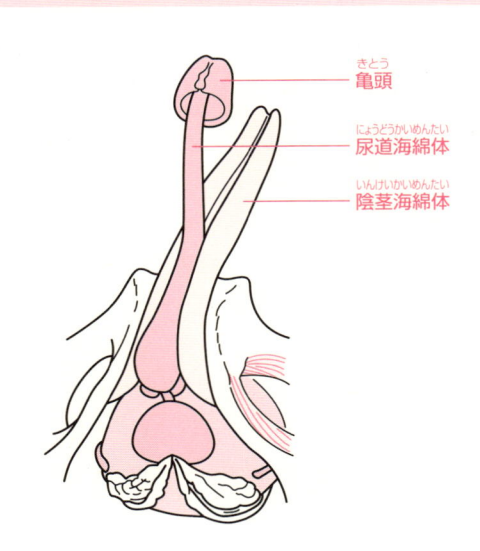

亀頭
尿道海綿体
陰茎海綿体

6-4 精子と精液をつくる男性の生殖器

陰茎の断面

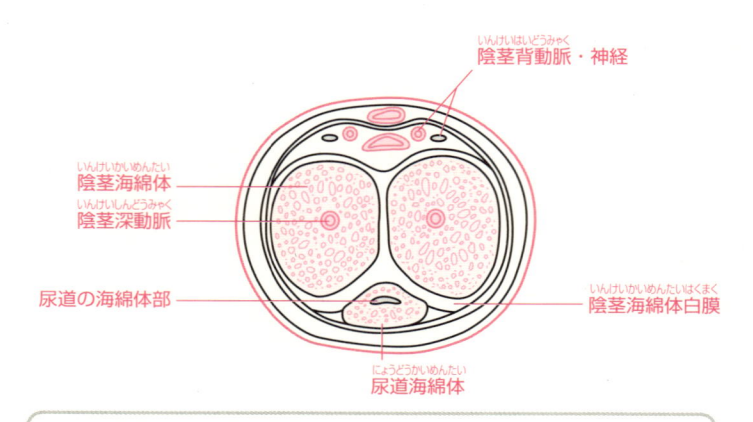

- 陰茎背動脈・神経（いんけいはいどうみゃく）
- 陰茎海綿体（いんけいかいめんたい）
- 陰茎深動脈（いんけいしんどうみゃく）
- 尿道の海綿体部
- 陰茎海綿体白膜（いんけいかいめんたいはくまく）
- 尿道海綿体（にょうどうかいめんたい）

> **尿道海綿体（にょうどうかいめんたい）**
> 陰茎の中央下部にある海綿体で、尿道が貫通している。前端は広がって亀頭となり、後端は球状にふくらんでいる。
>
> **陰茎海綿体（いんけいかいめんたい）**
> 陰茎の本体を成す海綿体である。前端は亀頭におおわれており、後端は左右の脚に分かれている。

■■ 精液と精子 ■■

男性が勃起をして、さらに興奮が高まると、尿道の先端から**精液**がほとばしり出てきます。特有の匂いのある液で、栗の花の匂いに似ています。

精液の成分を、**精漿**という液体成分と、中に含まれる**精子**とに分けることがあります。とはいえ、放出された精液の中に精子が含まれているかどうかは、外観だけではわかりません。たとえ精子が一匹も含まれていなくても、やはり精液というしかありません。

精液は、主に**精管**や尿道に付属しているいくつかの腺でつくられます。液の3分の2ほどは、精管が尿道に注ぐ直前にある**精嚢**でつくられます。**精巣上体**や精管の上皮細胞からも、多少は液が分泌されています。

1回の射精で出される精液の量は、2.5～3.5 mlほどです。1 mlの精液には、2,000万個から4,000万個の精子が含まれているのが普通です。精子の数が少なくなったり、精子の形に異常があったりすると、女性を妊娠させることができません。不妊で悩んでいる夫婦では、女性の側にすぐに原因を考えますが、男性側の原因で不妊になることもけっして少なくないのです。

6-5 胎児を育む女性の生殖器

男性からの精子によって受精した卵を、子宮の中で育て上げ、外に生み出す—。これは、女性だけができる大切な仕事です。私たちの誰もかれも、これから生まれる未来の子供たちも、お母さんのお腹の中で育ちます。

■■ 女性がつくりだす卵子は一生の間に400個 ■■

赤ちゃんは、精子と卵子が女性の**卵管**の中で受精することで、生み出されます。男性の精液の中には、何億個もの精子が含まれています。男性が一生の間につくり出す精子の数は、数えきれません。それに対して、女性が一生の間につくりだす卵子の数は、一生の間にわずか400個ほどなのです。

卵子をつくる**卵巣**は、梅の実ほどの大きさで、**子宮**の両側に一つずつあります。卵巣は、卵子のもとになる**卵細胞**を育み、毎月一つずつ、左右どちらかから排卵します。

新生児の卵巣には、**原始卵胞**が80万個ほどもあり、この中に分裂する能力を失った**卵母細胞**が収まっています。原始卵胞の多くはやがて自然につぶれてしまい、思春期のころには、1万個ほどの原始卵胞が卵巣の中に残っています。女性が一生の間につくり出す卵子はすべて、この1万個の原始卵胞のどれかから出てきます。

成熟した女性の卵巣では、**月経**の周期にあわせて、毎月約15〜20個の**卵胞**が成熟を始めます。そのうちの1個だけが卵細胞を排卵し、残りの卵胞は途中でつぶれてしまいます。排卵の直前まで成熟した卵胞は、液のたまった腔所を持つ**グラーフ卵胞**になり、その大きさは直径2cmにもなって、肉眼でもはっきりとわかります。

左右の卵巣のどちらかで、毎月1つずつ卵胞が成熟し、卵細胞を放出します。こうして更年期に入るまでの期間に排卵される卵は、わずか400個ほどです。女性が思春期の頃に持っていた卵胞の大部分は、成熟することなくそのままつぶれていきます。そして更年期には、卵胞はまったく無くなってしまいます。

6-5 胎児を育む女性の生殖器

図6-13 女性生殖器の解剖

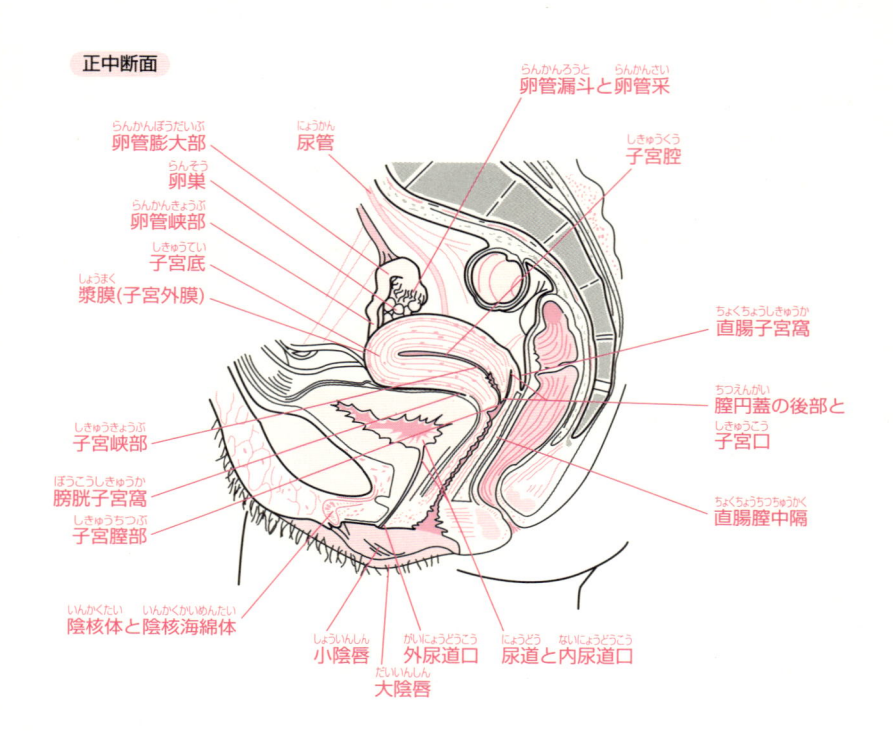

正中断面

- 卵管膨大部（らんかんぼうだいぶ）
- 尿管（にょうかん）
- 卵管漏斗と卵管采（らんかんろうととらんかんさい）
- 子宮腔（しきゅうくう）
- 卵巣（らんそう）
- 卵管峡部（らんかんきょうぶ）
- 子宮底（しきゅうてい）
- 漿膜(子宮外膜)（しょうまく）
- 直腸子宮窩（ちょくちょうしきゅうか）
- 子宮峡部（しきゅうきょうぶ）
- 膣円蓋の後部と（ちつえんがい）
- 子宮口（しきゅうこう）
- 膀胱子宮窩（ぼうこうしきゅうか）
- 子宮膣部（しきゅうちつぶ）
- 直腸膣中隔（ちょくちょうちつちゅうかく）
- 陰核体と陰核海綿体（いんかくたいといんかくかいめんたい）
- 小陰唇（しょういんしん）
- 外尿道口（がいにょうどうこう）
- 尿道と内尿道口（にょうどうとないにょうどうこう）
- 大陰唇（だいいんしん）

前方から見たところ

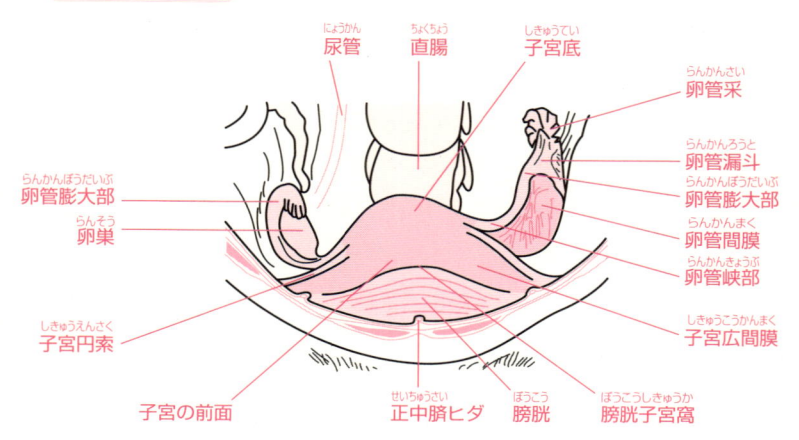

- 尿管（にょうかん）
- 直腸（ちょくちょう）
- 子宮底（しきゅうてい）
- 卵管采（らんかんさい）
- 卵管漏斗（らんかんろうと）
- 卵管膨大部（らんかんぼうだいぶ）
- 卵巣（らんそう）
- 卵管間膜（らんかんまく）
- 卵管峡部（らんかんきょうぶ）
- 子宮円索（しきゅうえんさく）
- 子宮広間膜（しきゅうこうかんまく）
- 子宮の前面
- 正中臍ヒダ（せいちゅうさい）
- 膀胱（ぼうこう）
- 膀胱子宮窩（ぼうこうしきゅうか）

■■■ 脳からの指令により月経が起こる ■■■

　成人の女性は、毎月のように**月経**で不自由な思いをします。出血とともに**子宮粘膜**がはがれて、**膣**から出てくるのです。月経に伴って、女性の卵巣や子宮には周期的な変化が起こっています。これを**月経周期**といい、月経の始まりを第1日目として数えます。

　月経が数日間続いた後、子宮の粘膜は増殖を始めます。月経周期の14日ごろになると、卵巣から排卵が起こり、この頃をさかいにして子宮粘膜は増殖をやめて、子宮腔内に分泌物を出すようになります。それが12〜14日ほどつづくと、次の月経が始まります。

　この周期的な変化は、子宮と卵巣が独自に行っているわけではありません。脳の**視床下部**からの指令にもとづいて、3段階での制御によって行われています。

❶ 視床下部から放出ホルモンが分泌され、**下垂体**に指令する。
❷ 下垂体から2種類の**性腺刺激ホルモン**(**黄体化ホルモンLH**、**卵胞刺激ホルモンFSH**)が分泌され、**卵巣**に指令する。
❸ 卵巣から2種類の**女性ホルモン**(**エストロゲン**、**プロゲステロン**)が出され、**子宮**に指令する。

　視床下部は、卵巣からの女性ホルモンの量を感知して、放出ホルモンの分泌量を調節します。こうして、28日でくり返す女性の月経周期ができ上がります。

6-5 胎児を育む女性の生殖器

図6-14 月経周期

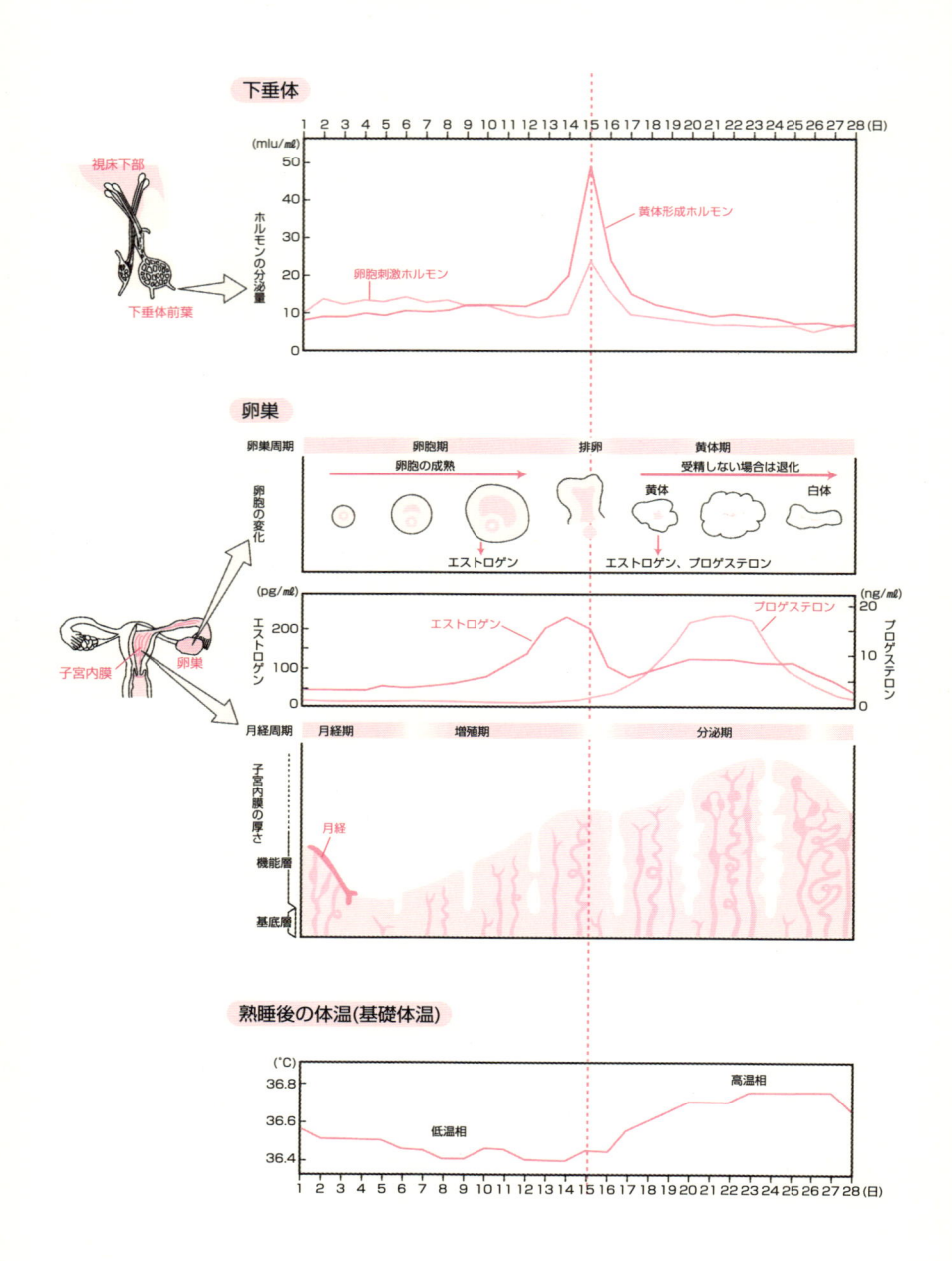

下垂体

視床下部
下垂体前葉

ホルモンの分泌量 (mIU/mL)

卵胞刺激ホルモン
黄体形成ホルモン

卵巣

子宮内膜
卵巣

卵巣周期：卵胞期（卵胞の成熟）／排卵／黄体期（受精しない場合は退化）

卵胞の変化：→ 黄体 → 白体

エストロゲン ／ エストロゲン、プロゲステロン

エストロゲン (pg/mL) ／ プロゲステロン (ng/mL)

月経周期：月経期／増殖期／分泌期

子宮内膜の厚さ
月経
機能層
基底層

熟睡後の体温（基礎体温）

(℃)
36.8
36.6
36.4

低温相　高温相

■■ 月経によって胎児を育てる準備をする ■■

月経（げっけい）が始まると、卵巣（らんそう）の中では、卵胞（らんほう）の内の約15〜20個ほどが成熟を開始し、**エストロゲン**を分泌し始めます。エストロゲンの働きによって、子宮の粘膜は増殖して厚さを増していきます。

成熟を始めた卵子（らんし）のうち、完全に成熟するのはただ１個だけです。この卵胞は、**下垂体**（かすいたい）からの**黄体化ホルモン**（おうたいか）と**卵胞刺激ホルモン**（らんほうしげき）の作用を受けて、大量のエストロゲンを分泌し、月経周期の14日頃に**卵細胞**（らんさいぼう）を排卵します。残りの卵胞は、成熟過程を中止し、消失します。

排卵をすませると、卵胞は**黄体**（おうたい）に変ります。黄体は、**プロゲステロンとエストロゲン**を分泌します。それまで増殖を続けてきた**子宮粘膜**は、その作用によって増殖を抑えられ、子宮の中に分泌物を出すようになります。これは、受精卵が子宮に着床できるように準備をしているのです。

いくら着床の準備をしても、毎月排卵される卵子の大部分は受精することがなく、次の月経を迎えることになります。受精卵が着床しなければ、黄体は12〜14日ほどで退化します。黄体が退化して、卵巣からの女性ホルモンの分泌が低下すると、子宮では粘膜が壊死（えし）、剥離（はくり）して、月経が始まります。

女性の一生の間に数回だけ、精子と卵子が受精し、その受精卵からできた**胚子**（はいし）が子宮に着床します。着床した胚子は黄体化ホルモンと似た物質を出し、これによって黄体は妊娠終了まで維持されます。

■■ 子宮の中で胎児を養う ■■

精子（せいし）と卵子（らんし）が卵管（らんかん）の中で受精したときに、新しい生命の第一歩が始まります。**受精卵**（じゅせいらん）は分裂をしながら、やがて子宮にたどり着き、そこに着床します。着床した**胚子**（はいし）は、子宮のカベとの間にできた**胎盤**（たいばん）を介して、母親から酸素や栄養を受け取ります。こうして胚子は子宮内で発生して**胎児**（たいじ）となり、成長していきます。

胎盤は、胎児の組織と母親の組織が協力してつくり上げます。胎児の組織は、**栄養膜**（えいようまく）といい、木の根のように枝分れした絨毛（じゅうもう）をつくります。これに面する子宮壁の組織は、**脱落膜**（だつらくまく）といい、絨毛を包み込むくぼみをつくります。絨毛と脱落膜の間のすき間には、母親の血液が充満しています。つまり胎児の栄養膜がつくる絨毛は、胎盤の中で母親の血液の中に浸っているのです

胎盤の中で、胎児の血液と母親の血液は、絨毛の薄いカベによって隔てられています。

6-5 胎児を育む女性の生殖器

このカベを通して、酸素と二酸化炭素の**ガス交換**が行われます。また胎児に必要な栄養が補給され、胎児のつくった老廃物が母親に渡されて処理されます。こうして胎児は、10ヵ月足らずの妊娠期間にわたって、成長を続けることができます。

母親の身体にとって、胎児の身体は、いわば異物です。母親の身体は、胎児の身体のタンパク質に対する抗体を、しばしばつくります。特に母親の抗体によって胎児の赤血球が大量に壊され、新生児が重症の**黄疸**を起こすことがあります。これは、母親が胎児の血液型に対して抗体をつくりやすい組み合わせのときによく見られます。

また胎盤では、**プロゲステロン**、**エストロゲン**などの女性ホルモンがつくられ、母親の血液中に分泌されます。これらのホルモンは、妊娠の維持に役立ちます。

■ ■ 分娩という大仕事 ■ ■

妊娠が確認されると、来るべき出産の日に向けて準備が始まります。出産の予定日は、最終月経第1日から数えて280日目、第40週の始まる直前とします。出産は、母親となる女性にとっても、それを支える家族にとっても、大きなできごとです。

出産が近づくと、子宮の平滑筋がときどき収縮をするようになります。これが**陣痛**です。これによって子宮の口が開いていき、**分娩**が始まります。分娩の経過は、3つの段階に分かれます。

❶ 第1期は、規則的な陣痛が始まってから、子宮口が完全に開くまで。
❷ 第2期は、子宮口が開いてから、胎児が娩出されるまで。
❸ 第3期は、胎児が娩出してから、胎盤が娩出される後産まで。

この中でいちばん時間がかかり、また個人差が大きいのは、第1期です。10時間程度は普通で、人によっては数日かかることもあります。第2期は1～2時間くらい、第3期は30分くらいで終わります。

分娩は、お母さんにとっても、赤ちゃんにとっても、実にたいへんな大仕事です。赤ちゃんの大きな頭が、お母さんの骨盤を通り抜けてくるのです。お母さんの骨盤や会陰はムリヤリ広げられ、赤ちゃんの頭はきつく圧迫されて、ようやく出てくるのです。骨盤がせまいと、どんなに頑張っても普通に分娩することは困難です。そんなときには、**帝王切開**をしなければなりません。

帝王切開では、子宮のカベを切る手術によって胎児を娩出させます。現在では、帝王

6-5 胎児を育む女性の生殖器

切開は安全に行うことができるようになりました。しばらく前は、帝王切開を行うと、その後の妊娠分娩が困難になりましたが、現在では帝王切開での分娩をくり返すこともできるようになりました。ずっと昔の19世紀には、帝王切開をすれば、母親は感染を起こしてほぼ100％死んでいました。それでも帝王切開が行われたのは、お腹の中の胎児を救うためでした。

図6-15　分娩

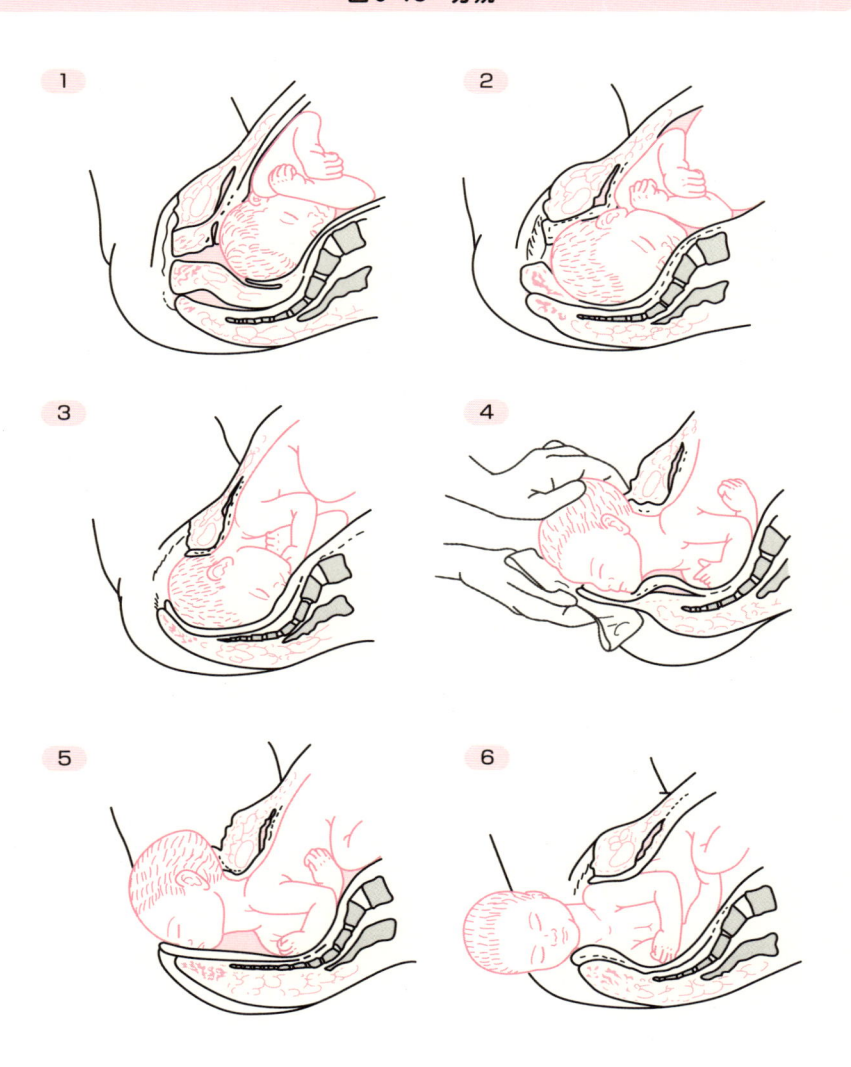

Column ▶ 「帝王切開」の名前はシーザーに由来する？

　帝王切開という名前は、古代ローマのシーザーに関係があるようなのです。ある百科事典には、シーザー（Caesar）が開腹分娩で生まれたため、Cesarean sectionの名がついたという話が紹介されています。逆にある英和辞典には、帝王切開（Cesarean section）という出生にちなんでシーザー（Caesar）の名ができたという語源紹介があります。いったい、シーザー（Caesar）と帝王切開（Cesarean section）のどちらが先なのでしょうか。

　実は、どちらの話もガセなのです。シーザーは、古代ローマの軍人かつ政治家で、大きな政治改革を行って共和制を打ち壊し、その後のローマ帝国の礎を築いた人です。シーザー（ラテン語の読みではカエサル）の名前の由来は不明ですが、「巻き毛」を意味する古いラテン語から来たのではないかと推測されています。

　帝王切開すなわち開腹分娩を意味する語は、英語ではCesarean、フランス語césarienneです。これは、ラテン語のcaedere（切る）から生じた言葉です。caedereの過去分詞caesusが形容詞となり、それが名詞sectio（切ること）にくっついてsectio caesareaとなり、これが開腹分娩を指していました。このcaesareaという形容詞が、たまたまシーザー（Caesar）という名前に似ていたこと、そしてシーザーが開腹分娩によって生まれたという伝説が絡み合って、両者が同一視されてしまったのです。

　ドイツ語では開腹分娩をKaiserschnittといいますが、これは「皇帝の切開」という意味です。ラテン語からドイツ語に訳するときに、誤解が生じてしまったのです。日本語の帝王切開は、この意味を取り違えたドイツ語からの直訳です。

　大きな辞書を調べると、英語でもドイツ語でもフランス語でも、くどいように、帝王切開はシーザーとは関係がないと書いてあります。

おわりに　解剖学の歴史を知る

　解剖学を通して人体を学んだ人には、さらにその上級編として解剖学の歴史をお勧めします。

　解剖学の歴史を知る、すなわち人間が人体をどのように発見していったかを知ることは、人体を見ている現在の私たちを知ることでもあります。異文化に触れて、始めて日本の文化が分かるように、過去の解剖学に触れて、現在の解剖学がよく分かってきます。

　古代の人たちは、自分たちの身体を外から観察したり、死んだ人の身体を解剖したりして、しだいに人間の身体の構造を知るようになりました。それが文書として記録され、後の時代に引き継がれるようになったものが、解剖学です。現在の私たちにまで伝えられている最古の解剖学の文書は、ヒポクラテス全集の中に含まれています。さらに古代ローマのガレノスは、数々の著作を残し、その中に全身の解剖学を扱う『解剖手技』や『身体諸部分の有用性』といった大きな著作や、骨、筋肉、血管、神経など個別の器官の解剖学を扱った小さな著作が、いくつも残されています。

　こうした古代の遺産の上に、近代の解剖学が始まったのは、ヨーロッパのルネサンスの時代です。特にイタリアのパドヴァ大学の解剖学教授のヴェサリウスが1543年に出版した『ファブリカ』は、骨格人、筋肉人などの精確で美しい数々の解剖図を含み、解剖学を一躍時代の最先端の科学に押し上げました。人体の構造と機能は、それから300年以上もかかって徐々に明らかにされていき、19世紀には器官の組織を作る細胞が生命の基本的な単位として認められ、20世紀半ばには生命の遺伝情報を運ぶDNAの構造が明らかにされました。人体と生命を探求する現代の医学は、この『ファブリカ』から始まったといっても過言ではありません。

　解剖学と医学の歴史を知りたい人のために、いくつか参考書を挙げておきます。

●シンガー『生物学の歴史』時空出版
●藤田尚男『人体解剖のルネサンス』平凡社
●坂井建雄『謎の解剖学者ヴェサリウス』ちくまプリマーブックス、筑摩書房
●梶田昭『医学の歴史』講談社学術文庫、講談社

index 索引

英数字・その他

数字

Ⅰ音 …………………… 146
Ⅰ型 …………………… 137
Ⅱ音 …………………… 146
Ⅲ型 …………………… 137

英字

CM関節 ………………… 20
EQ ……………………… 88
IP関節 ……………… 20、22
MP関節 ………………… 20

ひらがな・カタカナ

あ行

アイロン体操 ………… 38
赤い糸 ………………… 176
肝臓 …………………… 180
アキレス腱 ………… 73、74
アブミ骨 ……………… 104
アポクリン汗腺 ……… 103
アミノ酸 ………… 166、178
アミラーゼ …………… 119
アルドステロン …… 190、193
アンジオテンシノーゲン … 192
アンジオテンシンⅡ …… 192
胃 ……………………… 154
胃液 ……………… 156、172
胃角 …………………… 155
閾値 ……………………… 15
一軸性 …………………… 65
一般感覚 ………………… 80
胃底 …………………… 155
いぼ痔 ………………… 206
陰茎 …………………… 202
陰茎海綿体 …………… 215
インスリン …………… 169
咽頭 …………………… 124
陰嚢 ……………… 202、211
ヴェサリウス …………… 8
ウエスト ………………… 47
右心室 …………… 142、145
右心房 …………… 142、145
右房室弁 ……………… 144
旨味 …………………… 118
永久歯 ………………… 117
栄養膜 ………………… 221
会陰 …………………… 201
エウスタキウス管 …… 106

エストロゲン…219、221、221、222
エナメル質……………………114、115
エナメル上皮………………………115
遠位尿細管…………………………190
嚥下…………………………………125
塩味…………………………………118
横隔膜………………………………139
黄体…………………………………221
黄体化ホルモン……………219、221
黄疸………………………180、222
黄斑…………………………………98
親指…………………………………20
温点…………………………………15

か行

外果…………………………………76
回外………………………24、27、28、31
外肛門括約筋………………………205
介在板………………………………147
外耳道………………………………103
回旋筋腱板…………………………37
外側顆………………………………69
外側広筋……………………………57
外側側副靱帯………………………72
回腸…………………………………160
外転……………………20、24、27、34
回内………………………24、27、28
外反…………………………………76
外鼻孔………………………………120
解剖学的姿勢………………………29

解剖生理学…………………………10
外リンパ……………………………107
外肋間筋……………………………139
下顎…………………………………111
下顎骨………………………………113
蝸牛……………………………107、108
蝸牛管………………………………108
顎関節………………………………113
角膜…………………………………94
下行脚………………………………190
顆状関節……………………………65
下垂体……………………………219、221
ガス交換…………………………137、222
ガストリン…………………………159
下腿三頭筋…………………………73
下大静脈…………………………145、173
滑膜…………………………………63
眼窩…………………………………93
眼球………………………93、94、100
眼筋…………………………………100
肝硬変………………………………176
寛骨………………………………44、48
寛骨臼………………………………50
肝細胞………………………………176
間細胞………………………………212
肝細胞索……………………………175
環指…………………………………12
冠状動脈……………………………150
肝静脈………………………………173
肝小葉………………………………175

関節	18、65	胸郭	39、139
関節円板	113	胸腔	139
関節窩	37、113	胸式呼吸	139
関節腔	63	狭心症	150
関節唇	37	胸水	139
関節頭	113	胸壁	139、146
関節軟骨	63	強膜	94
関節半月	70	胸膜	137
関節包	63	胸膜腔	137
関節面	65	棘下筋	37
汗腺	17	棘上筋	37
肝臓	173	挙睾筋	215
杆体	98	距骨	75
肝動脈	173	距腿関節	75
眼房	94	切れ痔	206
甘味	118	筋	18、21
顔面頭蓋	87	近視	96
肝門	173、179	筋層	166
黄色い糸	176	筋層間神経叢	167
気管	133	筋ポンプ	42
気管支	133	空腸	160
気管支喘息	134	屈曲	20、24、27
気胸	138	グラーフ卵胞	217
鼻腔	121	グリコーゲン	178
基節骨	18	グリソン鞘	175
キヌタ骨	104	グルカゴン	169
ギャップ結合	147	黒目	94
嗅覚	80	系統解剖学	10
嗅神経	82、122	月経	217
嗅粘膜	122	血胸	139

月経	219、221	甲状軟骨	128
月経周期	219	喉頭	124、128
結合組織	133	喉頭蓋	125
結合組織の結合	67	喉頭蓋軟骨	128
結腸	171、203	後鼻孔	121
結腸ヒモ	203	口母音	131
血糖値	170	肛門	171、198、203
ケラチン	17	肛門括約筋	203
下痢	205	口蓋裂	111
腱	21	五感	80
肩関節	34、37	五官	80
肩関節周囲炎	38	股関節	50、198
肩甲下筋	37	呼吸器	184
肩甲挙筋	42	鼓室	104、106
肩甲棘	35	鼓室階	108
肩甲骨	35、39、41	五十肩	38
犬歯	117	骨	18
腱鞘	22	骨格筋	126、127
腱鞘炎	22	骨間筋	22
原始卵胞	217	骨結合	67
肩峰	35	骨粗鬆症	50
口蓋	111、125	骨端軟骨	67
口蓋帆	125	骨盤	44、198
睾丸	202、211	骨盤上口	46
交感神経	167	骨迷路	107
口腔	111、124	鼓膜	103
硬口蓋	111	コラーゲン	63
虹彩	94、99	コルチ器	109
後十字靭帯	72	コレステロール	166、179
恒常性	184		

付録
索引

さ行

再吸収 …………………………… 186
最長筋 …………………………… 57
鎖骨 …………………………… 35、39
坐骨 …………………………… 48、49、67
坐骨結節 ………………………… 49
左心室 …………………………… 142、145
左心房 …………………………… 142、145
刷子縁 …………………………… 161
左房室弁 ………………………… 144
三角筋 …………………………… 34
三尖弁 …………………………… 144
酸素 ……………………………… 165
三大栄養素 ……………………… 165、178
三大唾液腺 ……………………… 119
酸味 ……………………………… 118
痔 ………………………………… 206
子音 ……………………………… 132
耳介 ……………………………… 102
視覚 ……………………………… 80
痔核 ……………………………… 206
耳管 ……………………………… 106
瘻管 ……………………………… 206
子宮 ……………………………… 217、219
糸球体 …………………………… 186、187、188
糸球体基底膜 …………………… 188
子宮粘膜 ………………………… 219、221
刺激伝導系 ……………………… 147
指骨 ……………………………… 18
篩骨洞 …………………………… 122

歯根 ……………………………… 115
歯根膜 …………………………… 115
視細胞 …………………………… 98
示指 ……………………………… 12
脂質 ……………………………… 165、166
視床下部 ………………………… 219
耳小骨 …………………………… 105
歯状線 …………………………… 206
視神経 …………………………… 82
歯髄腔 …………………………… 114
自然気胸 ………………………… 138
舌 ………………………………… 118
膝窩 ……………………………… 62
膝蓋腱反射 ……………………… 59
膝蓋骨 …………………………… 57、59
膝蓋靱帯 ………………………… 71
膝関節 …………………………… 63、69、70
歯肉 ……………………………… 115
篩板 ……………………………… 122
指紋 ……………………………… 16
車軸関節 ………………………… 65
尺骨 ……………………………… 26、28、32、33
集合管 …………………………… 190
十字靭帯 ………………………… 72
縦走筋 …………………………… 166
十二指腸 ………………………… 160、168
腫骨 ……………………………… 76
手根骨 …………………………… 19
種子骨 …………………………… 59
受精卵 …………………………… 221

腫瘍マーカー	210	食道	127
小円筋	37	植物機能	10
消化液	160	女性ホルモン	219
消化管ホルモン	158	触覚	15、80
消化器	184	痔瘻	206
上顎	111	白目	94
上顎洞	122	腎盂	183
小臼歯	117	心音	146
小胸筋	42	心音図	147
上行脚	190	心基底部	143
踵骨	75	心筋	143
小骨盤	44、46	心筋梗塞	150
小指	12	神経頭蓋	87
硝子体	94	心雑音	147
上大静脈	145	深指屈筋	21
小腸	160、165	心室	142
小殿筋	51、53	腎静脈	183
上皮細胞	134	腎錐体	183
漿膜	164	心尖	143
静脈	164	腎臓	182、184、186
静脈洞	194	靭帯	63、65、71
小網	155	靭帯結合	67
掌紋	16	陣痛	222
小菱形筋	42	伸展	20、24、27
小弯	155	心電図	148
上腕筋	32	腎洞	183
上腕骨頭	37	腎動脈	183
上腕三頭筋	33	腎乳頭	183
上腕二頭筋	30、31	腎杯	183
触診	210	心房	142

膵液	172	線維三角	145
膵管	169	線維性骨格	145
髄質	183、190	線維輪	145
水晶体	94、96	仙骨	44、48
水素	165	浅指屈筋	21
膵臓	168、169	前十字靭帯	72
錐体	98	舟状骨	76
膵島	169	仙腸関節	48
精液	216、210	前庭	107
生活習慣病	193	前庭階	108
精管	210、214	前庭ヒダ	129
精細管	212	蠕動運動	45、127、205
精索	215	前頭洞	122
精子	210、212、213、216	前立腺	208、210
精漿	216	前立腺癌	210
性腺刺激ホルモン	219	前立腺肥大	210
精巣	202、210、211	前鋸筋	42
精巣挙筋	215	前腕	21
精巣上体	214、216	象牙芽細胞	115
声帯筋	130	象牙質	114
声帯靭帯	130	総胆管	169、173
声帯ヒダ	129	総肝管	179
精嚢	216	僧帽筋	41
声門	129	僧帽弁	144
声門裂	129	僧帽弁狭窄症	147
赤脾髄	194、195	僧帽弁閉鎖不全症	147
切歯	117	足根骨	75
舌乳頭	118	足細胞	188
セメント質	115、114	足底腱膜	77
セルトリ細胞	212	側頭骨	113

側副靭帯	71	胎盤	221
足紋	16	大網	155
鼡径管	214	大腸	172
鼡径ヘルニア	214	対立	20
咀嚼	110	大菱形筋	42

た行

大陰唇	202	大弯	155
大臼歯	117	唾液	172
大胸筋	35	唾液腺	119
対光反射	99	多軸性	65
大骨盤	44、45、47	脱臼	37
第3大臼歯	117	脱落膜	221
胎児	221	タバチエール	23
大十二指腸乳頭	169	田原結節	147
大腿	54	痰	134
大腿骨	44、54	胆管	176
大腿骨頭	50	胆汁	172、176、179、180
大腿骨頭壊死	50	胆汁酸	179
大腿四頭筋	57	胆汁色素	179
大腿直筋	57	炭水化物	165、166
大腿二頭筋	61	炭素	165
大腸	171	胆嚢	179
大殿筋	51、52、201	胆嚢管	179
大転子	50	タンパク質	165、166、178
大動脈	145	蓄膿症	122
大動脈弁	144	恥骨	46、48、49、67
大動脈弁狭窄症	147	恥骨下角	46
大動脈弁閉鎖不全症	147	恥骨結合	48、49、67
大内転筋	54	膣	202、219
		窒素	165
		中間広筋	57

中指	12
中耳炎	109
中手骨	19
中心静脈	175
虫垂	171
中節骨	18
中殿筋	51、53
肘頭	33
腸液	172
聴覚	80
腸間膜	160、163、164
蝶形骨洞	122
腸骨	48、49、67
腸骨稜	49
腸絨毛	161
腸上皮細胞	161
直腸	46、171、203
椎間円板	67
椎骨	48
痛点	15
ツチ骨	104
土踏まず	77
爪	17
帝王切開	222
底屈	73、75
釘植	67
デスモゾーム	147
殿部	198
頭蓋	85、87
頭蓋腔	87、89
瞳孔	94、99
橈骨	26、28、31、32
橈骨手根関節	27
糖尿病	169、170
動物機能	10
洞房結節	147
動脈	164
特殊感覚	80
トレンデレンブルク徴候	53

な行

内果	76
内肛門括約筋	205
内耳	101、107
内耳神経	82
内旋	36
内側顆	69
内側広筋	57
内側側副靭帯	71
内転	20、24、27、34、35
内転筋	54
内反	76
内皮細胞	137、188
内分泌細胞	159
内分泌腺	158
内リンパ	107
内肋間筋	139
軟口蓋	111
軟骨	133
軟骨性の結合	67

苦味	118	ハムストリング	62
二軸性	65	ハムストリング筋	62
二点識別閾	15	半規管	101、107
乳歯	117	半月弁	144
尿	184	半腱様筋	61
尿管	183	鼻腔	124
尿細管	186、188、190	鼻甲介	122
尿素	165	尾骨	48
尿道	202、207	鼻根	120
尿道海綿体	215	膝	69
妊娠	222	皮質	183
ネフロン	190	脾静脈	194
粘膜下神経叢	167	鼻尖	120
脳化係数	88	鼻前庭	120
膿胸	139	脾臓	194、195
脳神経	82、100	ビタミン	165
		鼻中隔	121

は行

肺胸膜	137	ヒップボーン	44
背屈	75	鼻道	122
胚子	221	脾動脈	194
肺静脈	145、145	鼻背	120
肺動脈弁	144	皮膚	184
肺胞	136	腓腹筋	73
肺胞上皮細胞	137	鼻母音	131
瀑状胃	155	鼻毛	120
拍動	42	鼻翼	120
白内障	96	ヒラメ筋	73
白脾髄	194、196	ビリルビン	172、179
バソプレシン	190	披裂軟骨	128
		ファブリカ	8

腹圧……………………………205	膀胱………………………46、207
腹腔……………………………139	膀胱炎……………………………207
腹腔動脈………………………194	縫工筋……………………………56
副交感神経……………………167	傍糸球体装置…………………192
腹式呼吸………………………139	房室結節………………………147
腹大動脈………………………194	房室束…………………………147
副鼻腔…………………………122	房室弁…………………………144
副鼻腔炎………………………122	母指………………………………12
腹膜……………………………164	母指球……………………………23
付属共鳴腔……………………132	勃起……………………………215
復帰………………………………20	ホメオスタシス………………184
ブドウ糖…………………166、178	ホルモン………………………158
腐敗産物………………………206	
プルキンエ線維………………147	**ま行**
プロゲステロン……219、221、222	膜迷路…………………………107
糞塊……………………………172	末節骨……………………………18
分娩……………………………222	味覚………………………………80
噴門……………………………154	ミセル…………………………179
平滑筋………127、133、150、166	ミネラル………………………165
閉鎖音…………………………132	脈絡膜……………………………94
壁側胸膜………………………137	味蕾……………………………118
ペプシン………………………156	明暗順応…………………………99
ヘム……………………………179	迷走神経………………………128
弁………………42、144、146	メサンギウム細胞……………188
便意……………………………205	メニエール病…………………109
便秘……………………………205	毛細血管………………………187
扁平足……………………………77	毛細胆管………………………176
ヘンレループ…………………190	盲腸……………………………171
母音……………………………131	網膜…………………………94、98
縫合………………………………67	毛様体………………………94、96

門脈…………………………173、176

や行

有毛細胞……………………………109
幽門…………………………………154
輸出細動脈…………………………188
輸精路………………………………213
輸入細動脈…………………………188
腰骨…………………………………199
腸骨稜………………………………201
腰椎…………………………………200

ら行

卵管…………………………………217
卵細胞………………………217、221
乱視……………………………………96
卵子…………………………………221
卵巣………………………217、219、221
卵胞…………………………217、221
卵胞刺激ホルモン…………219、221
卵母細胞……………………………217
立方骨…………………………………76
リポタンパク質……………………178
リン脂質……………………………166
輪状軟骨……………………………128
輪状ヒダ……………………………161
輪走筋………………………………166
類洞…………………………………175
冷点……………………………………15
裂肛…………………………………206

レニン………………………………192
老眼……………………………………96
ローテーターカフ……………37、38
濾過…………………………………186
肋軟骨…………………………………67
肋間筋………………………………139

わ行

腋臭…………………………………103
腕橈骨筋………………………………32

【著者紹介】

坂井 建雄（さかい たつお）

順天堂大学　医学部　解剖学第一講座　教授
（大学院医学研究科　解剖学・生体構造科学　担当）

専門領域：解剖学のあらゆる領域、人体解剖学、電子顕微鏡による機能形態学、細胞生物学、比較解剖学、解剖学と医学の歴史、解剖学の教育、献体

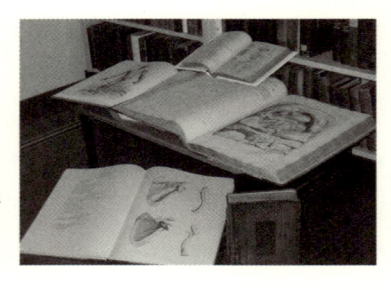

- 1953年5月、大阪市に生まれ、帝塚山にて幼少年期を過ごす。年の離れた兄2人の影響を受け、読書が大好きで、宇宙や地球の歴史、歴史ものの小説などを読みあさる。
- 1968年4月、大阪府立天王寺高校に入学、高校時代には陸上競技に熱中し、短距離でインターハイを目指すが、大阪府予選にとどまる。東京大学理学部の大学院生だった次兄の典佑（現東京工業大学物理学教授）から「理学部では飯が食えないぞ。やりたいことがあったら、医者になってからやれよ。」との助言で、医学部受験を決める。
- 1972年4月、東京大学医学部理科Ⅲ類に入学、全学と医学部で陸上競技を続け、100m走で11.0秒のベスト記録を出す。教養課程を経て1974年に医学部医学科に進学するが、臨床医になるというイメージが湧かないまま卒業を迎えてしまう。
- 1978年、東京大学医学部医学科を卒業。医師国家試験に合格して医師免許を取得する。しかし臨床研修を行わないで基礎医学を選び、卒業後ただちに解剖学第3講座（中井準之助　教授）の助手になる。人体解剖実習と組織学実習で学生指導を担当する。養老孟司 助教授と相談して、ハーダー腺（ネズミとウサギの眼球内にある巨大な脂質分泌腺）を研究テーマにする。人間と関係のないこの地味なテーマで医学博士の学位を取る。
- 1984年から2年間、フンボルト財団から奨学金を得て西ドイツ、ハイデルベルク大学解剖学教室（Kriz教授）に留学する。腎臓の電子顕微鏡による比較解剖学を研究テーマとする。研究の合間に、西ドイツ国内各地と周辺諸国（フランス、イタリア、スペイン、オランダ、ベルギー、スイス、オーストリア）に家族を連れて週末ごとのドライブをする。オペラ観劇にはまり込み、隣町のマンハイム国立歌劇場に通い詰め、地元のハイデルベルク市劇場の他、フランクフルト、ゲルゼンキルヘン、ハンブルク、リューベック、ウィーンの歌劇場などでもオペラを楽しむ。
- 1986年7月、東京大学医学部解剖学第2講座（養老孟司 教授）の助教授に昇任。特に糸球体の力学に注目して、電子顕微鏡による機能形態学の研究を始める。
- 1990年5月、順天堂大学医学部解剖学第1講座の教授に着任。人体解剖学実習と献体業務の責を担う。
- 1993年10月、『からだの自然誌』を東京大学出版会から上梓する。この頃から解剖学の歴史に興味を持ち、医学史の研究を始める。
- 1994～1995年、日本解剖学会百周年記念事業の展示実行委員長として、国立科学博物館での特別展「人体の世界」（国立科学博物館、読売新聞社と共催）の展示企画を担当する。プラスティネーションによる人体解剖標本を公開する初めての大規模な展示会であり、多数の関係者との調整に苦労したが、多くの人たちの協力を得て大成功裏に終えることができた。
- 2004年6月、共著の論文「ガレノス『神経の解剖について』」により、日本医史学会の第10回学術奨励賞を受賞する。

- 大学では、大学院の解剖学・生体構造科学の教授、超微形態研究部門の室長（併任）として、教育と研究を担当している。人体解剖についての研究、腎・血管・間質について電子顕微鏡での機能形態学および細胞生物学的な研究、献体の普及・啓発に関する仕事を行っている。
- 自宅では、解剖学とその周辺領域の書籍を、古代から現代に至るまで切れ目なく蒐集している。特に1685年のビドローと、1749年のアルビヌスの解剖図譜は絶品。書斎にこもって解剖学史と医学史の研究をするのが、現在の一番大きな楽しみである。

●著訳書等

- 著書：『人体のしくみ』（日本実業出版社，1994）、『解剖生理学』（ミクス，1995）、『[図説]人体博物館』（共著，筑摩書房，1995）、『ガラス瓶から解き放たれた人体』（NECクリエイティブ，1997）、『人体解剖のすべて』（日本実業出版社，1998）、『人体は進化を語る』（Newton Press，1998）、『人のからだ』（絵本，全6冊，岩波書店，1999）、『謎の解剖学者ヴェサリウス』（ちくまプリマーブックス，筑摩書房，1999）、『からだの不思議』（メヂカルフレンド社，2000）、『血液6000キロの旅』（講談社選書メチエ，講談社，2001）、『解剖生理学 第7版』（共著，系統看護学講座，医学書院，2005）
- 訳書：『リンゴはなぜ木の上になるか』（共訳，岩波書店，1987）、『動物の形態学と進化』（三省堂，1993）、『ムーア臨床解剖学』（MEDSi，1997）、『ブリュッセルのアンドレアス・ヴェサリウス1514～1564』（エルゼビア・サイエンス・ミクス，2001）、『ヴォルフ-ハイデッガー人体解剖カラーアトラス』（全2冊，MEDSi，2002）、『ムーア臨床解剖学 第2版』（MEDSi，2004）、『カラーアトラス 顕微鏡写真で見る細胞組織学』（共訳，MEDSi，2006）
- 編集・監訳：『人体のなりたち』（共編，岩波講座 現代医学の基礎，岩波書店，1999）、『カラー図解 人体の正常構造と機能』（共編，全10冊，日本医事新報社，1999～2005）、『人、ヒトにであう』（共編，風人社，1999）、『からだの百科事典』（共編，朝倉書店，2004）、『ジュンケイラ組織学』（共監訳，丸善，2004）、『ヒューマンバイオロジー』（共監訳，医学書院，2005）

●学会等

- 日本解剖学会：解剖学雑誌編集委員長（1997～2001年）、用語委員長（2003～2007年）
- 篤志解剖全国連合会：事務局長（2002～2006年）、会長（2006年～）
- 日本医史学会：理事（2006年～）、編集委員長（2006年～）
- 日本医学会：医学用語管理委員会委員（2002年～）
- 日本学術会議：医史・医哲学研究連絡委員会委員長（2003～2006年）
- 日本学術振興会：科学研究費委員会専門委員（2001～2004年）
- 医師国家試験：試験委員（2005年～）
- 臨床工学技士国家試験：試験委員（1994～2002年）、幹事委員（1998～2002年）
- 柔道整復師国家試験：試験委員（1998～2006年）、幹事委員（2000～2006年）

●非常勤講師・特別講師等

横浜市立大学（1982～1984年，1987～1988年）、東京大学医学部（1990～1991年，1995年～）、聖路加看護大学（1996年～）、徳島大学歯学部（1998～1999年）、徳島大学医学部（1998年～）、宮崎医科大学医学部（2000～2001年，2002～2003年）、東京工業大学大学院（2000～2001年）、信州大学医学部（2001～2002年）、群馬大学医学部（2002～2003年）、新潟大学医学部（2002年～）、京都造形芸術大学大学院（2003年）、東海大学医学部（2003年～）

イラスト　　　　加賀谷 育子（かがや いくこ）
フィルム出力　　株式会社明昌堂

図解入門　よくわかる
解剖学の基本としくみ

発行日	2006年　6月15日	第1版第1刷
	2008年　5月15日	第1版第4刷

著者　　坂井　建雄

発行者　斉藤　和邦
発行所　株式会社 秀和システム
　　　　〒107-0062　東京都港区南青山1-26-1 寿光ビル5F
　　　　Tel 03-3470-4947（販売）
　　　　Fax 03-3405-7538

印刷所　株式会社平河工業社　　　　Printed in Japan

ISBN4-7980-1343-9　C3047

定価はカバーに表示してあります。
乱丁本・落丁本はお取りかえいたします。
本書に関するご質問については、ご質問の内容と住所、氏名、電話番号を明記のうえ、当社編集部宛FAXまたは書面にてお送りください。お電話によるご質問は受け付けておりませんのであらかじめご了承ください。